临床脑卒中手册

The Stroke Book

著　Michel T. Torbey
　　Magdy H. Selim
主译　丁美萍　楼　敏
主审　黄鉴政
译者　（按姓氏汉语拼音字母顺序排列）
　　　陈　逸　程　慧　丁　瑶　黄月虹
　　　荆朝晖　邵燕琪　孙　芬　王季华
　　　闻树群　杨　怡　张　丹　张曼曼

ZHEJIANG UNIVERSITY PRESS
浙江大学出版社

原 版 序 言

　　近年来,脑血管疾病的诊断和治疗等方面有了长足的发展。对于普通内科医生和非神经专科医生来说,熟悉脑血管疾病的诊治进展,并将之应用于临床,显得越来越重要。《临床脑卒中手册》是 Selim 和 Torbey 给我们提供的一本极好的工具书,他们用精练而易懂的术语描述了脑血管医学的各个方面。读者会发现这本书便于阅读和理解、内容全面,学术观点新颖、信息来源可靠,有助于脑血管疾病的日常临床诊治。对于医学生、培训中的内科医生、繁忙的全科医生特别适用。两位作者撰写本书显示了他们的卓著远见,也倾注了他们的极大精力,我们应该祝贺他们顺利完成了该项工作。

美国马萨诸塞州伍斯特市纪念医学中心神经科副主任、

马萨诸塞大学医学院神经病学教授

Marc Fisher

原 版 简 介

　　脑血管疾病的处理比较复杂,尤其是对于那些未能及时了解脑血管病诊疗最新进展的普通内科医生和非神经专科医生来说,更显困难。目前有关脑血管疾病的工具书大多内容冗长,且专业性强。《临床脑卒中手册》为所有参与脑血管病治疗和护理的专业人员提供了一个直观、简明扼要、实用性强的参考资料,帮助他们作出合理的处理决策。此书旨在加强内容的广度,而非内容的深度。来自各大脑卒中中心、经验丰富的临床医生,为我们撰写了各种常见脑血管病的合理诊治方案。我们不再重述神经病学检查和定位的细节,但会适时讨论特别重要或者比较难的鉴别要点。本书中用了较多表格、插图和一览表,减少了总的字数而不影响其内容。我们希望《临床脑卒中手册》能帮助读者更快地识别脑卒中并能及时制定合适的治疗策略。我们非常感谢本书的作者及家人,也要特别感谢我们的患者,是他们激发了我们对脑卒中研究的兴趣。

Michel T. Torbey and Magdy H. Selim

序　言

在我国脑卒中已成为死亡、致残的首位疾病。其中,人群对脑卒中防治认识落后,临床脑卒中诊治水平不高,是重要原因。为此,无论神经专科医生,还是普通内科医生都亟待掌握脑卒中诊治的基本知识、基本理论和基本技能,并熟悉脑卒中诊治的新认识、新技术和新进展,以应用于临床。Selim 和 Torbey 等撰写的《临床脑卒中手册》,内容全面,学术观点新颖,密切结合临床实际,精练易懂,是一本难得的、操作性强的工具书。为了能尽早让《临床脑卒中手册》与国内同行见面,并发挥指导作用,丁美萍教授和楼敏副教授两位医师悉心翻译了该书全文。文字简练,观点鲜明扼要且易于应用。

《临床脑卒中手册》共分 6 篇 20 节。以脑卒中患者的发现、急救医疗服务开始到缺血性脑卒中、出血性脑卒中各亚型的诊治,并以脑卒中复发的预防和干预结束。对必须掌握的诊断鉴别要点、治疗方法等重点明确,并增加了不少循证医学新证据,其中神经影像学、妇产科疾病、儿科疾病伴发的脑卒中等章节内容新颖,有别于其他介绍脑卒中的书籍。

《临床脑卒中手册》能帮助读者更快地对脑卒中进行识别和防治,最终造福广大患者。预祝该手册成功出版。

浙江大学医学院附属第二医院神经内科

黄鉴政　教授

2009 年 11 月 10 日

原版参编作者

Mark Alberts, MD
Professor of Neurology
Northwestern University Medical School
Director, Stroke Program
Northwestern Memorial Hospital
Chicago, IL

Andrei V. Alexandrov, MD
Professor of Neurology
University of Alabama
Director, UAB Comprehensive Stroke
Research Center
Birmingham, AL

Ammar Alkawi, MD
University of Medicine & Dentistry of
New Jersey
Department of Neurology
Newark, NJ

Eric Bershad, MD
Chief Resident, Department of Neurology
Case Western Reserve University
Cleveland, OH

James S. Castle, MD
Resident, Department of Neurology
Johns Hopkins University School of Medi-
cine
Johns Hopkins Hospital
Baltimore, MD

Marc Fisher, MD
Professor of Neurology
University of Massachusetts Medical School
Vice Chairman, Department of Neurology
UMass Memorial Medical Center
Worcester, MA

Romergryko G. Geocadin, MD
Assistant Professor of Neurology, Neuro-
surgery, and Anesthesiology /
Critical Care Medicine
Johns Hopkins University School of Medi-
cine
Chief, Neuroscience Critical Care Unit
Johns Hopkins Hospital and Bayview
Medical Center
Baltimore, MD

Philip B. Gorelick, MD, MPH, FACP
Professor of Neurology
Chief, Neurology Service
University of Illinois at Chicago
Chicago, IL

Ann K. Helms, MD
Assistant Professor of Neurology
Medical College of Wisconsin
Milwaukee, WI

Nazli Janjua, MD
Assistant Professor of Neurology, SUNY

Downstate Medical Center
Director, Department of Neurology
Long Island College Hospital
Brooklyn, NY

Angelos Katramados, MD
Henry Ford Health Sciences Center
Department of Neurology
Detroit, MI

Jawad Kirmani, MD
Assistant Professor of Neurology and Neu-
rosciences
University of Medicine & Dentistry of
New Jersey
Director, Stroke Center
Newark, NJ

Annabelle Lao
College of Nursing and Healthcare Inno-
vation
Arizona State University
Barrow Neurological Institute
St Joseph's Hospital
Phoenix, AZ

Denise Lemke, APNP
Department of Neurology
Medical College of Wisconsin
Milwaukee, WI

Michael H. Lev, MD
Associate Professor of Radiology
Harvard Medical School
Director, CT and Neurovascular Laboratory
Massachusetts General Hospital
Boston, MA

Rafael H. Llinas, MD
Assistant Professor of Neurology
Johns Hopkins University School of Medicine
Associate Director of Johns Hopkins Neu-
rology Residency
Director of Cerebrovascular Neurology
Johns Hopkins Bayview Medical Center
Baltimore, MD

Stephan A. Mayer, MD
Associate Professor of Clinical Neurology
and Neurological Surgery
Columbia University
Director, Critical Care Neurology
Columbia-Presbyterian Medical Center
New York, NY

Santiago Ortega-Gutierrez, MD
Department of Neurology
Medical College of Wisconsin
Milwaukee, WI

Laura Pedelty, MD
Assistant Professor of Neurology
University of Illinois at Chicago
Chicago, IL

Adnan Qureshi, MD
Professor of Neurology, Neurosurgery,
and Radiology
University of Minnesota Medical School
Executive Director, Stroke Center
Associate Head, Department of Neurology
University of Minnesota Medical Center
Minneapolis, MN

Sean I. Savitz, MD
Assistant Professor of Neurology
Harvard Medical School

Beth Israel Deaconess Medical Center
Boston, MA

Magdy H. Selim, MD, PhD, FAHA
Assistant Professor of Neurology
Harvard Medical School
Co-Director, Stroke Center
Co-Director, Vascular Neurology Fellow-
ship Training Program
Beth Israel Deaconess Medical Center
Boston, MA

Vijay Sharma, MBBS, MRCP
Associate Consultant
National University Hospital
Division of Neurology
Singapore

Sanjay K. Shetty, MD
Instructor in Radiology
Harvard Medical School
Beth Israel Deaconess Medical Center
Boston, MA

Jose I. Suarez, MD
Associate Professor of Neurology
Baylor College of Medicine
Houston, TX

Viktor Szeder, MD, PhD
Department of Neurology
Medical College of Wincosin
Milwaukee, WI

Andrew W. Tarulli, MD
Clinical Fellow in Neurology
Harvard Medical School
Beth Israel Deaconess Medical Center
Boston, MA

Michel T. Torbey, MD, MPH, FAHA
Associate Professor of Neurology and
Neurosurgery
Director, Stroke Critical Care Program
Director, Neurointensive Care Unit
Medical College of Wisconsin
Milwaukee, WI

Panayiotis Varelas, MD, PhD
Henry Ford Health Sciences Center
Department of Neurology
Detroit, MI

Marta Lopez Vicente, MD
Department of Family Medicine
Medical College of Wincosin
Milwaukee, WI

Katja Elfriede Wartenberg, MD
New York Presbyterian Hospital / Colum-
bia University Medical Center
Department of Neurology
New York, NY

Thomas J. Wolfe, MD
Chief Resident
Department of Neurology
Medical College of Wisconsin
Milwaukee, WI

Osama O. Zaidat, MD, MS
Associate Professor of Neurology and
Neurosurgery
Director, Neuro-interventional Program
Medical College of Wisconsin and Froedt-
ert Hospital
Milwaukee, WI

目　录

第一章 卒中的评估

第一节 急救医疗服务：卒中抢救的第一道防线

Denise Lemke and Michel T. Torbey

急性卒中的治疗应在卒中后即刻就开始。尽快地判断病情并采取合适的急救医疗服务(emergency medical services，EMS)对提高卒中患者的长期生存率至关重要。未经治疗的大面积缺血性卒中患者，每分钟损失约 190 万个神经元。如果将到达医院急诊室前的平均院外急救时间算为 17～35min 的话，预计卒中患者在转送途中就将损失 3200 万～6600 万个神经元。为了有效整合院前和院内措施，改善卒中患者的治疗水平，目前逐渐发展了一种名为"康复链"的治疗理念。"康复链"由以下五部分组成：

1. 卒中患者的识别；
2. 急救医疗服务调遣系统；
3. 急救医疗服务提供者；
4. 随时待命的急救室医生和卒中专科医生；
5. 诊断和治疗。

"康复链"的每个组成部分对"脑卒中"的治疗都很关键，而前四步都建立在院前急救医疗的基础上。

急救医疗服务人员的资质和分类

急救医疗服务人员的分类与他们受训的等级和归属部门的要求有关，其归属部门包括国家急诊医师注册委员会(National Registry of Emergency Medical Technicians，NREMT)、交通运输部(Department of Transportation，DOT)、国家高速公路交通安全管理局(National Highway and Traffic Safety Administration，NHTSA)和医院急诊科。美国各州的急救人员(emergency medical technicians，EMTs)组成略有差别，不过大都包括院前急救人员、初级急救人员、中级急救人员和高级急救人员。所有急救项目都配有一位主管医生负责指导治疗方案及急救人员的培训。国家急诊医师注册委员会负责国内各级别急救人员的考试,包括笔试和技能操作考试。

院前急救人员

即最初的急救人员,不包括服务于公共的运输和设备部门人员(如消防和执法人员),也不包括急诊医疗服务拯救机构。他们的主要任务是对患者状况进行评估而非诊断。

初级急救人员

初级急救人员水平的入门培训包括:

1. 基本救命技能,如心肺复苏术;

2. 急救基本原则;

3. 非直视下高级气道处理;

4. 肾上腺素、沙丁胺醇、阿司匹林、胰高血糖素的应用。

中级急救人员

具备上述初级急救水平以上的人员可接受中级急救技能培训,内容包括:

1. 患者状况评估;

2. 患者分类原则;

3. 休克的治疗;

4. 呼吸道处理(食管气管联合导管和气管内插管,需经特殊培训并经医疗主管同意方可进行);

5. 开通静脉;

6. 抽血;

7. 皮下注射和选择静脉内用药(肾上腺素、50%右旋糖、盐酸纳洛酮和沙丁胺醇)。

中级急救人员须每2年参加1次为期48h的继续教育,并经医疗主管认证后换发新证。

高级急救人员

具备上述中级急救水平以上的人员可接受高级急救人员的技能培训,内容包括:

1. 高级生命支持;

2. 急救复苏和急救护理;

3. 静脉输液和胃肠外给药;

4. 对心跳呼吸停止者施行心肺复苏术和除颤;

5. 插胃管和气管插管;

6. 判读心电图。

高级急救医务人员须每2年参加1次连续为期48h的继续教育,包括交通运输课程、有效积极心脏生命支持、心肺复苏,经医疗主管认证后换发新证。

急救医疗服务评估要点和处理技能

急救医务人员对在家或在事故现场的患者进行分类及快速评估,判断是否需要紧急医疗救助。对发生"脑血管意外"的患者而言,到达急诊室的时间极为关键。

1. 对在 3h 时间窗内到达急诊室的卒中患者可考虑行静脉内重组组织纤溶酶原激活物(recombinant tissue plasminogen activator,rt-PA)溶栓治疗。

2. 缩短卒中发作至到达急诊室的时间,可增加静脉内 rt-PA 溶栓患者的比例,并可以降低致残率,缩短住院时间,减少卒中后相关的终身治疗费用。

急救医疗服务常规对患者进行快速评估和诊断,并优先转运需要急诊治疗的患者。对于心血管意外、外伤和"脑血管意外"的患者也需要尽快派遣急救医疗服务,并快速转送急诊室进行紧急救治。

1. 突然出现一侧肢体乏力或语言障碍都应考虑急性脑卒中的可能,需快速派遣急救医疗服务人员到达现场。

2. 急救人员初期收集的资料有利于加快应急处理,一旦在现场确诊即可减少转送到急诊室的时间。

目前卒中评估及"7D"卒中处理(表 1.1.1)已被纳入美国心脏协会(American Heart Association,AHA)的基本生命支持课程,不过急救医务人员还需要通过进一步培训提高评估技能,并强调快速转运的必要性,这些措施最终可缩短卒中患者到达急诊室的时间。公众教育是另一可变因素,目前只有 38% ~ 50% 的人在出现"卒中样"症状的时候会求助于急救医疗服务。

表 1.1.1 "7D"脑卒中处理

责 任 部 门	措 施
公众,基本生命支持提供者,急救医疗服务部门	发现患者(Detection)
	派遣(Dispatch)
	快速转运(Delivery)
	到达合适的医院(Door)
急诊室	收集临床资料(Data)
	临床决策(Decision)
	药物治疗(Drug)

培训目的如下:

1. 急救医疗服务派遣人员

(1) 接到急救电话时通过电话询问对患者进行神经功能初步评估,重点问题是：

① 急性一侧肢体乏力；

② 急性神志不清；

③ 急性言语异常；

④ 症状发生于 24h 内。

（2）"脑血管意外"患者优先处理。

2. 急救医疗服务或高级急救医务人员

（1）识别卒中的症状、评估，以及当时的治疗趋势；

（2）运用简易神经功能评估工具对急性卒中患者进行快速诊断；

（3）记录：

① 卒中发生时间；

② 电话求救时间。

（4）常规的评估：

① 呼吸道；

② 血糖；

③ 血压。

（5）到达医院前提前通知急诊室。

评估工具

卒中的快速诊断可以选用许多量表。目前通用的是美国国立卫生研究院脑卒中评分（National Heart Institute Stroke Scale，NHISS）。这项评估的重点包括脸部对称性、运动功能（80%～90% 的脑卒中患者出现一侧肢体乏力）和言语障碍的测试。此外，了解相关的病史（起病时间）、血压、服用的药物，最近疾病史和血糖将有助于与以下疾病鉴别：酒精或药物中毒、低血糖、癫痫发作后状态、偏头痛、痴呆和代谢性脑病。

院前评估工具

洛杉矶院前卒中筛选量表（Los Angeles Prehospital Stroke Screen，LAPSS）

LAPSS 是 20 世纪 90 年代发展使用的，它包括 4 项病史要点、血糖测量和 3 个部位的运动功能评估（表 1.1.2）。4 项病史要点是为了除外卒中样发作的疾病，内容为：年龄＞45 岁；无抽搐史；症状持续＜24h；平时患者不坐轮椅或非卧床。

表 1.1.2　洛杉矶院前卒中筛选量表(LAPSS)

筛选标准
1. 年龄>45 岁
2. 无抽搐史
3. 症状持续<24h
4. 平时不坐轮椅或非卧床
5. 血糖在 60~400mg/dL 之间
6. 明显左右两侧不对称
7. 脸部笑容或表情
8. 握力
9. 臂力
如 1~5 条都符合,且体格检查双侧不对称,则达到 LAPSS 标准

血糖如在 60~400mg/dL 范围内,则可以排除低血糖状态。LAPSS 在体格检查方面还需要评估以下情况及其双侧对称性:

1. 口角歪斜;

2. 握力;

3. 举手试验。

LAPSS 诊断急性卒中患者的敏感性达到 91%,特异性 97%,测定可以在 3min 内快速完成。

辛辛那提院前卒中评分量表(Cincinnati Prehospital Stroke Scale, CPSS)

CPSS 是在美国国立卫生研究院脑卒中评分(NHISS)基础上建立的三项评分标准,具体为:

1. 面瘫;

2. 手臂无力;

3. 构音障碍。

CPSS 能 100%确诊卒中患者(表 1.1.3)。该评分将正常和异常情况做对比,可以在 2min 内完成鉴别。由急救医务人员评估时敏感性可以达到 95%。其评估大脑前循环卒中较后循环卒中更为准确。

表 1.1.3　辛辛那提院前卒中评分量表(CPSS)

1. 面瘫:令患者微笑,并示齿
正常:双侧脸部对称
异常:双侧脸部不对称
2. 举手试验:双臂向前平举并闭目 10s
正常:双臂等高
异常:一臂不能维持平举位置或者摇晃
3. 言语:请患者复述一个词
正常:用词正确,无言语不清
异常:言语不清,用词错误,或无法言语

纽卡斯尔测试(Face Arm Speech Test，FAST)

FAST 是 1998 源于英国的一项测试，从 CPSS 归纳出 3 个要点：面瘫，手臂无力，言语障碍。它与 CPSS 的不同之处在于，急救医务人员通过和患者的普通对话即可评估其语言能力，无需特地让患者复述语句。FAST 是专为评估坐位状态患者而设计的，因此无法顾及腿部乏力症状(表 1.1.4)。用 FAST 来评估上臂无力时，急救医务人员和脑血管病医生评分的一致性最高。

表 1.1.4　纽卡斯尔测试(FAST)

言语障碍	是	否	不确定
面瘫	是	否	不确定
	左	右	
手臂无力	是	否	不确定
受累侧	右	左	

备注：语言评估，有无发音含糊或表达不清(找词困难，辨认不能)。面部变化观察双侧是否对称(令患者笑)，并记录哪侧不对称。手臂运动观察双侧手臂运动是否对称，让患者在坐位或仰卧位自行举起手臂至 90°，观察 5s，记录哪侧晃动或无力。

现场急救医疗措施

血压、液体量、血糖的处理是现场急救医疗服务最常见的问题。血压持续升高会影响溶栓治疗，血压低于 185/110mmHg 的患者可以考虑静脉内注射 rt-PA溶栓。

静脉内输液必须谨慎。避免使用低渗生理盐水。应该及时诊断和治疗卒中患者的低血糖，但须避免对未发现低血糖的可疑卒中患者输注葡萄糖。越来越多的证据表明高血糖致神经功能预后不良。

总　结

卒中治疗需要多学科配合，包括从早期的急救医疗服务到最终的康复治疗。急救医务服务提供了最初的应急救护，对改善急性脑卒中患者的预后起重要作用。

参考文献

Amber R，Watkins W. The community impact of code gray. Crit Care Nurs Quart 2003;26(4)：316-22.

American Heart Association. Part 3：Adult basic life support. Circulation 2000；102 (suppl)：1-204.

American Heart Association. Part 7：The era of reperfusion. Circulation 2000；102(suppl)：1-204.

Boatright JR. New urgency for rapid transport of patients with stroke to appropriatehospitals. J Emerg Nurs 2003;29(4): 344-6.

Crocco T, Gullett T, Davis SM, et al. Feasibility of neuroprotective agent administration by prehospital personnel in an urban setting. Stroke 2003;34(8): 1918-22.

Dion JE. Management of ischemic stroke in the next decade: Stroke centers ofexcellence. J Vasc Interv Radiol 2004;15(1 Pt 2): S133-41.

Goldstein LB, Simel DL. Is this patient having a stroke? JAMA 2005; 293 (19): 2391-402.

Harbison J, Hossain O, Jenkinson D, Davis J, Louw SJ, Ford GA. Diagnostic accuracy of stroke referrals from primary care, emergency room physicians, and ambulance staff using the face arm speech test. Stroke 2003;34(1): 71-6.

Hurwitz AS, Brice JH, Overby BA, Evenson KR. Directed use of the Cincinnati Prehospital Stroke Scale by laypersons. Prehosp Emerg Care 2005;9(3): 292-6.

Kidwell CS, Starkman S, Eckstein M, Weems K, Saver JL. Identifying stroke in the field. Prospective validation of the Los Angeles prehospital stroke screen (LAPSS). Stroke 2000;31(1): 71-6.

Kothari R, Hall K, Brott T, Broderick J. Early stroke recognition: Developing an out-of-hospital NIH Stroke Scale. Acad Emerg Med 1997;4(10): 986-90.

Moulin T, Moulin T, Sablot D, Vidry E, Belahsen F, Berger E, Lemounaud P, Tatu L, Vuillier F, Cosson A, Revenco E, Capellier G, Rumbach L. , Impact of emergencyroom neurologists on patient management and outcome. Eur Neurol 2003;50(4): 207-14.

Nor AM, Davis J, Sen B et al. The Recognition of Stroke in the Emergency Room (ROSIER) scale: Development and validation of a stroke recognition instrument. Lancet Neurol 2005;4(11): 727-34.

Nor AM, McAllister C, Louw SJ, et al. Agreement between ambulance paramedic and physician-recorded neurological signs with Face Arm Speech Test (FAST) inacute stroke patients. Stroke 2004;35(6): 1355-9.

Pepe PE, Zachariah BS, Sayre MR, Floccare D. Ensuring the chain of recovery for stroke in your community. Acad Emerg Med 1998;5(4): 352-8.

Saver JL. Time is brain - quantified. Stroke 2006;37(1): 263-6.

Saver JL, Kidwell C, Eckstein M, Starkman S. FAST-MAG pilot trial investigators. Prehospital neuroprotective therapy for acute stroke: Results of the Field Administration of Stroke Therapy-Magnesium (FAST-MAG) pilot trial. Stroke 2004;35(5): e106-8.

Schroeder EB, Rosamond WD, Morris DL, Evenson KR, Hinn AR. Determinants of use of emergency medical services in a population with stroke symptoms: The second delay in Accessing Stroke Healthcare (DASH II) study. Stroke 2000;31(11): 2591-6.

Tirschwell DL, Longstreth WT Jr, Becker KJ, et al. Shortening the NIH stroke scale for use in the prehospital setting. Stroke 2002;33(12): 2801-6.

Wein TH, Staub L, Felberg R, et al. Activation of emergency medical services for acute stroke in a nonurban population: The T. L. L. Temple Foundation Stroke Project. Stroke 2000;31(8): 1925-1928.

第二节 卒中症状的初步评估

Rafael H. Llinas

卒中患者的床边评估是卒中诊断中的一个关键部分,需要详细的询问病史和体格检查,以利于快速定位、判断病因,以及确定其他伴发疾病,这也是鉴别卒中样病变的最佳方法。

全面体格检查

脑卒中的病因和危险因素与冠状动脉粥样硬化性心脏病及外周血管病类似。高血压、糖尿病、冠状动脉疾病和高脂血症都是主要的危险因素。

首次检查必须包括全面的体格检查(表1.2.1)。

表1.2.1 伴发或脑卒中样发病的内科疾病

```
心内膜炎
急性心肌梗死
高血糖或低血糖
恶性心律失常
急性肾功能衰竭
急性肝功能衰竭
急性或慢性中毒
肿瘤合并高凝状态或转移
低氧血症
```

一般状况

1. 检查患者全身健康状况,如存在呕吐或痛苦的表现等可能提示病因。

2. 一般来说,到达急诊室时,患者有昏迷、呕吐、严重头痛,同时正在服用华法林,收缩压>220mmHg,或非糖尿病患者血糖水平>170mg/dL的现象,更倾向于出血性卒中,但仅凭上述症状不足以鉴别出血性和缺血性脑卒中。

生命体征

仔细观察生命体征非常重要。卒中患者常会有(但不肯定有)高血压,因为大脑需要通过血压的调节来增加脑组织的血流灌注。患者的血压升高还可出现在蛛网膜下腔出血和颅内出血时,因为全身血压增高可以增加脑血流灌注。因此,如血压非常高可能提示颅内出血。

1. 高血压的存在有时能帮助鉴别卒中和卒中样病变。

2. 舒张压>90mmHg和/或收缩压>150mmHg更多提示为卒中。

体温升高在急性卒中患者中不常见。如急性卒中合并体温显著升高,应考虑心内膜炎或全身败血症可能性。急性误吸在几小时内导致发热的可能性不大。

高热伴急性神经功能障碍应怀疑为败血症、中枢神经系统或心源性感染。

最后也是最重要的一点,脉搏测定往往可提供心源性栓塞的线索。

1. 房颤心律。

2. 主动脉夹层:升主动脉夹层时可见右侧肢体脉搏缺失,或左右侧肢体收缩压相差≥20mmHg。

3. 弥漫性大血管炎,如 Takayasu 动脉炎,表现为脉搏缺失。外周脉搏异常更多见于脑卒中。

眼底检查

1. 眼底检查有利于发现单侧或双侧视网膜霍伦霍斯特斑(Hollenhorst plaque)。

(1)霍伦霍斯特斑为高折光性、透亮的动脉粥样硬化性斑块,常位于视网膜动脉分叉处。

(2)往往提示单侧或双侧视网膜动脉胆固醇栓塞,特别是来源于症状性颈动脉狭窄部位的栓塞。

2. "铜线"样改变多见于长期高血压患者,提示弥漫性动脉硬化病变。

3. 慢性眼部缺血可导致虹膜萎缩、视盘苍白和视网膜中央静脉病变。

颈动脉及椎动脉检查

1. 对于无症状卒中患者,颈动脉或椎动脉杂音可能不明显。

2. 对于有急性卒中症状的患者,颈动脉听诊和触诊对制订初步诊疗计划及选择影像学检查非常重要。

3. 通常来说,是否存在颈动脉或椎动脉杂音并不影响临床医生决定血管影像学的检查。

面部动脉触诊有时可以用来提示颈动脉闭塞或高度狭窄。面动脉来自于颈外动脉的分支,可在以下部位触及:

➢ 耳前(颞浅动脉)

➢ 鼻唇区(面动脉)

➢ 鼻的两侧(内眦动脉)

➢ 眶内侧(眶上动脉)

颈内动脉存在闭塞时,其闭塞同侧的颈外动脉搏动增强,可触诊颈外动脉分支,主要在内眦及同侧眉弓部位(图 2.1),如果很容易就触及内眦和眉弓的搏动则提示同侧颈动脉闭塞。

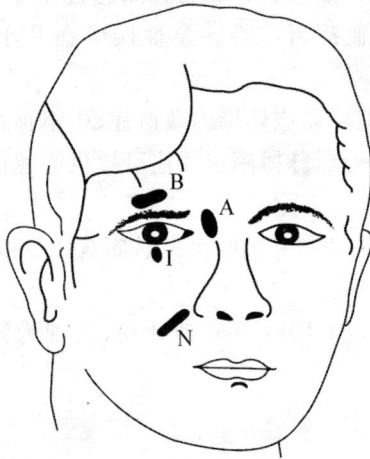

图 1.2.1 颈内动脉闭塞时的面部动脉搏动。

A. 内眦动脉搏动：颈内动脉闭塞者很容易触及，无闭塞的正常人中也有 1/10 可以触及。

B. 眉弓处搏动：非动脉闭塞患者不易触及。

N. 鼻唇沟处搏动：闭塞患者搏动可增强，但其可靠性不如 A 和 B 处。

I. 眶下搏动：提示上颌动脉与眼动脉形成侧支，意义不大。

（摘自：Fisher CM. Facial pulse in internal carotid artery occlusion. Neurology 1970;20 (5):476-78.）

在一些患者中，其眶上动脉是由颈内动脉通过眼动脉分支供应的。颈内动脉闭塞时，机体试图通过增加颈外动脉来源的侧支血流来弥补脑部血供不足。

1. 按压颞浅动脉后检测眶上搏动是否消失，可判断是否存在逆行血流。

2. 颈内动脉闭塞时，颈外动脉替代颈内动脉供血，通过颞浅动脉供应眶上动脉。按压颞浅动脉时如发现眶上动脉搏动消失，说明眶上动脉大部分血流供应来源于颈外动脉，颈内动脉可能已出现了狭窄或阻塞。但这项试验的特异性和敏感性尚未被正式研究。

颈动脉的杂音多为高音调，所以最好选用膜式听诊器听诊。听诊的难点在于颈外动脉的杂音和传导至颈部的心脏杂音容易干扰诊断。颈动脉杂音的音调和音量随听诊器与动脉分叉及狭窄的位置关系变化，传导至颈部的心脏杂音距心脏越近就越响。

听诊颈动脉杂音的同时，听诊眶部杂音也会比较有用。

1. 眶部杂音提示：颈外动脉供血系统血流增多或因颈动脉高度狭窄而血流增多。

2. 杂音可发生在受累颈内动脉同侧或对侧，大部分杂音并不传导至眶部。

3. 眶部杂音常反映对侧颈内动脉狭窄或阻塞。原因是当对侧颈内动脉狭窄或阻塞时，大量血流从病变侧通过前交通动脉侧支循环到达对侧，使对侧颈外动脉系统血流量显著增加。

听诊颈部杂音对于初步判断急性卒中患者病因有较大帮助。影像学检查对确诊颈动脉狭窄非常必要。

1. 颈部搏动来源于颈总动脉而非颈内动脉。故只有颈总动脉闭塞才会使颈动脉搏动减弱。颈内动脉搏动只能在咽后部可触及。

2. 椎动脉杂音的最佳听诊位置在颈后部。对侧椎动脉闭塞、狭窄或先天性发育不全时,正常血管内血流增加,常可听到杂音。通常来说,很难依靠听诊杂音来判断,影像学检查仍然是最佳选择。

心脏检查

1. 需要进行仔细的心脏检查。

(1)新出现的杂音应该考虑心肌病变继发血栓栓塞的可能。不过在急性期,很难确定患者的二尖瓣杂音或主动脉反流是新发的还是原来就有的。

(2)极少数情况下,较大的心房黏液瘤可使二尖瓣开放,表现为二尖瓣反流,而"肿瘤扑落音"可被误认为第三心音。

2. 瓣膜性心脏病和房颤患者,出现神经功能缺失症状时,多提示为卒中。

神经功能检查

➤ 神经功能检查仍然是脑卒中定位的最佳方法。

➤ 详细的神经功能检查对于判断是否为真正的脑卒中非常重要。

➤ 美国国立卫生研究院脑卒中评分(NIHSS)是一项卒中严重程度的评分,但它并不能确定病因、定位,也不能排除其他有类似卒中症状的神经系统疾病。

➤ Folstein 简易精神状态量表用于检查痴呆或谵妄的严重程度效果较好,但不适合用来评估急性脑卒中。

精神状态

清醒程度

评价患者清醒程度:

1. 意识降低见于双侧额叶、双侧丘脑或脑干网状激活系统损伤。

2. 如果患者过度亢奋,考虑酒精或巴比妥类药引起的戒断综合征或心理疾病。

定向力

应该逐步增加提问难度。① 你在哪里? ② 今天几号(年、月、日)? ③ 对人物的定向力(他们是谁?);④ 你为什么会在这里,或最近过得怎样?

1. 定向力障碍通常见于谵妄或记忆力减退。

2. 如果患者不知道他或她是谁,或者认为他或她是尤利乌斯·恺撒(恺撒大帝,罗马共和国末期杰出的军事统帅、政治家)的话,考虑有精神心理疾病。

注意力

患者是否可以参与需要集中注意力的任务。例如,按顺序从周一数到周日,从一月数到十二月,然后从后倒数至前。注意力障碍很难定位,可见于代谢性疾病、疼痛或焦虑。

记忆力

大多数记忆力减退的患者,通常保留长期记忆(提问内容如:你在哪里读高中? 你的生日是几号? 你住在哪里?)。

语言

检查以下项目:

➢ 词语量和流畅性
➢ 理解力
➢ 复述能力
➢ 书写能力
➢ 阅读能力
➢ 语言的韵律

在流畅性失语中,语言流利但存在发音错误(flotch 读成 watch)。在非流畅性失语中,语言少,不成语法,说话虽犹豫,但用词仍有意义,患者经常会感到沮丧(见表 1.2.2)。

表 1.2.2　失语的基本测试

失语类型	流畅程度	理解力	复述力
运动性	差	良好	差
感觉性	良好	差	差
传导性	良好	良好	差
完全性	差	差	差
经皮层运动性	差	良好	良好
经皮层感觉性	良好	差	良好
经皮层完全性	差	差	良好

(摘自:Damasio AR. Aphsia. NJEM 1992;326(8):531-39.)

1. 要求每位患者书写和阅读,这是失语功能检查的基本要求。

2. 检查语言韵律的最好方法是请患者解释一句话,如"我没说她偷了我的钱",要求把重音放在不同的字上,从而戏剧性的改变这句话的意思。表达性韵律障碍定位在非优势半球额叶,而感觉性韵律障碍定位于非优势半球颞叶。

3. 手指失认是指不能命名手指。解释这个现象时需要比较慎重,因为一些语种并未对每个手指都区分命名。手指失认是 Gerstmann 综合征的一部分。

所有失语症都定位在优势半球:

1. 感觉性(Wernicke)失语——颞上回。

2. 运动性(Broca)失语——额叶。

3. 传导性失语——顶叶和额叶(弓状束)。

4. 完全性失语——半球较大的卒中或肿瘤。

5. 经皮层运动性失语——额叶 Broca 区前方或丘脑。

6. 经皮层感觉性失语——优势半球后部,颞枕部区域,考虑分水岭梗死。

7. 经皮层完全性失语——较难定位,也可发生于分水岭梗死。

8. 失读不伴失写症——优势半球枕叶和/或胼胝体压部病变。

计算力

➢ 计算不能是 Gerstmann 综合征的一部分,该综合征包括计算不能、失写、左右侧失认、手指失认,主要影响优势半球顶叶的角回。

忽视

大多见于右半球病变。

1. 感觉性忽视表现为不能区分双侧同时的感觉刺激,定位在枕顶区。

2. 空间性忽视最好采用对分线试验和画钟试验来检查(让患者将钟画大些)。

3. 运动性忽视指患者肌力正常但仍不能活动,定位在右侧额叶。

4. 疾病感缺失(anosagnosia)指对自己的疾病无感知。

失用症

患者不能完成诸如弹响指、拍打、伸舌、挥手告别、划火柴和熄灭火柴等动作。也可以是步态失用、穿衣失用或睁眼失用。

➢ 通常定位在额叶前部皮质或顶叶。

额叶功能异常

1. 额叶眶部病变表现为情感去抑制现象(如强握、哭闹、不适当的性评论等)。

2. 前额背外侧部病变表现为工作记忆障碍。最好的检查方法是告诉患者3 个词语,分散他的注意力,在 30s 和 5min 后请他再复述。

3. 额叶近中部病变可致意志缺失(患者像木头一样躺在床上、不说、少动)。

皮肤检查

对不典型的脑卒中患者来说,仔细的皮肤检查非常重要,有助于发现多种脑卒中综合征的证据。

1. 面颊皮疹可见于系统性红斑狼疮(systemic lupus erythematosus,

SLE)。SLE 引起的脑卒中与其血液高凝状态或疣状心内膜炎（libman-Sacks endocarditis）相关。

2. 网状青斑是 Sneddon 综合征的一种特征性皮肤变化。该综合征为抗磷脂抗体综合征的一种不常见的变异型，可以出现卒中，也可伴发 SLE。皮疹经常分布在躯干和肢端。

3. 裂片状出血和 Janeway 病变可见于亚急性细菌性心内膜炎或偶见于急性细菌性心内膜炎。心内膜炎不仅可以引起脑栓塞，也可致霉菌性脑动脉瘤。

4. 臀部、腹股沟和大腿上段的淡紫红色皮疹可见于 Fabry 病。它是一种 X 连锁隐性遗传性疾病，多见于男性。其脑卒中的发生率为 10%～24%，常见为后循环卒中、深穿支病变和颅内出血。

颅神经检查

Ⅰ-嗅神经

分别检查每侧鼻的嗅觉功能，不要用任何有刺激性的物质，如酒精或胡椒薄荷。

1. 脑外伤后嗅觉减退提示筛状板骨折。

2. 眶沟脑膜瘤和阿尔茨海默病患者经常出现嗅觉减退。

3. 急性脑卒中样表现时很少检查嗅觉。

Ⅱ-视神经

检查双眼视力、视野有否缺损、眼底视乳头有否水肿和血管情况。

Ⅲ-动眼神经、Ⅳ-滑车神经、Ⅵ-外展神经

是否存在眼睑下垂？分别查看每侧瞳孔，注意瞳孔的大小和对光时的收缩情况。一侧照光时对侧瞳孔是否相应收缩？对侧照光时瞳孔的大小是否大于或小于直接照光时的瞳孔？如果双侧瞳孔大小差异很大，那么是照光时更明显（动眼神经麻痹），还是不照光时更明显（Horner 综合征）？还是一样明显（精神性瞳孔大小不等）？

1. 描述检查所见的表现，不要用术语。

2. 让患者的眼球随检查者的手指向六轴方向活动，观察眼球运动。若为昏迷患者，移动头部时眼球是否活动正常？是否存在眼球震颤？哪个方向是快相，哪个方向是慢相？眼球震颤是否向一个方向加重？当眼球随检查者的手指移动时，眼球震颤方向是否发生改变？双眼是否同步运动？或一侧眼球活动有否异常？有否复视？闭合一侧眼后复视是否改善？复视加重是在视近物时还是视远物时？在哪个方向活动时复视明显？

（1）视近物时水平方向复视加重提示动眼神经病变。

（2）视远物时水平方向复视加重提示外展神经病变。

3. 瞳孔检查非常重要,尤其是对处于睡眠中或昏迷患者。

(1)瞳孔呈针尖样大小但双侧对称者,可为阿片类药物所致,也可以是卒中或颅内高压引起双侧脑桥损伤的标志。

(2)瞳孔大小不均可以是一侧瞳孔收缩差而扩大或是一侧瞳孔扩大不能而变小。应在有光照和无光照条件下各检查一次瞳孔。一般来说,如瞳孔大小不均在亮光下更明显,则多倾向于动眼神经麻痹致瞳孔收缩障碍。如在暗光下更明显,则更多考虑瞳孔扩大功能下降,见于 Horner 综合征。

4. 皮质性视觉改变可见于枕顶叶卒中。

Balint 综合征见于双侧顶枕叶病变。患者可失明或视力减退,但瞳孔功能正常。

这些患者的视觉检查往往有三联征表现:

(1)视觉性共济失调,是指由于视力原因而无法准确地拿取物品。不需要视觉的情况下无共济失调或感觉丧失。

(2)视觉性失用,是指无法令眼球移向新的注视区域。这类患者的典型表现是,当请他们看向右侧的时候,他们的眼球移向了其他方向。

(3)综合失认,是指无法同时感知一个以上的物品。最好的检查方法是画一个房子,有门、窗和烟囱,患者能单独认出每样结构,但不能把它们整合看成为房子。

Ⅴ-三叉神经

检查双侧面部精细触觉和痛觉。额顶至眼上睑部分属第一支支配,眼睛以下至下颌以上属第二支,下颌部属第三支。三叉神经运动支支配下颌运动。如果怀疑并不是真正的感觉丧失,可以考虑在前额行振动觉检查。

Ⅶ-面神经

观察双侧面部是否对称? 能否皱额? 能否对抗阻力闭眼? 双侧鼻唇沟是否对称或一侧变浅? 微笑时双侧口角是否上提? 有时双侧上提幅度对称,但一侧口角移动缓慢。这些都是面部肌肉无力的细微表现。

1. 典型病例,全部面肌瘫痪考虑为周围性面神经病变,只是累及口唇部肌肉考虑为中枢性面神经病变。但是,以上两部位面神经病变都可表现为上述瘫痪之一。

2. 面神经有分支支配味觉和听觉(控制音量)。询问患者味觉有否怪异? 一侧味觉是否消失? 一侧声音变轻? 这些都是周围性面神经病变的表现。

3. 下运动神经元病变影响上、下部面肌,而上运动神经元影响下部面肌的观点很容易把人搞混。对于上运动神经元病变,有许多仅表现下面部瘫痪,也可有上下面部均瘫痪的典型例子,鉴别的要点是区别情感性和自主性笑容。

(1)周围性瘫痪时,无论是情感性还是自主性笑容,面部都是不对称的。因为神经肌接头破坏,肌肉无法活动。

（2）上运动神经元损伤时,有时患者会出现完整的情感性笑容,但不会有自主性笑容。

Ⅷ-听神经和前庭神经

可以用手指摩擦音或手表的滴答声来进行听力粗测。

1. Weber 试验是把频率为 512Hz 的音叉放在前额或门齿上,双耳都应能听到声音。如果一侧声音响于对侧,提示对侧神经性耳聋或同侧传导性耳聋。

2. Rhinne 试验是把频率为 512Hz 的音叉放在耳前,然后置于乳突上。询问患者哪个传导响? 如果气导响于骨导,那么可能是正常或神经性听力损伤。如果骨导响于气导,则为传导性(而非神经性)听力损伤。

3. 听力受损在多数脑卒中患者中并不常见,除非卒中累及小脑前下动脉(anterior inferior cerebellar artery, AICA)。迷路动脉从小脑前下动脉分出,闭塞后将导致单侧听力缺失,类似于感觉神经性耳聋。偶有双侧急性耳聋,可见于基底动脉闭塞致双侧小脑前下动脉闭塞。

Ⅸ-舌咽神经、Ⅹ-迷走神经

1. 观察双侧软腭上抬是否对称,还是一侧抬高而一侧不动? 如果右侧没有上抬,则为右侧腭肌无力。

2. 用棉签检查咽后壁的感觉。

3. 用棉签触及扁桃体检查有否恶心? 恶心反射消失本身并不一定是异常的,几乎所有戴假牙的人被检查时只有轻微恶心或无恶心。

Ⅸ-副神经

检查方法,让患者保持耸肩动作,用力下压患者肩膀,即使是老年人也不该被压下。让患者用力转头,同时检查者用手阻止其运动。

Ⅻ-舌下神经

注意舌头活动的速度和顶住一侧颊部的力量。检查者用力将顶住颊部的舌头向内推,并比较双侧的力量大小。

1. 应仔细评估舌肌肌力。如果仅让患者简单地伸出舌头查看的话,一个口角歪的患者也可表现为伸舌偏斜。以上介绍的方法可能对评估舌肌无力更有用。

2. 上单位神经元病变时,伸舌偏向瘫痪侧,因为正常侧舌肌将整个舌推向瘫痪侧。

3. 神经或核性病变引起的舌下神经损伤表现为舌肌萎缩和伸舌偏向病灶侧。最好首先考虑舌肌无力是在左侧还是右侧? 然后进行解剖定位。

运动检查

肌营养和肌张力

急性状态下可出现肌张力增高,这并非总是脑卒中的晚期表现。可出现在深部白质和基底节卒中的急性期,可能是因为从运动皮质传出的下行抑制纤维受损。

轻瘫试验

让患者伸出双手,掌心朝上,然后闭上眼睛。观察其双手,一侧有轻微乏力可向内旋转并下垂;向上移动提示顶叶病变,如果一侧手活动异常,提示本体感觉障碍。

肌力

肌无力存在以下类型:单支神经病变、单神经根病变、弥漫性对称性近端无力大于远端、弥漫性对称性远端无力大于近端,以及上运动神经元性无力(上肢伸肌无力大于屈肌,下肢屈肌无力大于伸肌)。

共济运动

(不能称为小脑功能检查,因为共济运动也受感觉和肌力影响。)

快速轮替运动

观察患者是否可以做拇指和食指的快速对指运动?注意有无节律不规则。让大拇指依次触碰食指、中指、无名指、小指可检查轻微肌无力。

指鼻试验

1. 记住:指鼻不协调可以是由于肌无力或肢体深感觉丧失所致。

2. 如果几次做都是好的话,让患者闭眼再做。如果患者一直无法点准,但每次均固定偏左或偏右,则为过指试验阳性。

3. 感觉性共济失调提示丘脑或顶叶病变。

4. 肌无力可发生于神经传导通路上的任一部分的病变。指鼻试验不协调见于典型的小脑或桥脑小脑病变。

跟—膝—胫试验

跟—膝—胫试验是把指鼻试验运用到腿上。指鼻试验阴性时也可出现跟—膝—胫试验不协调。让患者抬起足跟放在膝关节上,然后顺着胫骨下滑至踝部。上下晃动、左右摇摆或是从胫骨上滑落均为异常。小脑中线损伤可表现肢体活动正常,但存在躯干共济失调和跟-膝-胫试验异常。

回击/过指/镜像试验

这些是用来检查肢体活动控制能力的异常。

➢ 回击试验:令被检查者伸出双臂,然后检查者拍打其双臂。正常者双臂会出现一个矫正动作,然后回复原位;异常时肢体会像弹簧一样来回振动。

➢ 过指试验:令被检查者双臂伸直高过头顶,然后迅速放下并突然停止。异常时手臂不能迅速制动,需来回晃动好几次才能停下。

➤ 镜像试验：令患者和检查者手指相对,患者手指跟随检查者手指一起移动,像照镜子一样。如有1~2次以上的过指运动,即为异常。主要为小脑病变体征。

感觉功能

精细触觉

常要询问患者是否有麻木感,并让他们用手指确定分布范围,这是检查主诉存在麻木的患者一种快捷有效的方法。用棉球检查精细触觉,确定触觉障碍部位,还要明确是局部的还是远端逐渐的精细触觉异常。精细触觉在脊髓后索中传导。

感觉忽视

这是皮层或皮层下损害的体征。如果初级感觉已经缺失则很难检测。触摸患者左侧,询问其感觉到的是哪一侧? 再触摸患者右侧,询问其感觉到的是哪一侧? 然后触摸患者双侧,询问其感觉到了哪一侧? 有皮层或皮层下、额叶或顶叶病变的患者,在双侧刺激时会忽略一侧刺激。如右半球病变的患者在双侧刺激的时候会忽略左侧的刺激。

痛温觉

痛觉或温度觉都是检测脊髓丘脑束的感觉功能。可以用温度觉做筛查,用针刺觉确定痛觉障碍的异常范围,了解异常分布是远端的或近端的,还是有感觉平面的。

振动觉

振动觉是周围神经病的首要检查方式之一。它在脊髓后索中传导。

本体感觉

也在脊髓后索中传导。

皮层感觉

皮层病灶,通常为顶叶功能障碍,可致以下感觉障碍。

1. 图形觉丧失：指患者不能识别写在手掌上的数字,需检查双侧。

2. 实体觉缺失：指不能辨别触摸到的物体。

3. 定位觉：指患者不能感知所触物体的具体位置或移动的方向。让患者闭眼,检查者触碰某一部位的皮肤,让患者触摸到相同的位置。检查者将手指在患者皮肤处上下移动,询问其手指移动的方向。

4. 两点辨别觉：检查是将两个尖物体放在一起触及皮肤,然后缓慢地分开,直到被检查者能有两点感觉时,此为患者所能分辨的最小两点间距离。与对侧相同部位进行比较。

Romberg 试验

1. Romberg 试验假阳性见于小脑或第八对颅神经病变者。这些患者有站立不稳感,睁眼或闭眼时都会摔倒,这不是 Romberg 征。Romberg 试验阳性必须是睁眼站立正常,仅闭目时难立。

2. Romberg 征提示下肢本体感觉丧失。

步 态

描述

通常根据人们所见到的步态描述,是宽基还是狭窄的步态? 有否摇摆? 患者能行走吗? 有一脚拖行吗? 走路时常踮脚吗? 最重要的是,在宽基或狭窄步态同时是否常常向一侧倾倒?

1. 踵趾步态:患者能以前脚后跟对后脚尖行走吗? 如果他们每次都向同侧倒,则提示局灶小脑功能障碍,这也可以是小脑半球出血的唯一体征。

2. 强迫步态:要求患者用脚外侧行走,该步态可发现轻微的偏瘫;如为锥体束轻度受损所致,患者行走时会握拳。

腱反射和 Babinski 反射

有膝反射、踝反射、肱二头肌反射、肱三头肌反射和桡骨膜反射。反射的分级用数字表示:

"＋＋＋＋":阵挛

"＋＋＋":亢进(叩击肱二头肌而肱三头肌出现反应)

"＋＋":正常

"＋":增强刺激后可引出

"－":即使增强刺激也不能引出

Babinski 反射(仅见于病态)可在划足底外侧时引出。大拇趾可朝上(阳性)、朝下(阴性)或不动。

NIHSS

NIHSS 对判断脑卒中严重程度有用。它不是诊断性评分,不涉及定位和病因诊断。NIHSS 是快速评估卒中患者的一项重要技能,它可评估并动态观察评分变化。注意:① 以第一次评估结果为准。② NIHSS 评分偏重于语言功能障碍,故而低估了右半球和后循环病变所致的功能障碍(表1.2.3)。

1. 对非优势半球的脑卒中,NIHSS 评分低估了卒中的严重程度。

2. 它没有详细的认知或忽视的测试。

3. 谵妄患者可能获得很高的分值。

4. NIHSS 评分为 0 分时,更可能为貌似卒中的病变。评分越高,为真正脑卒中的可能性越大。

表 1.2.3 NIHSS 评分

项　目	定　义	评　分
1a 意识水平	0=清醒 1=轻微刺激能唤醒 2=昏睡 3=无反应	
1b 意识水平 提问月份和年龄	0=2 个问题都回答正确 1=1 个问题回答正确 2=2 个问题都没回答正确	
1c 意识水平指令	0=2 项指令都正确完成 1=1 项指令正确完成 2=2 项指令都没正确完成	
2 凝视：水平眼球运动	0=正常 1=部分凝视麻痹 2=完全凝视麻痹	
3 视野	0=无视野缺失 1=部分偏盲 2=完全偏盲 3=双侧偏盲	
4 面瘫	0=正常 1=轻度面肌瘫痪 2=部分面肌瘫痪 3=完全面肌瘫痪	
5 和 6 运动　手臂和腿	0=正常 1=下垂 2=能部分对抗重力 3=不能对抗重力 4=无活动 截肢患者不适用	5a 左上肢＿＿＿＿ 5b 右上肢＿＿＿＿ 6a 左下肢＿＿＿＿ 6b 右下肢＿＿＿＿
7 肢体共济失调	0=共济正常 1=一侧肢体共济失调 2=双侧肢体共济失调	
8 感觉	0=正常 1=轻到中度丧失 2=重度丧失	
9 最佳语言	0=正常 1=轻到中度失语 2=重度失语 3=无声,完全性失语	

续 表

项　目	定　义	评　分
10 构音障碍	0＝正常 1＝轻到中度 2＝重度	
11 忽视和注意力不集中	0＝无异常 1＝一种感觉忽视 2＝一种以上感觉忽视	

貌似卒中的疾病

急性卒中患者的体格检查是排除貌似卒中病变的重要方法。急性卒中评估结果约 1/3 为非卒中(表 1.2.4)。一项研究发现,神经系统体征和 OCSP 分型(Oxford Community Stroke Project Classification,OCSP Classification)神经功能缺失一致的患者有更高的卒中可能性。

表 1.2.4　最常见貌似卒中的疾病

疾　病	总数(%)
癫痫发作	23(21.1)
败血症	14(12.8)
中毒性/代谢性疾病	12(11.0)
颅内占位病变	10(9.2)
晕厥	10(9.2)
急性意识模糊状态	7(6.4)
前庭功能障碍	7(6.4)
急性单神经病变	6(5.5)
功能性/医学无法解释的症状	6(5.5)
痴呆	4(3.7)
偏头痛	3(2.8)
脊髓病变	3(2.8)
其他	4(3.7)
总数	109(100)

(摘自:Hand PJ, Kwan J, Lindley RI, Dennis MS, Wardlaw JM. Distinguishing between stroke and mimic at the bedside. Brain Attack Study Stroke 2006;37:769-75.)

OCSP 分型

OCSP 分型将脑卒中定义为一组症状,如患者同时表现为偏瘫、同向偏盲和高级大脑功能障碍。例如,失语归类于完全性前循环梗死(total anterior circulation infarct，TACI）（表 1.2.5）。

1. 有 2 项上述特征或单纯皮层功能障碍（如失语）的患者归类于部分前循环梗死（partial anterior circulation infarct，PACI）。

2. 有单纯运动或感觉缺损，或感觉运动障碍，或共济失调轻偏瘫的患者归类于腔隙性梗死。

3. 有脑干或小脑体征的患者归类于后循环梗死（posterior circulation infarct，POCI）。

4. 经体格检查归类于上述某一型者，更大的可能是卒中，而非貌似卒中样疾病。

表 1.2.5   病史和临床体征提示卒中而非貌似卒中

变 量	OR	95％可信区间
确切的认知损害	0.33	（0.14～0.76）
能确定准确的起病时间	2.59	（1.30～5.15）
病史中明确有局灶神经系统症状	7.21	（2.4～20.93）
任何血管异常的发现	2.54	（1.28～5.07）
其他系统异常发现	0.44	（0.23～0.85）
NIHSS＝0		
NIHSS 1～4	1.92	（0.70～5.23）
NIHSS 5～10	3.14	（1.03～9.65）
NIHSS ＞10	7.23	（2.18～24.05）
左侧或右侧大脑单侧性体征	2.03	（0.92～4.46）
可行 OCSP 分型	5.09	（2.42～10.70）

（摘自：Hand PJ，Kwan J，Lindley RI，Dennis MS，Wardlaw JM. Distinguishing between stroke and mimic at the bedside. Brain Attack Study Stroke 2006；37：769-75.）

癫痫发作

癫痫发作合并发作后的 Todd 麻痹是最易和急性卒中混淆的神经系统疾病之一。

1. 癫痫发作经常合并发作后神经系统体征。最常见的症状为意识下降，在局灶性发作患者，尤其是额叶癫痫，可能会合并轻偏瘫。

2. 额叶癫痫发作时可表现为向偏瘫侧凝视，发作后则向瘫痪对侧凝视（类似脑卒中时）。

3. 颞叶或顶叶的癫痫发作也可表现为失语，与同一血管区的脑卒中相似。病史是区别这两者最有效的方法。

中毒性/代谢性脑病

谵妄或脑病是疑为脑卒中急诊传呼的一个原因，轻度脑病可表现为语言混乱,类似后循环卒中或 Wernicker 失语,尤难以鉴别。患者可能在急性期、数小时或数天内出现脑病。

1. 提示脑病可能性多于卒中的体征有：① 注意力不集中或不能维持正常的思维,或行为的连贯性差;② 扑翼样震颤;③ 发热;④ 异常的实验室检查结果,尤以白细胞升高、肝功能损害或血氨升高多见。

2. 通常,对于仅表现失语,而无其他皮层或皮层下功能障碍如偏瘫、忽视、感觉丧失和视野缺损的患者,诊断卒中需谨慎。

颅内占位病变

各类颅内占位病变都可以出现卒中样症状,但很少以急性起病。

1. 一般来说,症状在数周或数月内出现,但家人可能仅在疾病后期才注意到症状。

2. 体格检查确定的病灶定位可与影像学检查不一致。

3. 患者可表现为仅有轻微乏力或轻度皮层功能缺损,但 CT 上出现大面积病灶,这是缓慢生长的肿瘤或占位的特征(tell-tale)。

需要特别关注硬膜下血肿。无论何时,外伤后急性硬膜下血肿的诊断相对简单,而亚急性硬膜下血肿的诊断则比较复杂。亚急性和慢性硬膜下血肿可表现为复发性短暂性脑缺血发作(transient ischemic attack，TIA)。需特别谨慎的是,亚急性硬膜下血肿仅仅几周后就会呈现出和脑组织一样的密度(图 1.2.2)。

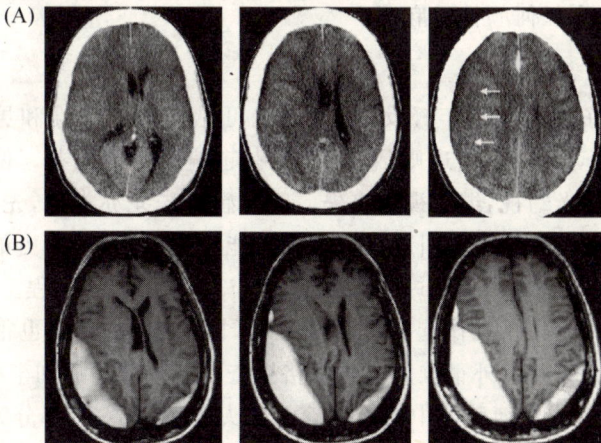

图 1.2.2　硬膜下血肿图像。

A 图代表亚急性硬膜下血肿的 CT 图像。较难分辨。B 图显示的是同一患者的 MRI 图像,清楚地显示了双侧的亚急性/慢性硬膜下血肿。

晕厥

晕厥发作易误诊为脑卒中,尤其是快速发生的晕厥可能让旁观者、甚至一些医生误认为是脑卒中。

1. 通常绝大部分卒中并不表现意识丧失,除非为双侧额叶、丘脑或脑干损伤。

2. 基底动脉尖栓塞可出现昏迷,但大多表现为昏迷合并脑干损伤,通常并非短暂发作。

3. 急性昏迷伴异常眼部活动及对侧颅神经病变提示弥漫性脑干功能障碍,通常继发于基底动脉栓塞。

4. 绝大多数晕厥为心源性。

前庭功能障碍

老年患者急性发作的眩晕,多提示脑血管意外。有时较难与前庭神经功能障碍和迷路病变鉴别。

1. 多数后循环卒中表现为肢体乏力、Babinski 征阳性、面瘫、吞咽困难、构音障碍、侧视障碍、核性眼肌麻痹和复视,这些可与前庭病变相鉴别,上述症状在单纯性前庭功能障碍中极少出现。

2. 小脑卒中可表现为眩晕,多数可能除了步态不稳或下肢共济失调外并无其他阳性体征。这时仔细检查眼球运动对诊断也许有帮助。

3. 在小脑或其他中枢性病变时,眼球震颤多为单纯水平或垂直性,震颤方向可随注视方向改变而改变,且固定注视时震颤无减弱。相反,周围性前庭功能障碍时,眼球震颤方向多为混合性,呈水平或向同一方向旋转,固定注视时震颤减弱,且不伴有任何颅神经麻痹。

偏头痛

偏头痛的好发人群是年轻女性,不过也可见于老年女性和男性。扩散抑制,即中心电活动增强而周边则活动减弱,引起偏头痛的先兆。偏头痛视觉先兆往往表现为闪光幻视,继之视力丧失。躯体感觉先兆亦类似,先为感觉异常,继而感觉缺失。考虑偏头痛引起局灶神经功能缺失时,询问病史最需明确的是其临床症状是否在 15~50min 内有缓慢"扩布"(march)的过程。多数 TIA 和卒中的神经功能缺失在发作起始即达到顶峰,即便症状波动,也很少表现为持续加重的趋势。除此以外很难用单纯体格检查来区分偏头痛和卒中。

1. 在急诊室或任何脑卒中门诊就诊的偏头痛患者中,有部分为先兆偏头痛合并偏盲、偏瘫、失语或意识错乱。

2. 采集偏头痛病史时应注意以下几点:① 患者偏头痛病史;② 伴或不伴头痛的先兆频率,症状持续 30~60min;③ 神经功能缺损病史,是起始时即达高峰还是在 5~20min 缓慢发展;④ 既往或家庭其他成员曾有过类似病史。在急性偏头痛的评估中,病史至关重要。

3. 多数偏头痛患者缺乏脑血管危险因素,且心脏检查和血压均正常。除此外,临床检查帮助不大。

脊髓病变

脊髓病灶可表现为急性起病,双侧查体不对称,类似卒中表现。脊髓病灶可类似于单纯运动性偏瘫或感觉运动性卒中。神经功能缺损可为急性发作,弥漫性的反射亢进有时也可能不出现。对患者进行完整的神经系统功能检查评估非常重要。

1. 脊髓损伤患者一般不出现皮层功能缺损(视野缺损、失语、忽视、一侧凝视),也不出现面瘫。

2. 高位脊髓损伤患者可合并下颌感觉丧失,但不存在三叉神经额支、上颌支感觉缺损。

3. 高处跌伤的患者如出现肢体无力,即使为偏瘫,也应首先考虑脊髓损伤。

4. 跌落后出现前额瘀斑提示可能出现后颈部过伸,致脊髓受损。

小　结

虽然影像学在卒中诊断中占有重要地位,但在急性评估时体格检查却极为关键。由于 rt-PA 在栓塞发生后 0~90min 内最有效,因此更需要医务人员对患者做出快速诊断。询问病史和体格检查是确定病因及卒中定位最有效的方法。需警惕一些容易和卒中混淆的其他疾病。实践经验、了解卒中评分量表的局限性以及熟悉鉴别诊断,对急性卒中的诊治非常重要。

参考文献

Adams, Jr HP, Adams RJ, Brott T, et al. Guidelines for the early management of patients with 此 ischemic stroke. Stroke 2003;34: 1056-83.

Baloh RW. Differentiating between peripheral and central causes of vertigo. Otolaryngol Head Neck Surg 1998;119: 55-9.

Bamford J, Sandercock P, Dennis M, Burn J, Warlow C. Classification and natural history of clinically identifiable subtypes of cerebral infarction. Lancet 1991;337: 1521-6.

Buttner U, Helmchen C, Brant T. Diagnostic criteria for central versus peripheral positioning nystagmus and vertigo: A review. Acta Otolaryngol 1999;119: 1-5.

Caplan LR. The frontal-artery sign-a bedside indicator of internal carotid artery disease. N Engl J Med 1973;288: 1008-9.

Christou I, Felberg RA, Demchuk AM, et al. A broad diagnostic battery for bedside transcranial Doppler to detect flow changes with internal carotid artery stenosis or occlusion. J Neuroimaging 2001 July;11(3): 236-42.

Fink JN, Selim MH, Kumar S, et al. and the association of National Institutes of Health. Stroke Scale scores and acute magnetic resonance imaging stroke volume equal for patients with right-and left-hemisphere ischemic stroke? Stroke 2002 Apr;33(4): 954-8.

Fisher CM. Facial pulses in internal carotid artery occlusion. Neurology 1970 May;20 (5): 476-8.

Hand PJ，Kwan J，Lindley RI，Dennis MS，Wardlaw JM. Distinguishing between stroke and mimic at the bedside. The brain attack study Stroke. 2006;37：769-75.

Lauritzen M，Aling J，Pailson BO. Orbital bruits and retinal artery pressure in internal carotid artery occlusion. Clin Neurol Neurosurg 1981;83(1)：7-10.

Libman RB，Wirkowski E，Alvir J，Rao TH. Conditions that mimic stroke in the emergency department. Implications for acute stroke trials. Arch Neurol 1995；52：1119-22.

Linfante I，Llinas RH，Schalug G，Chaves C，Warach S，Caplan LR. Diffusionweighted imaging and National Institutes of Health Stroke Scale in the acute phase of posterior-circulation stroke. Arch Neurol 2001 Apr;58(4)：621-8.

Panzer RJ，Feibel JH，Barker WH，Griner PF. Predicting the likelihood of hemorrhage in patients with stroke. Arch Intern Med 1985;145：1800-3.

Pessin MS，Panis W，Prager RJ，Millan VG，Scott RM. Auscultation of cervical and ocular bruits in extracranial carotid occlusive disease：A clinical and angiographic study. Stroke，1983;14(2)：246-9.

Ropper AH，Fisher CM，Kleiman GM. Pyramidal infarction in the medulla：A cause of pure motor hemiplegia sparing the face. Neurology 1979 Jan;29(1)：91-5.

Savitz S，Caplan LR. Vertebrobasilar disease. NEJM 2005;352：2618-26.

第三节　脑卒中综合征和定位

Sean I. Savitz

脑卒中综合征是由于供应大脑特定区域的血管闭塞或者出血引起的。需要将患者的症状和体征对应于已知的缺血和出血的临床特征，才能准确地诊断脑卒中的类型和受损血管。

缺血性脑卒中综合征

血管闭塞引起的脑卒中综合征可按血管损伤部位分为前循环和后循环。

前循环缺血综合征

前循环的血供主要来自颈动脉，该动脉穿过颈部进入颅内，发出眼动脉、大脑中动脉、大脑前动脉（支配大脑半球前内侧），以及脉络膜前动脉和后交通动脉。

颈内动脉(internal carotid artery，ICA)狭窄和闭塞

视网膜缺血表现
颈内动脉损伤最具定位价值的症状之一是短暂性的单眼盲（一过性黑矇）。

这是由眼动脉的分支视网膜动脉闭塞引起的。

1. 黑矇从上而下发展,并向两侧扩散。几秒或者几分钟后消失。

2. 如果视网膜动脉的一根分支血管选择性地闭塞,则仅仅出现视野上或下象限缺损。

3. 眼底检查可明确是否存在视网膜梗死、胆固醇结晶和血小板栓子。

大脑半球缺血表现

大脑半球梗死最常见于大脑中动脉区域,主要表现为对侧无力(面部和上肢无力较下肢明显),伴有对侧皮层性感觉障碍、失语(左侧半球受累)、左侧忽视症(右侧半球受累)。

1. 有些严重的颈内动脉狭窄的患者,可连续几周出现短暂的、反复的短暂性脑缺血发作(TIAs)。

2. 可出现短暂的发作性肢体抖动,被称为肢体抖动性 TIAs。

大脑中动脉(middle cerebral artery, MCA)综合征

主干缺血

大脑中动脉主干在分出豆纹动脉前闭塞可导致基底节和内囊的梗死(图1.3.1)。纹状体内囊部位的损伤导致面部、上肢和下肢的偏瘫、构音障碍,常伴有轻度的偏身感觉缺失。皮质功能障碍取决于脑表面侧支循环的情况。

MCA 上支缺血

大脑中动脉上支供应额叶和顶叶的上部。患者出现轻偏瘫,以面部、手、上臂为重,偏身感觉缺失,双眼向病灶侧凝视,非优势半球病变可有对侧空间忽视症。

➡ 左半球损伤导致失语,可进展为 Broca 失语(表现为言语较少、简短,而理解力保留)。

➡ 右半球损伤导致病觉缺失症和言语韵律缺乏。

MCA 下支缺血

大脑中动脉下支供应顶叶下部和颞叶。与大脑中动脉上支缺血不同,该供血区域缺血无运动和感觉异常体征,临床症状包括:

➡ 对侧视野缺损;

➡ Wernick 失语(左侧半球损伤);

➡ 易激动(右侧半球损伤);

➡ 视—空间构象障碍(右侧半球损伤)。

大脑前动脉综合征

该动脉供应额叶内侧(图1.3.2)。闭塞后引起的瘫痪类型为下肢和足部的无力重于上肢和脸部,三角肌也可以无力。病灶对侧可出现强握反射。如果辅

助运动区的皮质受损,也可出现失语。

➡ 如果一侧大脑前动脉供应两侧半球,可发生两侧额叶梗死而引起淡漠、尿失禁和下肢截瘫。

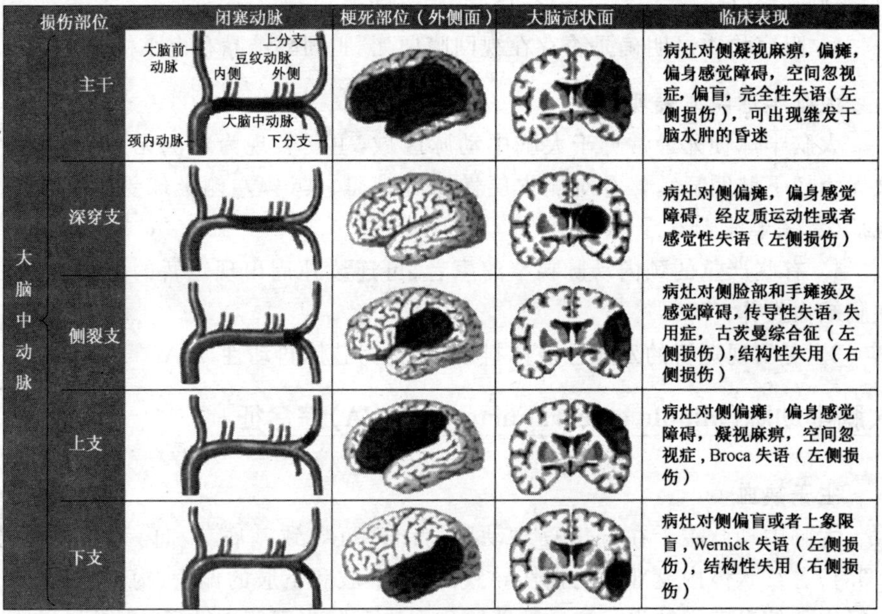

损伤部位		闭塞动脉	梗死部位（外侧面）	大脑冠状面	临床表现
大脑中动脉	主干	大脑前动脉 上分支 豆纹动脉 内侧 外侧 颈内动脉 大脑中动脉 下分支			病灶对侧凝视麻痹,偏瘫,偏身感觉障碍,空间忽视症,偏盲,完全性失语（左侧损伤）,可出现继发于脑水肿的昏迷
	深穿支				病灶对侧偏瘫,偏身感觉障碍,经皮质运动性或者感觉性失语（左侧损伤）
	侧裂支				病灶对侧脸部和手瘫痪及感觉障碍,传导性失语,失用症,古茨曼综合征（左侧损伤）,结构性失用（右侧损伤）
	上支				病灶对侧偏瘫,偏身感觉障碍,凝视麻痹,空间忽视症,Broca 失语（左侧损伤）
	下支				病灶对侧偏盲或者上象限盲,Wernick 失语（左侧损伤）,结构性失用（右侧损伤）

图 1.3.1 大脑中动脉闭塞类型。

（摘自：Ciba Collection of Medical Illustrations, Volume Ⅰ, Part Ⅱ: The Nervous System, Frank Netter, 1986.）

损伤部位		闭塞动脉	梗死部位（内侧面）	大脑冠状面	临床表现
大脑前动脉	主干				尿失禁、病灶对侧偏瘫、淡漠,经皮质运动性失语或运动、感觉性失语,左侧肢体失用
	远端				病灶对侧腿、臀部、足部、肩部瘫痪、足部感觉缺失,经皮质运动性失语或者运动、感觉性失语,左侧肢体失用

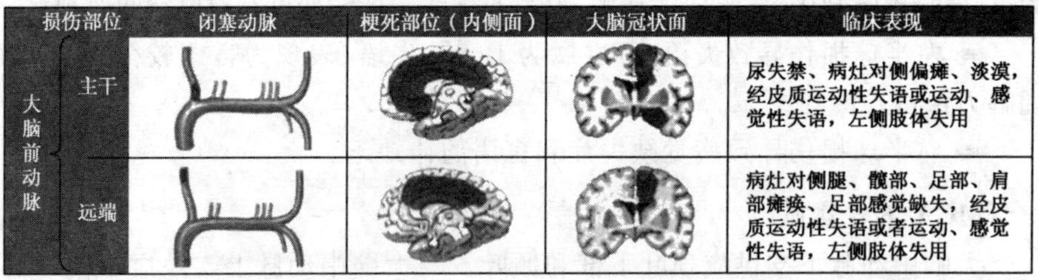

图 1.3.2 大脑前动脉闭塞类型。

（摘自：Ciba Collection of Medical Illustrations, Volume Ⅰ, Part Ⅱ: The Nervous System, Frank Netter, 1986.）

脉络膜前动脉闭塞综合征

该动脉供应苍白球、外侧膝状体和内囊后肢。经典的综合征表现包括:

➡ 脸部、上臂、腿的轻偏瘫和偏身感觉障碍;

➡ 同向性偏盲;

➡ 皮层功能不受累;

最常见的症状是轻偏瘫，其他表现可不明显。

后循环缺血综合征

图 1.3.3 展示了后循环的血供情况。

椎基底动脉缺血患者的典型症状为头昏、眩晕、头痛、呕吐、复视、视力障碍、共济失调、肢体无力以及两侧肢体的麻木。

提示后循环缺血的临床体征包括：

➡ 两侧或者交叉性运动或感觉异常；

➡ 共济失调；

➡ 意识水平下降；

➡ 眼球运动障碍和颅神经麻痹。

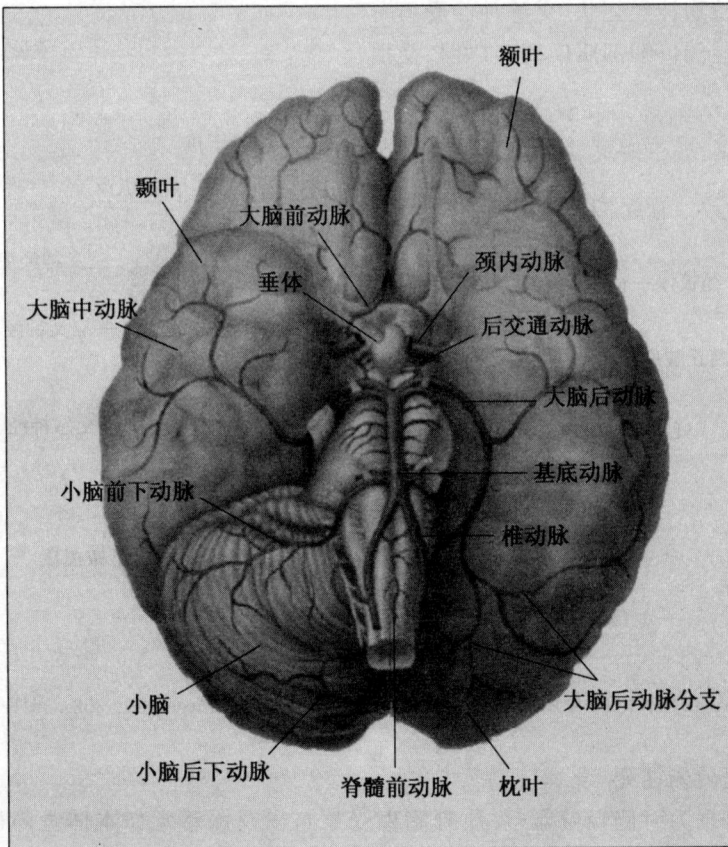

图 1.3.3 大脑后循环：后循环支配脑干（延髓，脑桥，中脑）、小脑、枕叶、颞叶后部、丘脑（图中不能见到）。两侧椎动脉支配延髓，合并形成基底动脉，发出深穿支供应脑桥，然后在脑底部与 Willis 环汇合，发出大脑后动脉。（摘自：Savitz SI，Caplan LR. Vertebrobasilar Disease. N Engl J Med 2005；352；2618-2626.）

脑干综合征

延髓背外侧梗死（Wellenberg 综合征）

该综合征最常见的原因是颅内段椎动脉闭塞。临床表现取决于延髓背外侧损伤范围，主要包括（图 1.3.4）：

➡ 眩晕或者失平衡感（前庭核受损）；

➡ 眼球震颤（前庭核受损）；

➡ 牵拉感或向一侧倾斜感（小脑下脚受损）；

➡ 同侧面部感觉异常（三叉神经核受损）；

➡ 对侧肢体或躯干痛温觉减退（脊髓丘脑束）；

➡ 同侧 Horner 综合征（交感神经受损）；

➡ 植物神经症状（交感神经受损）；

➡ 同侧口咽部肌肉瘫痪（疑核受损）。

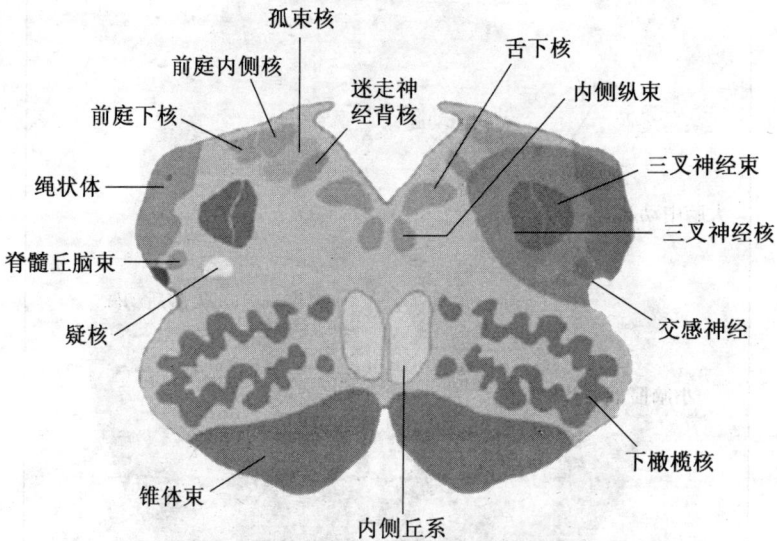

图 1.3.4 延髓外侧梗死。

（摘自：Savitz SI，Caplan LR. Vertebrobasilar Disease. N Engl J Med 2005；352：2618-2626.）

延髓内侧梗死

常表现为对侧轻偏瘫（皮质脊髓束受累），以及深感觉如本体觉障碍（后索受累）。同侧舌肌瘫痪虽然最易于定位，但不常出现。

基底动脉闭塞引起的脑桥综合征

最常见双侧的症状和体征，或者交叉病变的表现（包括一侧的脸部和对侧的躯干和肢体）。典型的特征有：

1. 一侧轻偏瘫和对侧运动或反射的异常；
2. 共济失调或肢体活动不协调伴轻偏瘫；
3. 延髓麻痹（脸部，咽部，喉部，舌）：构音障碍，发声困难，吞咽困难；
4. 眼球运动障碍：凝视麻痹，核间性眼肌麻痹，眼球震颤，复视；
5. 强哭、强笑；
6. 腭肌阵挛；
7. 感觉障碍不明显；
8. 当两侧脑桥基底部严重梗死时，患者可出现闭锁综合征而引起四肢瘫，不能说话，水平侧视功能受限，但意识和眼球上下运动功能保留。

中脑卒中

1. 由基底动脉分支闭塞引起

（1）中脑背侧闭塞：核上性向上凝视麻痹，瞳孔对光反射消失而辐辏反射存在，眼球震颤。

（2）中脑腹侧闭塞：意识水平下降，双眼向下凝视麻痹。

2. 主要由大脑后动脉的分支闭塞引起：根据中脑受损部位的不同有多种综合征。如 Weber 综合征，表现为同侧动眼神经麻痹，对侧偏瘫。红核受累可出现震颤。

基底动脉尖综合征

该典型综合征是由中脑上部和丘脑的栓塞性梗死所致，主要症状有：

➡ 瞳孔缩小，对光反射减弱；

➡ 垂直凝视麻痹；

➡ 嗜睡；

➡ 幻觉；

➡ 记忆力受损；

➡ 意识水平下降；

➡ 四肢有不自主的抽动或姿势性的动作。

大脑后动脉(posterior cerebral artery, PCA)综合征

最常见的表现为偏盲。患者是否意识到这种症状，主要取决于顶叶感知区是否受累。丘脑外侧是由大脑后动脉的一个小分支（丘脑膝状体支）所供应，此区域缺血产生对侧偏身感觉异常的症状和体征。其他表现如下：

左侧大脑后动脉闭塞

失读不伴失写，古茨曼综合征，视觉失认症。

右侧大脑后动脉闭塞

面孔失认症（不能辨别面孔），视觉忽视，空间定向力障碍。任何一侧的颞

叶内侧受损都会导致新的记忆形成障碍。

双侧大脑后动脉闭塞

皮质盲：患者不能看清楚或者正确地辨认出物体,但有正常的视乳头反应(安东综合征),可出现兴奋性精神错乱,与谵妄相似,但右半球任何部位梗死都可能会出现精神错乱。

小脑综合征

小脑后下动脉(posterior inferior cerebellar artery，PICA)分布区域

小脑后下动脉闭塞引起眩晕(类似周围性前庭神经病引起的眩晕)、偏向一侧或是向病灶侧倾倒、病侧肢体共济失调,头痛,呕吐。常与延髓背外侧综合征并存,因为小脑后下动脉起源于颅内椎动脉。(注：作者认为,颅内椎动脉分支闭塞导致延髓背外侧综合征。)

小脑前下动脉(anterior inferior cerebellar artery，AICA)分布区域

此区域损伤不仅具有延髓背外侧综合征的某些表现,而且还损伤面神经和听神经。

1. 小脑前下动脉闭塞通常有内耳症状,因为它发出内听动脉供应内耳。

2. 发作性耳鸣,听力下降,眩晕提示内耳缺血,并预示小脑前下动脉闭塞。

小脑上动脉(superior cerebellar artery，SCA)分布区域

基底动脉上部的其他动脉供血区若未见梗死灶,则该动脉闭塞的可能性也较小。就小脑上动脉闭塞本身而言,主要累及脑桥、中脑被盖和小脑上表面。

1. 典型的症状是同侧肢体共济失调和 Horner 综合征,对侧脸部、上肢、下肢的痛温觉消失,对侧滑车神经麻痹。

2. 肢体的共济失调和意向性震颤较 PICA 和 AICA 患者明显。

小血管综合征(深穿支动脉闭塞)

该综合征由发自脑底大动脉的小血管病变所致(见表 1.3.1),这些小动脉的变性或闭塞引起基底节、丘脑、脑干(脑桥,小脑脚,锥体)和放射冠白质内小的深部梗死,即腔隙性梗死。在皮质和小脑不常见。

表 1.3.1　小血管病的血管分布情况

动　　脉	来　　源	损伤区域
豆纹动脉	MCA 主干	内囊
丘脑膝状体动脉	PCA	丘脑
脉络膜前动脉	ICA	放射冠,内囊,外侧膝状体
深穿动脉	基底动脉	脑桥,中脑

1. 运动或感觉异常为主要症状；
2. 无头痛，无行为和意识的改变，无癫痫发作；
3. 常见的受损动脉见图(1.3.5)和表(1.3.1)。

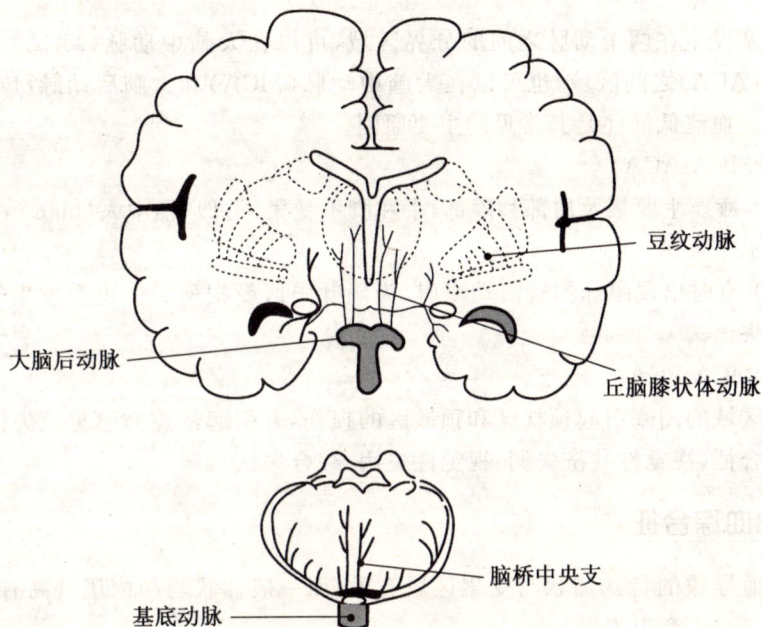

图 1.3.5　小血管卒中。

（摘自：Caplan's Stroke, 3rd Edtion：A Clinical Approach, Louis Caplan, Copyright, 2000.）

最常见的症状：

1. 纯运动轻偏瘫：面部、手臂、腿受累，无认知功能、感觉或者视觉的异常。

➡ 定位：从冠状束到延髓的皮质脊髓束中任一部位损伤都可引起，但最常见于内囊或脑桥。

2. 纯感觉缺失：脸部、手臂和腿的感觉异常或者麻木感，无认知功能、运动或者视觉的异常。

➡ 定位：丘脑腹外侧区（多见），脑桥外侧被盖区（少见）。

3. 共济失调性轻偏瘫：一侧肢体瘫痪和共济失调，无感觉、视觉和认知功能异常。

➡ 定位：皮质脊髓束和脑桥小脑束同行的任何部位损伤都可引起（典型的见于脑桥或者内囊后肢）。

4. 感觉运动综合征：一侧脸部、手臂、腿（通常腿较手臂多见）出现瘫痪和麻木感。

➡ 定位：包含皮质脊髓束和感觉纤维的放射冠损伤。

5. 构音障碍—手笨拙综合征：言语含糊，面舌瘫，手笨拙。

➡ 定位：脑桥

分水岭区综合征

闭塞发生在两个动脉之间的分界区域，可以在大脑中动脉（MCA）与大脑前动脉（ACA）之间区域，也可以在大脑中动脉（MCA）和大脑后动脉（PCA）之间区域。血流低灌注是其常见的主要原因。

1. MCA-ACA

（1）瘫痪主要累及肩部和髋部，手和脚不受累，类似"桶中人（man-in-a-barrel）"形式。

（2）有时出现眼球扫视活动障碍，为额叶眼区受损所致。也会发生经皮质运动性失语。

2. MCA-PCA

此区域的闭塞引起顶枕区和顶颞区的损伤，并引起经皮质感觉性失语和巴林特综合征（视觉性共济失调、视觉性失用、综合失认）。

颅内出血综合征

出血导致的特殊症状与受累区域有关，而一般症状与颅内压升高有关，比如头痛、呕吐、意识丧失。

一般症状：

1. 急性起病，此表现类似脑梗死，但其特点为临床症状在数分钟至数小时内进展，因为血肿有一扩大过程。

2. 常出现头痛。

3. 首发体征取决于出血的部位和程度。

4. 呕吐，常为脑室内血液刺激第四脑室、颅内压增高致脑干向下移位或者脑干直接受压等引起。

5. 意识水平下降，提示颅内血肿致中线移位而损伤对侧半球、双侧丘脑损伤或是脑干受压。

6. 图 1.3.6 罗列了最常见的血肿部位。

壳核出血

大血肿的常见表现：

1. 对侧轻偏瘫（累及内囊）；

2. 偏身感觉障碍（累及感觉传导束）；

3. 双眼斜向病灶侧；

4. 其他表现包括非流利性失语（左侧损伤），左侧忽视症（右侧损伤）。

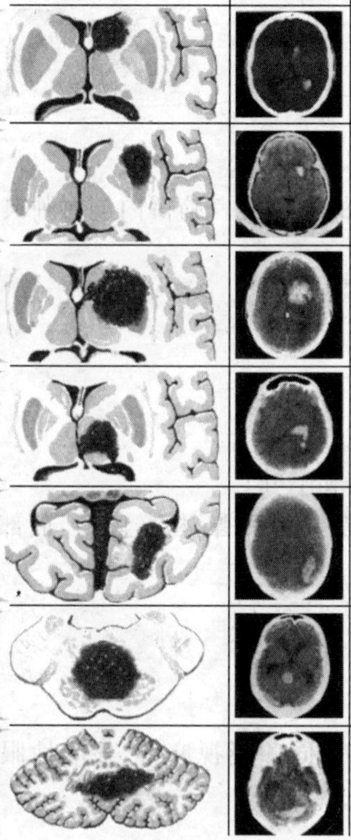

	病理表现	CT 表现	瞳孔	眼球运动	运动、感觉异常	其他
尾状核破入脑室			有时出现病灶侧缩小，轻度眼睑下垂	向病灶侧凝视，轻度眼睑下垂	对侧轻偏瘫常较短暂	头痛意识模糊
壳核(少量出血)			正常	向病灶侧凝视	对侧轻偏瘫、偏身感觉缺失	失语(左侧损害)
壳核(大量出血)			脑疝时病灶侧扩大	向病灶侧凝视	对侧轻偏瘫和偏身感觉缺失	意识水平下降
丘脑			缩小，双侧对光反射迟钝	双眼睑收缩，眼轴位向下内	轻度的对侧偏瘫，严重的偏身感觉缺失	失语(左侧损害)
枕叶白质			正常	正常	轻度短暂的偏瘫	对侧偏盲
脑桥			缩小，对光反射存在	水平运动受限，垂直运动存在	四肢瘫痪	昏迷
小脑			病灶侧轻度缩小	轻度向对侧凝视或展神经麻痹	同侧肢体共济失调，无偏瘫	共济失调，呕吐

图 1.3.6　出血综合征。

(摘自：Ciba Collection of Medical Illustrations，Volume Ⅰ，Part Ⅱ：The Nervous System，Frank Netter，1986.)

丘脑出血

临床表现取决于血肿大小、位置及对第三脑室的压力。丘脑膝状体动脉分布区后部的血肿主要引起对侧感觉异常，也可伴发偏瘫，取决于内囊是否受累。

1. 眼球活动的特征性表现

(1) 向上凝视麻痹；

(2) 单眼或双眼的过度会聚，其表现就如患者正向内、向下方盯着鼻尖；

(3) 眼轴偏斜：静息时，一侧眼球的位置低于另一眼；

(4) 眼位异常：一侧眼球朝向对侧眼球的相反方向；

(5) 异常会聚：双眼外展受限(假外展神经症)。

2. 瞳孔异常表现

缩小，对光反射减弱。

3. 皮层损伤的体征

(1) 失语(左侧受损)；

（2）忽视症和疾病感缺失症（右侧受损）；

4．觉醒功能受损

（1）清醒程度下降；

（2）嗜睡。

桥脑出血

出血常源于供应脑桥被盖和基底的深穿支。脑桥内侧血肿典型体征包括：

1．四肢瘫；

2．四肢强直；

3．昏迷；

4．眼球水平运动障碍；

5．快速或者不规则的呼吸；

6．出血破入第四脑室会引起头痛和呕吐；

7．某些患者开始出现轻偏瘫，后发展为耳聋，构音障碍，面部麻木感，肢体无力，随后出现昏迷。

脑桥外侧血肿典型体征包括：

1．纯运动或者共济失调轻偏瘫；

2．单侧颅神经麻痹；

3．眼球运动障碍（外侧被盖受损）：同侧凝视麻痹，核间性眼肌麻痹，一个半综合征，对侧感觉缺失，同侧共济失调。

脑叶出血

血肿从灰白质交界处发展到白质。症状和体征取决于血肿位置：

1．额叶：患者出现对侧轻偏瘫，双眼向病灶侧凝视，失语（左侧受累），意志缺乏。

2．顶叶：患者可有对侧偏身感觉缺失，病灶侧忽视症，对侧视野缺损，失语（左侧受累），视空间障碍（右侧受累）

3．颞叶：右侧受累出现情绪激动和谵妄、失语（左侧受累）和视野缺损。血肿可引起钩回疝和脑干受压，导致木僵和昏迷及病侧瞳孔扩大。

4．枕叶：对侧偏盲较常出现。

小脑出血

临床表现类似于肠胃功能紊乱，包括恶心和呕吐，但通常无腹泻。

1．具有鉴别意义的体征是行走困难或者维持坐姿或站姿困难；

2．头痛较常见；

3．很快进展到昏迷，并有生命危险；

4．同侧外展神经或者凝视麻痹，双侧锥体束征阳性，可考虑脑干受压。

参考文献

Caplan LR. Top of the basilar syndrome: Selected clinical aspects. Neurology 1980;30: 72-9.

Fisher CM. Occlusion of the internal carotid artery. Arch Neurol Psychiatry 1951;65: 346-77.

Fisher CM. Lacunes, small deep cerebral infarcts. Neurology 1965;15: 774-84.

Hollenhorst R. Ocular manifestations of insufficiency or thrombosis of the internal carotid artery. Am J Ophthalmol 1959;47: 753-67.

Savitz SI, Caplan LR. Vertebrobasilar disease. N Engl J Med 2005;352: 2618-26.

Schmidley J, Messing R. Agitated confusional states in patients with right hemisphere infarctions. Stroke 1984;15: 883-5.

第二章　寻找脑卒中的病因

第四节　缺血性脑卒中

Thomas J. Wolfe and Osama O. Zaidat

　　确定缺血性脑卒中的病因对于选择每位患者的最适处理方案十分重要。一个完整的病史以及包括神经系统检查的全面体格检查,对于确定缺血性脑卒中的病因具有关键性作用;早期神经影像有助于鉴别缺血性梗死和出血性梗死,而单凭临床体征作鉴别的可靠性相对差些。对不同年龄段人群的潜在病因进行全面针对性的评估有助于及时地诊断和治疗。

病史和体格检查

　　1. 疾病症状的自然病史有助于确定病因

　　(1) 短暂性脑缺血发作

　　① 通常症状在 30min 内缓解;

　　② 传统的观点,神经症状在起病后 24h 内消失;

　　③ 临床上,症状若持续 1～2h 以上,多致梗死;

　　④ 一过性单眼失明(transient monocular blindness,TMB)或一过性黑矇可与同侧颈动脉疾病有关。

　　(2) 完全性梗死

　　① 症状通常在起病时就最重并持续;

　　② 常由栓塞引起。

　　(3) 症状波动

　　多与小血管相关的梗死有关。

　　(4) 症状加重

　　提示血栓形成过程。

　　(5) 其他症状

　　① 意识丧失、头痛、恶心呕吐、癫痫发作等常见于出血性脑卒中,尽管意识变化也可见于急性基底动脉闭塞;

　　② 癫痫发作可作为老年患者脑卒中的症状;

③ 颈痛和头痛常与动脉夹层及血管炎有关。

（6）增加脑卒中风险的并存疾病包括以下几种（每种情况的具体内容在其他章节介绍）：

可改变的危险因素：

① 既往脑卒中；

② 高血压病；

③ 冠状动脉疾病和心肌梗死（myocardial infarction，MI）；

④ 充血性心力衰竭（congestive heart failure，CHF）；

⑤ 糖尿病；

⑥ 高脂血症；

⑦ 镰状细胞病；

⑧ 自身免疫性疾病；

⑨ 恶性肿瘤；

⑩ 高体重指数（body mass index，BMI）；

⑪ 近期心脑血管造影；

⑫ 吸烟；

⑬ 兴奋剂（可卡因，脱氧麻黄碱）；

⑭ 静脉注射成瘾药物。

2. 用药

（1）升血压药可导致小动脉病变

① 拟麻黄碱类；

② 米多君。

（2）抗高血压药物可导致血流低灌注

（3）直接促凝血作用的药物

① 避孕药，特别是伴吸烟者；

② 雌激素受体调节剂；

③ 雌激素替代治疗。

（4）"抗血小板失败"或"血小板抵抗"

① 在应用抗血小板药后仍发生缺血事件；

② 增加抗血小板药剂量后血小板抑制仍不足。

缺血性脑卒中的机制

缺血性脑卒中通常由脑动脉栓塞、动脉血栓形成、动脉夹层、脑血流低灌注或脑氧合受损引起。血管痉挛（蛛网膜下腔出血相关，毒物相关—可卡因、拟交感药物，血管造影相关）也可导致缺血，特别是在远端动脉狭窄的情况下。基于其损伤机制，急性期处理和二级预防有相应措施。

心源性栓塞

下列情况下由心源性栓塞引起缺血性脑卒中的危险较高。

1. 急性心肌梗死(acute myocardial infarction，AMI)

(1) 在急性心肌梗死后 6 个月内,患者有 1/40 的机会发生脑卒中,其中多达 20％发生于 75 岁以上的患者;

(2) 前壁心肌梗死者风险增加;

(3) 射血分数减少也是独立的危险因素。

2. 充血性心力衰竭(CHF)

(1) 射血分数<28％者与射血分数>35％者相比,其发病相对危险度为 1.8;

(2) 左心房体积增大也与发病风险增高有关。

3. 心房纤颤(atrial fibrillation)

(1) 与心肌梗死、充血性心力衰竭及心脏手术后相关;

(2) 在社区中,脑卒中发生率每年为 0.9～2.3/100 人;

(3) 在 65 岁以上、有脑卒中、冠状动脉疾病史人群中,脑卒中的风险更高(每年脑卒中风险为 12％,伴二尖瓣狭窄史者为 18％)。在年轻患者中,单纯性房颤者每年脑卒中风险为 1％。

4. 心脏卵圆孔未闭(patent foramen ovale，PFO)和反常性栓塞

(1) 55 岁以下经正规治疗的隐源性脑卒中患者,若存在 PFO,但无并发房间隔瘤(atrial septal aneurysm，ASA),其脑卒中复发的风险并不增加;

(2) 以手振生理盐水为造影剂的经颅多普勒(transcranial doppler，TCD)与经食道心脏超声(transesophageal echocardiography，TEE)对于 PFO 的检出敏感性相似;

(3) TCD 不能评估房间隔瘤。

5. 产生栓塞物质(血栓、纤维、钙化)的瓣膜疾病

(1) 风湿性心脏病;

(2) 二尖瓣和主动脉瓣修补术:

① 机械瓣膜较生物合成瓣膜更易致血栓形成;

② 机械瓣膜者需常规抗凝治疗。

(3) 二尖瓣成形术常产生栓子;

(4) 二尖瓣脱垂:

① 终生的脑卒中相对危险度为 2.2;

② 在老年与瓣膜增厚者中常见。

(5) 二尖瓣环形钙化;

(6) 主动脉瓣钙化,特别是在经皮心脏手术后;

(7) 主动脉粥样斑块,特别是厚度>4mm、活动性及溃疡等情况者;

(8) 细菌性心内膜炎;

（9）系统性红斑狼疮中的循环免疫复合物；

（10）抗心磷脂抗体综合征——有可能提高左侧心脏瓣膜畸形的危险。

动脉到动脉栓塞

在动脉到动脉栓塞中，栓塞物质来源于主动脉瓣以远部位，从其产生部位向远端移动。

1. 大中动脉粥样硬化性疾病中的粥样斑块性栓子

（1）粥样硬化的机制

① "损伤应答"假说认为血管内皮受损后导致了纤维增生的反应；

② 脂质沉积、脂质氧化及钙化构成的斑块更易致栓塞的风险。

（2）代谢性和生理性应激因素对内皮细胞的作用促进了动脉粥样硬化

① 高血压；

② 高脂血症；

③ 高血糖；

④ 镰状细胞病；

⑤ 高同型半胱氨酸血症；

⑥ 自由基；

⑦ 吸烟；

⑧ 可卡因；

⑨ 热休克蛋白抗体，氧化的低密度脂蛋白抗体及 β_2 糖蛋白 1 抗体；

（3）不稳定或破裂粥样硬化斑块的特点

① 不稳定斑块通常具有以下特点：

（a）细胞外较大的富含脂质的核心；

（b）由于胶原物质及平滑肌的减少而产生的薄层纤维帽；

（c）激活的巨噬细胞和肥大细胞数量增多。

② 斑块破裂发生在机械力及血流动力对斑块的最大应力处。

2. 主动脉弓粥样硬化性疾病

（1）斑块厚度＞4mm 为最高危因素；

（2）冠状动脉及脑动脉导管造影可导致主动脉斑块破溃；

（3）通常需经食道心脏超声（TEE）检查，不过也可选择无创的 CTA 检查。

3. 动脉夹层

（1）外伤性因素

① 机动车事故；

② 颈椎牵拉，特别是椎动脉创伤（如整脊治疗等）；

③ 动脉导管置入和造影；

（2）以下情况将增加风险

① 高血压和粥样硬化性疾病；

② 肌纤维发育不良；

③ 高同型半胱氨酸血症及亚甲基四氢叶酸还原酶变异。

4. 高凝状态下动脉血栓形成伴远端血管栓塞或原位动脉血栓形成致血管完全闭塞

5. 与镰状细胞病有关的大血管病变

6. 心胸手术

（1）体外循环时的微栓塞现象；

（2）手术中对主动脉的牵拉；

（3）术后房颤。

小动脉闭塞性疾病——腔隙性梗死

评估缺血性脑卒中时，腔隙综合征的概念对确定病因为小血管性的敏感性为 95％，特异性为 93％。腔隙综合征对于诊断腔隙性梗死的阳性预测率为 90％，阴性预测率为 97％。腔隙综合征的相关症状前面章节已有叙述，腔隙性梗死的病理生理机制如下：

1. 透明样小动脉硬化——与糖尿病合并高血压相关；

2. 微动脉粥样硬化性栓塞——来源于大中血管斑块；

3. 脂质透明样变——常由未经控制的高血压引起；

4. 纤维样坏死——见于慢性高血压和血管炎；

5. 粥样硬化性斑块侧支病变，斑块延伸入小分支的开口并将其堵塞；

6. 常染色体显性遗传病伴皮质下梗死和白质脑病（cerebral autosomal dominant arteriopathy with subcortical infarcts and leukoencephalopathy, CADASIL）：

（1）小动脉病变（颗粒状物质沉积）；

（2）染色体 19q123，*Notch3* 基因；

（3）根据家族史，梗死灶分布和反复发作，但无其他明显危险因素等，在临床高度怀疑此病时须作基因检查或皮肤活检可诊断。

7. 镰状细胞病中的血管闭塞危象。

血流低灌注和低氧血症

典型的分水岭梗死通常由全脑血流低灌注引起，是因两根大的脑动脉支配区域之间的脑组织缺乏灌注导致的分水岭缺血。大脑半球血流低灌注亦可导致分水岭梗死，特别是在同侧颈动脉狭窄的情况下。颅内动脉狭窄可导致反复发作的症状类似的 TIA，串联的狭窄病变更使局灶灌注异常的机会提高。低氧血症由全脑氧合减少造成，较少导致局灶性缺血损伤。

一些导致全身血流低灌注和低氧状态的病因如下：

（1）脓毒血症，全身炎症反应综合征；

（2）术中低血压；

（3）心肺骤停；

（4）心律失常；

（5）血容量减少；

（6）降血压药物；

（7）肺栓塞；

（8）肺炎；

（9）一氧化碳中毒。

血栓性脑卒中和高凝状态

在缺血性脑卒中的病因诊断时，若患者有不可解释的血栓事件史，需评估高凝状态。年轻患者（<50 岁）、隐源性脑卒中者、曾有血栓事件史者、妊娠晚期或反复流产者，以及有血栓形成家族史者易处于高凝状态。这些患者需进行全面的高凝状态检查，其结果将有助于治疗和二级预防。静脉血栓栓塞（venous thromboembolism，VTE）和缺血性脑卒中的关系在合并卵圆孔未闭和反常性栓塞的患者中尤为重要，先天畸形常增加静脉血栓形成的危险，特别是在合并获得性危险因素时。

高凝状态评估的时效性非常重要。在血栓形成的急性期，许多凝血因子被消耗会错误地导致急性期检查为低水平。因此，凝血因子的检测应在血栓形成发生后的 1～2 周进行。华法林可抑制维生素 K 依赖性凝血蛋白的合成，也会影响凝血因子水平检查的准确性。肝素可降低抗凝血酶Ⅲ水平并影响部分凝血酶原活化时间（active particial thrombozyme time，aPTT）。因 aPTT 是抗磷脂（antiphospholipid，APL）抗体的筛查试验，肝素化会使病因的发现变得困难。凝血因子和 APL 抗体的检查需在首次抗凝治疗前进行，如果在实验室检查前已开始抗凝治疗，凝血因子的检查需延迟到中断治疗后的 1～2 周。凝血时间（prothrombin time，PT）和 aPTT 结果的分析将有助于单因子或多因子缺陷和肝病、遗传性缺陷的鉴别。抗凝治疗不影响遗传变异的特异性检查。

1. 血栓形成的后天获得性风险与以下因素有关

（1）年龄；

（2）肥胖；

（3）近期手术或创伤；

（4）少动；

（5）所带装置对行动的限制（医院和家庭护理）；

（6）恶性肿瘤；

（7）避孕药和雌激素替代；

（8）妊娠和/或产后；

（9）血小板增多症；

（10）脂蛋白 A 增多。

2. 遗传性基因异常

（1）抗凝血酶Ⅲ（antithrombin Ⅲ，ATⅢ）：在急性血栓形成时被消耗，也可在手术后和 DIC 或肝病中消耗；肝素可致其减少；

（2）蛋白 C（protein C，PC）缺乏：在急性血栓形成时被消耗，也可在手术后和 DIC 或肝病中消耗；华法林可致其减少；

（3）蛋白 S（protein S，PS）缺乏：在急性血栓形成时被消耗，也可在手术后和 DIC 或肝病中消耗；华法林可致其减少；

（4）雷登Ⅴ因子突变（Factor V Leiden，FVL 突变）和活化的 PC 抵抗；

（5）凝血酶原 G20210A；

（6）亚甲基四氢叶酸还原酶变异（methylene tetrahydrofolate reductase，MTHFR）和高同型半胱氨酸血症。

3. 自身免疫

（1）血管炎：

① 小血管（显微多血管炎，白细胞破碎性血管炎，过敏性紫癜，冷球蛋白血症）；

② 中血管（ANCA 相关，PAN，Churg-Strauss 综合征）；

③ 大血管（巨细胞动脉炎，Takayasu 动脉炎）。

（2）抗磷脂抗体综合征；

（3）狼疮抗凝物（lupus anticoagulant，LA）和抗心磷脂抗体（anticardiolip-in antibodies，ACAs）；

（4）低补体血症；

（5）干燥综合征；

（6）血栓性血小板减少性紫癜或特发性血小板减少性紫癜；

（7）其他抗体：

① 抗 β_2 糖蛋白 1（易化 APL、独立危险因子）；

② 抗磷脂酰乙醇胺（过敏性紫癜）；

③ 抗磷脂酰丝氨酸。

何时作相应的检查以明确缺血性脑卒中的病因

每个患者都需要评估确定其脑卒中的病因。为该评估建立一个标准化的指南比较困难，但我们可以在理解缺血性脑卒中机制的基础上，建立一套实用的方法以确定诊断性检查。简单说，每个患者需要全面的病史和体格检查、心血管功能监测、神经解剖学和神经血管影像学检查、实验室检查和其他影像学检查来完善整个检查系统(见图 2.4.1)。

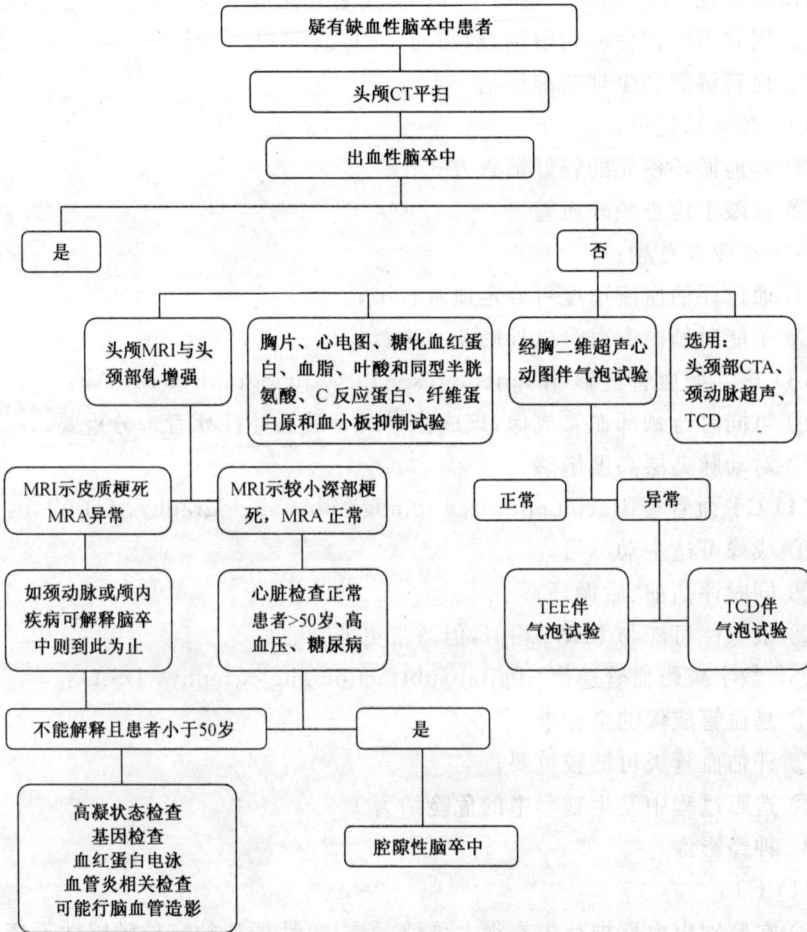

```
                    ┌─────────────────────┐
                    │  疑有缺血性脑卒中患者  │
                    └─────────────────────┘
                    ┌─────────────────────┐
                    │     头颅CT平扫        │
                    └─────────────────────┘
                    ┌─────────────────────┐
                    │     出血性脑卒中       │
                    └─────────────────────┘
              ┌──────┐                    ┌──────┐
              │  是  │                    │  否  │
              └──────┘                    └──────┘
```

头颅MRI与头颈部钆增强

胸片、心电图、糖化血红蛋白、血脂、叶酸和同型半胱氨酸、C反应蛋白、纤维蛋白原和血小板抑制试验

经胸二维超声心动图伴气泡试验

选用：头颈部CTA、颈动脉超声、TCD

MRI示皮质梗死MRA异常

MRI示较小深部梗死，MRA正常

正常　　　异常

如颈动脉或颅内疾病可解释脑卒中则到此为止

心脏检查正常患者>50岁、高血压、糖尿病

TEE伴气泡试验

TCD伴气泡试验

不能解释且患者小于50岁　　　　　　是

高凝状态检查
基因检查
血红蛋白电泳
血管炎相关检查
可能行脑血管造影

腔隙性脑卒中

图 2.4.1　缺血性卒中的诊断流程。

1. 心脏评估

(1) 12 导联心电图和心电监护有助于鉴别心肌梗死和房颤；

(2) 心脏超声伴气泡试验,确定射血分数、室壁运动和结构异常以及卵圆孔未闭等。

① 经胸超声心动图(transthoracic echocardiogram, TTE)：

(a) 非侵袭性筛查；

(b) 评估心房解剖时,技术上亚于 TEE。

② 经食道超声心动图(TEE)：

(a) 年轻患者最好首选,因为 PFO 相关的脑卒中发病率相对高；

(b) 可行主动脉成像；

（c）评估心房解剖的"金标准"。

（3）经颅多普勒：

① 对发现 PFO 的敏感性高于 TEE（气泡试验）；

② 因其不能评估心房解剖，故需与 TEE 或 TTE 合用。

2．血管解剖和生理功能评估

（1）颈动脉超声：

① 是前循环梗死的较好筛查方式；

② 仅限于检查颅外血管。

（2）经颅多普勒：

① 通过评估血流速度可确定血管狭窄；

② 不能对颅内大血管以外的狭窄进行定位。

（3）磁共振血管造影（magnetic resonance angiography，MRA）：

① 可同时行颈部血管成像，该成像对疑有后循环梗死者十分重要；

② 对动脉夹层高度敏感。

（4）CT 血管造影（computerized tomographic angiography，CTA）：

① 成像可达主动脉弓；

② 同时评估前、后循环；

③ 敏感性可能与 MRA 相似，但通常更普及。

（5）数字减影血管造影（digital subtraction angiography，DSA）：

① 是血管成像的金标准；

② 评估血管炎可能较重要；

③ 造影过程中发生脑卒中的危险约为 1%。

3．神经影像

（1）CT：

① 在鉴别出血性梗死中有很大价值，但对急性梗死的定位敏感性不高；

② 急性梗死的征象：

（a）灰白质界限消失；

（b）岛带消失；

（c）局部脑沟消失；

（d）"高密度大脑中动脉"征。

③ 亚急性至慢性梗死：

血管分布区低密度灶或腔隙样病灶。

（2）MRI：

① 弥散加权像有助于急性梗死的定位；

② 评估脑血管病的负荷程度（如小血管病的表现等），MRI 优于 CT，且病灶显像更好。

（3）MRI 灌注加权像：

① 怀疑有低灌注综合征时适用；

② 在 MRI 上未见弥散异常时有用。

4. 实验室评估

（1）初步筛查：

① 全血细胞计数；

② 电解质和肝功能；

③ 凝血功能（PT/INT,PPT 或 APTT）；

④ 心肌酶谱（CK,CK-MB,肌钙蛋白Ⅰ）；

⑤ 空腹血脂（总胆固醇,HDL,LDL,甘油三酯）；

⑥ 高敏 C 反应蛋白；

⑦ 血沉；

⑧ 同型半胱氨酸；

⑨ 血红蛋白 A1C,糖化血红蛋白；

⑩ 血小板抑制试验（PFA-100,PGY212）。

（2）特异性检查：

① 高凝状态：

（a）检查的时间对于诊断的准确性十分必要（具体前文已讨论）；

（b）初筛项目：PC,PS,ATⅢ,APCR,凝血酶原基因变异,MTHFR,抗磷脂抗体（LA,ACA,β_2 糖蛋白）,ANA。

② 常染色体显性遗传病合并皮质下梗死和白质脑病（CADASIL）检查（见前文腔隙性梗死部分）。

5. 全身系统性评估

（1）胸部平片：

① 肺部疾病可导致心律失常；

② 评估主动脉迂曲度和钙化,提示血管病变可能。

（2）吞咽功能检查。

参考文献

American Academy of Neurology Practice Guidelines. 2005-6 edition.

Avierinos JF, Brown RD, Foley DA, Nkoma V, et al. Celebral ischemic events after diagnosis of mitral valve prolapse: a community-based study of incidence and predictive factors. Storke 2003;34(6):1339 -44.

Eber B. Anticardiolipin antibody and stroke: Possible relation of valvular heart disease and embolic events. Cardiology 1992;80(2):156-8.

Bauer K. Hypercoagulable states. Hematology 2005 Sep-Oct;10:S1-39.

Boiten J, Lodder J. Lacunar infarcts. Pathogenesis and validity of the clinical syndromes.

Stroke 1991;22 (11)：1374-8.

Gorelick PB，Alter M. The prevention of stroke. New York：Parthenon Publishing，2002.

Klein LW. Clinical implications and mechanisms of plaque rupture in the acute coronary syndromes. Am Heart Hosp J 2005 Fall;3(4)：249-55.

Lee SJ，Kavanaugh A. Autoimmunity，vasculitis，and autoantibodies. J Allergy Clin Immunol 2006 Feb;117(2)：S445-50.

Levine SR. Hypercoagulable states and stroke：A selective review. CNS Spectr 2005 Jul；10(7)：567-78.

Lichtman JH，Krumholz HM，Wang Y，Radford MJ，Brass LM. Risk and predictors of stroke after myocardial infarction among the elderly：Results from the cooperative cardiovascular project. Circulation 2002;105：1082-7.

Loh E，Loh E.，Sutton M. Wun CC et al. Ventricular dysfunction and the risk of stroke after myocardial infarction. NEJM 1997 Jan;336：251-7.

Mandal K，Mandal K，Jahangiri M，Xu Q. Autoimmune mechanisms of atherosclerosis. Handb Exp Pharmacol 2005;170：723-43.

McKenzie SB，Clare CN，Smith LA，Lee Sang JE. Laboratory test utilization in the diagnosis of hypercoagulability. Clin Lab Sci 2000;13(4)：215-21.

Mohr JP，Albers GW，Amarenco P，et al. American Heart Association Prevention Conference IV. Prevention and Rehabilitation of Stroke. Etiology of stroke. Stroke 1997；28：1501-6.

Ross，R. The pathogenesis of atherosclerosis. Mech Ageing Dev 1979Mar;9（5-6）：435-40.

van Laar PJ，van der Grond，J，Mali，WP，Hendrikse，J. Magnetic resonance evaluation of the cerebral circulation in obstructive arterial disease. Cerebrovasc Dis 2006；21：297-306.

Wang TJ，Massaro JM，Levy DL，et al. A risk score for individuals with new-onset atrial fibrillation in the community，the Framingham study. JAMA 2003;290：1049-56.

Witt BJ，Ballman KV，Brown RD Jr，Meverden RA，Jacobsen SJ，Roger VL. The incidence of stroke after myocardial infarction：A meta-analysis. Am J Med 2006 Apr;119 (4)：354.e1-9.

第五节　出血性脑卒中

Angelos Katramados and Panayiotis Varelas

出血性脑卒中发病通常具有灾难性,但其实它只是一种未被察觉的长期病程的表现而已,许多情况可导致所谓"自发性"出血。颅内出血的最常见病因如表2.5.1所列。

1. 原发性出血常认为与高血压或淀粉样血管病有关。

2. 慢性高血压常导致深部或皮质下出血,通常位于基底节、丘脑、桥脑、小脑等,这些常由长期的小血管疾病引起。

3. 许多表浅或脑叶出血则与老年人脑淀粉样血管病有关。

表 2.5.1　颅内出血的病因

创伤性(脑挫伤)
自发性(非创伤性)
高血压
淀粉样血管病
血管畸形
动静脉畸形
海绵状血管瘤
静脉血管瘤
颅内动脉瘤
动脉血栓形成(出血转化)
静脉血栓形成(硬脑膜窦或深静脉系统)
凝血病
系统性(血小板减少症、DIC、红细胞增多症、血友病、von Willenbrand 病、镰状细胞性贫血、凝血因子缺乏)
药物相关性(溶栓治疗、肝素、华法林、抗血小板药)
肿瘤
实体瘤(原发性或转移性)
白血病
血管炎
药物滥用(可卡因、安非他明、去甲麻黄碱、苯环利定、单胺氧化酶抑制剂)
其他(热休克、脂肪栓塞、偏头痛迁延)

然而仅依赖于危险因素或血肿的部位来确定病因是不可取的。现代影像学检查技术的出现,发现了许多本无法得以诊断的结构损伤。全面检查以确定病因,可确保最佳治疗和二级预防的开展。对所有病例,我们在做出可靠的诊断前均需充分考虑临床和影像学检查结果。

病史和临床检查

颅内出血常表现为突发的意识下降、恶心、呕吐和剧烈头痛,即使在颅内压未明显升高时也可出现。所有上述表现,在出血性脑卒中的出现要高于缺血性脑卒中。

➡ 病史对于确立出血的病因有重要的价值。表 2.5.2 列出了可获取的最重要诊断依据。近期外伤直接可见,或发现患者倒地时需怀疑,然而我们不可因此马上认定外伤就是导致出血的直接病因,许多情况下,可能是由于出血后意识丧失或癫痫发作而引起外伤的。

表 2.5.2 病史

外伤
近期使用抗凝药、溶栓药、抗血小板药
OTC 药物、娱乐毒品
饮酒
恶性肿瘤、血液病
近期妊娠
曾有缺血性脑卒中或脑出血或家族中类似病史
已知的血管畸形或家族中类似病史
已知的凝血病

➥ 其他伴发病变如恶性肿瘤、凝血异常、已知的血管病变有助于及时诊断。

重要的危险因素如年龄、慢性高血压、饮酒都可从患者或其周围人中得到明确。近期抗凝或溶栓史可提示特殊的诊断,即使在这期间相关实验室检查已正常。近期妊娠、高凝状态或脱水加速脑静脉血栓形成或出血性静脉性梗死的发展。

临床检查(如表 2.5.3)可发现凝血疾病或肝病的迹象。近期外伤,特别是头部外伤可能难以被发现。皮肤上的痕迹或近期静脉药物注射等均提示血管炎和心内膜炎的可能。

➥ 在近期颅内出血患者中,急性高血压很常见,但并非长期高血压的证据。

表 2.5.3 临床检查

近期外伤的体征
出血倾向
肝肾疾病
近期静脉注射的皮肤痕迹
临床可见的肿块

实验室检查

初步诊断性试验如表 2.5.4 所列。全血细胞计数和凝血谱检查有助于血液病或凝血病的诊断。华法林和普通肝素分别影响凝血时间和凝血酶原时间。生化检查有助于发现肝肾衰竭。尿液药物筛查可快速提供近期可卡因、安非他明或与颅内出血有关的其他药物的使用证据。

表 2.5.4 实验室检查

常规检查:
全血细胞计数
血生化
凝血谱
肝功能
药物筛查

根据患者具体情况：
    血培养
    凝血因子水平
    抗核抗体
    血沉
    血红蛋白电泳
    HIV ELISA

根据相应临床表现选择进一步检查。血沉升高或抗核抗体阳性，伴相应临床表现，支持血管炎或自身免疫性疾病的可能。如有必要也可选血红蛋白电泳、凝血因子或肿瘤标志物等检查。如有心内膜炎病史或怀疑此病，需做血培养。

CT

任何临床上诊断为急性脑卒中的患者，通常需做 CT 平扫。虽然可根据临床表现来判断是否发生出血，但鉴别缺血和出血最好的根据是影像学标准。有助于诊断的 CT 表现如表 2.5.5 所列。急性出血通常表现为病灶处脑实质的密度增高。唯一可能的例外是在重度贫血的患者脑出血时，液体密度较低甚至与附近脑组织等密度。

可出现多发出血、蛛网膜下腔出血、脑室出血或颅内脑实质外出血。对于有颅内钙化、异常的血管结构，或者外侧裂周围出血，这些都提示为继发性的脑出血。脑水肿与出血不成比例提示出血性梗死或恶性肿瘤，需要进一步检查。

如果患者病情不稳定或有其他 MRI 检查的禁忌证，则需加做增强 CT，它可检出血脑屏障受损区域，提示肿瘤或炎症；也可检出动静脉畸形或血管肿瘤，但敏感性不如 MRI。然而，大多数原发性出血在亚急性期的增强 CT 上表现为病周强化，这为进一步诊断造成了困难。

表 2.5.5 CT 检查可见的有用诊断线索

脑实质出血（深部或脑叶）
    并发的脑室内、蛛网膜下腔出血
    硬膜外或硬膜下血肿
    动脉供血区梗死
    硬膜窦血栓形成征象
    出血区周围水肿
    提示血管病变的钙化
    外侧裂周围出血
    条索征（栓塞静脉）
    空三角征（栓塞的矢状窦周边增强）

MRI

虽然具高敏感性的 MRI 技术不断出现,CT 仍是超急性期卒中的首选检查。

MRI 对诊断引起出血的血管损伤(表 2.5.6)很有用。小的颅内动脉瘤或动静脉畸形易被检出,占位病灶也较易发现,病灶周围水肿或强化与急性病变的血脑屏障损伤有关。亚急性期需行其他序列成像来鉴别肿瘤内出血和原发性出血。

表 2.5.6   MRI 诊断的病变

小的血管病变(小动脉瘤、血管瘤、动静脉畸形) 肿瘤 缺血损伤(动脉性、静脉性) 既往的出血灶

MRI 易显示急性缺血相关的出血(出血性转化)。这种情况,出血是一种继发现象,它与初始的缺血相比有明显的时间滞后。缺血发生在动脉供血区,提示动脉性梗死,常由栓塞引起。

静脉血栓可出现在硬膜窦或脑部深静脉系统,MRI 表现类似深部出血。也可发现多发陈旧性出血,特别是微出血,提示长期高血压或淀粉样血管病引起的小血管病变。根据该类病灶的解剖分布,可做出非侵入性检查和诊断,并可提示疾病复发的可能,以及指导后续的抗凝治疗。但是,对于有多发性海绵状血管瘤或外伤史的患者,难以作出上述诊断。

出现与硬膜窦相关的双侧出血性病变、脑回样出血性转化或梗死区不符合动脉支配区时,需怀疑静脉性缺血。MRI 可发现窦内流空效应消失,而梯度回波和 T2 加权序列可发现确切的血栓。

CTA 和 MRA

非侵入性检查技术一直用以颅内血管显像,若先前的表现提示为动脉瘤、动静脉畸形或其他血管损伤的可能,则可采用 CTA 或 MRA 检查。

1. CTA 检查需使用具潜在肾毒性的造影剂,但一般来说它比 DSA 安全。有经验的检查者能利用其来确诊动脉瘤,其敏感性可与 DSA 相当。有报道对动静脉畸形效果不佳。

2. 在怀疑有潜在病变时,MRA 有助于显示血管解剖结构。

脑血管造影

目前,动脉内 DSA 主要用于诊断肉眼可见的血管病变。显然,这是一种侵入性的检查手段,需仔细衡量其诊断价值与检查过程中的风险,特别是对于危重患者。

1. 可检查颅内和颅外动脉瘤。动脉瘤的各项性状包括大小、形状、瘤颈、瘤周穿动脉、血流动力学均可详细获得。

2. 如存在蛛网膜下腔出血，可发现血管痉挛。

3. DSA 也是判断血管畸形的最优检查手段之一。DSA 易区分动脉、毛细血管和静脉相血流，供血动脉、畸形血管团、畸形血管内动脉瘤、引流静脉均可显像。

4. DSA 仍是评估血管炎的金标准。

5. 淀粉样血管病在血管造影中通常没有特征性的表现。但脑叶出血常有较多病因，故仍需血管造影。

6. 血管炎在淀粉样血管病的患者中亦可见，其影像学表现可为多发的狭窄和扩张交替。

组织病理学

通常单纯血管受累者（缺血、动脉瘤破裂）仅凭影像学表现即可诊断。但如怀疑有脑实质受累，只有病理学检查可提供明确诊断，常见如恶性肿瘤、中枢神经系统血管炎、脑炎或淀粉样血管病。同样，组织学诊断的价值取决于能否治疗，并应衡量活检相关的风险。

脑脊液分析

脑脊液分析在急性期很少做，因为出血引起的炎症反应较常见。如果其他检查不能明确病因，尤其是怀疑有血管炎或其他中枢神经系统炎症时，可在急性期以后行脑脊液分析，但也极少应用。超早期（<10h）脑脊液检查发现黄变提示有先期的出血，通常是由脑动脉瘤破裂引起的陈旧性出血。

常规检查流程

图 2.5.1 总结了颅内出血的推荐诊断流程。在初步的病史搜集和临床检查之后，每个临床上疑有急性脑卒中的患者均需行急诊头颅 CT 平扫检查。

1. 如果颅内出血经头颅 CT 明确，患者病情又比较稳定且无相关禁忌证，则可行 MRI 加增强检查。如不能做 MRI 检查，则做增强 CT 可发现许多责任病灶或并存的其他结构损害。

2. 以下情况需评估是否有潜在血管病变的可能。比如一个年轻的血压正常患者，其表现不符合典型的高血压性脑出血的特征，如颅内脑实质外出血、颞叶或外侧裂原发性出血、蛛网膜下腔出血、脑室内出血，以及有可卡因用药史等。

3. 临床判断也很必要，因为许多深部出血可由潜在病因所致，而不是我们通常认为的由高血压引起。

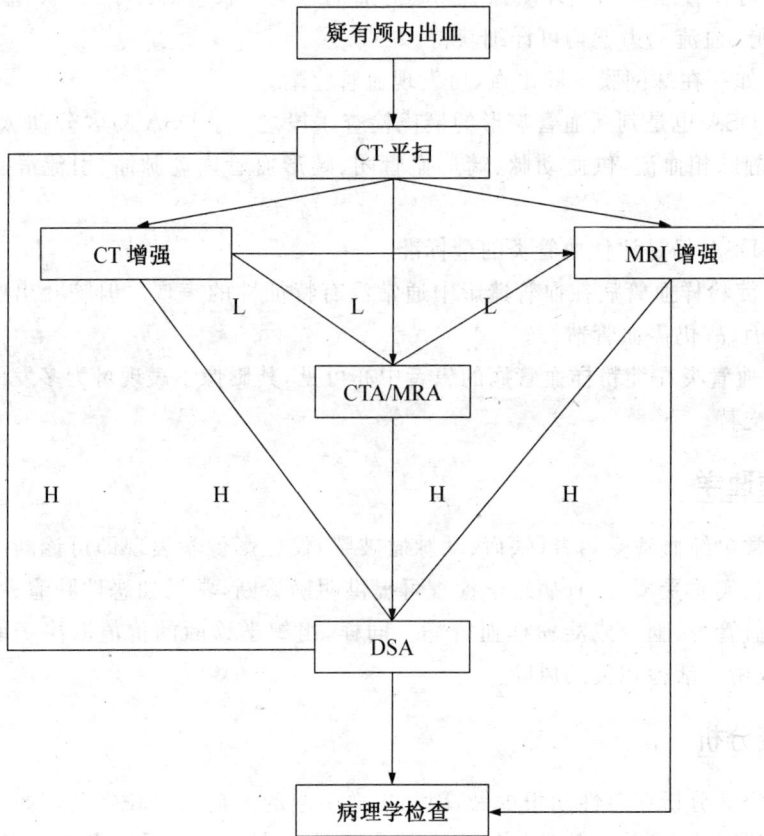

图 2.5.1 流程图。
L：低度怀疑血管病变；H：高度怀疑血管病变（见文内标准）

4．如果极有可能存在肉眼可见的血管损伤（动静脉畸形、动脉瘤、血管炎、烟雾病），下一步检查应是 DSA，其诊断将决定后续处理。

（1）即便患者不能手术，也可行 DSA，因为检查中可直接行栓塞治疗或支架植入。

（2）虽然出现了非创伤性血管造影技术，传统的 DSA 仍是最优的诊断方式。由经治医生根据患者的情况和客观条件决定检查时间。

5．CT 和磁共振血管造影现已作为评估颅内血管结构的非创伤性筛查手段。当可疑为血管损伤或当时环境不适合马上行 DSA 检查时，可行上述检查。如有阳性发现则需经 DSA 确诊。各治疗机构需根据患者数量和自己的临床经验完善自己的诊断流程。

6．显然，如果患者病情迅速恶化，需要减压，则应先行相应手术后再继续诊断性检查。

7．如影像学结果假阴性，可能原因是扩大的血肿压迫而掩盖了动静脉畸形,或是血脑屏障受损而不易发现肿瘤。即便检查结果阴性仍怀疑潜在的病因,2～3个月后待水肿消退和血脑屏障修复后,须随访影像学检查。

8. 如果占位很明显,活检和病理学检查是很必要的。所清除的血肿标本中含的组织碎片可提供额外信息。

(1)若首先考虑脑淀粉样血管病,不鼓励行诊断性活检,因并发出血的危险性很高,且对治疗没有明显帮助。

(2)其他手术治疗,如血肿清除或减压手术相对安全,有必要时可进行。

结　论

随着影像技术的不断完善,许多以往被归因为高血压或淀粉样血管病的颅内出血,现在发现是由多种病理生理过程所致。治疗方法也同时明显增多,多数损伤可由介入或手术方式处理。为准确判断相关情况并指导治疗和二级预防,临床诊断仍是十分必要的。随着更多诊断措施的应用,非创伤性影像技术有望更多地被采用,以避免传统血管造影伴发的虽低但不可忽视的危险。

参考文献

Broderick JP, Adams HP, Jr, Barsan W, et al. Guidelines for the management of spontaneous intracerebral hemorrhage: A statement for healthcare professionals from a special writing group of the Stroke Council, American Heart Association. Stroke 1999 Apr; 30(4): 905-15.

Fewel ME, Thompson BG, Jr, Hoff JT. Spontaneous intracerebral hemorrhage: A review. Neurosurg Focus 2003 Oct;15(4): E1.

Halpin SF, Britton JA, Byrne JV, Clifton A, Hart G, Moore A. Prospective evaluation of cerebral angiography and computed tomography in cerebral haematoma. J Neurol Neurosurg Psychiatry 1994 Oct;57(10): 1180-6.

Hino A, Fujimoto M, Yamaki T, Iwamoto Y, Katsumori T. Value of repeat angiography in patients with spontaneous subcortical hemorrhage. Stroke 1998 Dec; 29 (12): 2517-21.

Imaizumi T, Horita Y, Hashimoto Y, Niwa J. Dotlike hemosiderin spots on T2*-weighted magnetic resonance imaging as a predictor of stroke recurrence: A prospective study. J Neurosurg 2004 Dec;101(6): 915-20.

Izumihara A, Ishihara T, Iwamoto N, Yamashita K, Ito H. Postoperative outcome of 37 patients with lobar intracerebral hemorrhage related to cerebral amyloid angiopathy. Stroke 1999 Jan;30(1): 29-33.

Jayaraman MV, Mayo-Smith WW, Tung GA, et al. Detection of intracranial aneurysms: Multi-detector row CT angiography compared with DSA. Radiology 2004 Feb; 230(2): 510-18.

Kidwell CS, Chalela JA, Saver JL, et al. Comparison of MRI and CT for detection of acute intracerebral hemorrhage. JAMA 2004 Oct;292(15): 1823-30.

Matsumoto M, Kodama N, Sakuma J, et al. 3D-CT arteriography and 3D-CT venography: The separate demonstration of arterial-phase and venous-phase on 3D-CT angiography in a single procedure. AJNR Am J Neuroradiol 2005 Mar;26 (3): 635-41.

Osborn AG. Diagnostic cerebral angiography. Philadelphia, PA: Lippincott Williams & Wilkins, 1998.

Sanelli PC, Mifsud MJ, Stieg PE. Role of CT angiography in guiding management decisions of newly diagnosed and residual arteriovenous malformations. Am J Roentgenol 2004 Oct;183(4): 1123-6.

Shah MV, Biller J. Medical and surgical management of intracerebral hemorrhage. Semin Neurol 1998;18(4): 513-19.

Tung GA, Julius BD, Rogg JM. MRI of intracerebral hematoma: Value of vasogenic edema ratio for predicting the cause. Neuroradiology 2003 Jun;45(6): 357-62.

Wasay M, Azeemuddin M. Neuroimaging of cerebral venous thrombosis. J Neuroimaging 2005 Apr;15(2): 118-28.

Weir CJ, Murray GD, Adams FG, Muir KW, Grosset DG, Lees KR. Poor accuracy of stroke scoring systems for differential clinical diagnosis of intracranial haemorrhage and infarction. Lancet 1994 Oct 8;344(8928): 999-1002.

Wong AA, Henderson RD, O' Sullivan JD, Read SJ, Rajah T. Ring enhancement after hemorrhagic stroke. Arch Neurol 2004 Nov;61(11): 1790.

Zhu XL, Chan MS, Poon WS. Spontaneous intracranial hemorrhage: Which patients need diagnostic cerebral angiography? A prospective study of 206 cases and review of the literature. Stroke 1997 Jul;28(7): 1406-9.

Zwimpfer TJ, Brown J, Sullivan I, Moulton RJ. Head injuries due to falls caused by seizures: A group at high risk for traumatic intracranial hematomas. J Neurosurg 1997 Mar;86(3): 433-7.

第六节　脑卒中的其他病因

Andrew W. Tarulli

　　虽然大部分脑梗死与动脉粥样硬化性疾病、高血压和栓子相关,但也不可忽视一些不常见的病因,特别对于年轻患者。需仔细鉴别其他貌似脑卒中的神经系统和非神经系统疾病。表2.6.1和表2.6.2分别根据病理机制和受累器官列出了脑卒中的非常见病因。

表 2.6.1　不常见的脑卒中病因

血管炎
中枢神经系统原发性血管炎
颞动脉炎

白塞病

结节性多动脉炎

Churg-Strauss 综合征

Takayasu 动脉炎

结缔组织病

系统性红斑狼疮

马方综合征

Ehlers-Danlos 综合征

肌纤维发育不良

血管病变

烟雾病

Susac 综合征

遗传性内皮病、视网膜病、肾病和卒中(hereditary endotheliopathy with retinopathy, nephropathy, and stroke；HERNS)

遗传性出血性毛细血管扩张症

动脉夹层

Sneddon 综合征

代谢性疾病

伴皮质下梗死和脑白质病的常染色体显性遗传性脑动脉病(CADASIL)

Fabry 综合征

线粒体脑肌病、乳酸中毒及卒中样发作(mitochondrial encephalomyopathy, lactic acidosis，MELAS)

血液病和肿瘤

高粘综合征

癌症相关脑卒中

妊娠相关性脑卒中

产后脑血管病

围产期心肌病

转移性绒毛膜癌

羊水栓塞

垂体卒中

药物滥用

海洛因

可卡因

安非他明

苯环利定(phencyclidine，PCP)

吸毒生活方式所致的并发症

感染

细菌

李斯特菌

梅毒

结核

巴尔通体

续　表

病毒
带状疱疹病毒
巨细胞病毒
HIV 病毒
单纯疱疹病毒
真菌
曲霉菌
念珠菌
毛霉菌
隐球菌
组织胞浆菌
寄生虫
囊虫病
偏头痛性梗死

血管炎

中枢神经系统原发性血管炎

该坏死性动脉炎累及所有脑血管,尤其是中小的血管,以肉芽肿性巨细胞和上皮样细胞浸润为特征。神经系统表现包括缺血性脑卒中、脑出血(多为脑叶)、头痛、运动障碍和脱髓鞘疾病。

1. 除缺血性脑卒中表现外,通常有中枢神经系统病变的其他证据。

2. 脑活检是诊断的金标准。血管造影的特异性和敏感性均较低。

糖皮质激素〔强的松 1mg(kg·d)〕和环磷酰胺〔1～2mg(kg·d)〕的联合使用效果优于单独使用糖皮质激素。

颞动脉炎

此类系统性动脉炎主要累及大中血管。其表现包括头痛、失明、咀嚼停顿、头皮触痛、多汗、体重减轻、厌食、虚弱等。风湿性多肌痛常伴发颞动脉炎。

➡ 失明是神经系统急诊,由前部缺血性视神经病变所致。

由颞动脉炎引起的脑卒中常累及后循环。C 反应蛋白的升高较之血沉有更敏感的诊断价值。

➡ C 反应蛋白 >2.45mg/dL 且血沉 >47mm/h 对颞动脉炎的诊断特异性可达 97%,不过极少数颞动脉炎患者血沉可低于 20mm/h。

颞浅动脉活检有助于确诊。由于病灶分布不连续,取样长度需几厘米以上,以保证检查的最大敏感性。

➡ 如已高度怀疑有颞动脉炎,需立即给予强的松 60mg,特别是对前部视神经病变患者。

给予强的松 60～80mg/d,维持 4～6 周,此后逐渐减量,至患者症状消失且血沉正常。治疗需持续 1 年以上。

表 2.6.2　脑卒中病因(伴随有中枢神经系统外受累)

心脏/大血管： 　Takayasu 血管炎 　系统性红斑狼疮 　马方综合征
肺/气道： 　Churg-Strauss 综合征 　系统性红斑狼疮 　遗传性出血性毛细血管扩张症(Osler-Weber-Rendu 病)
肾脏： 　系统性红斑狼疮 　肌纤维发育不良 　遗传性内皮病、视网膜病、肾病和卒中(HERNS)
关节： 　马方综合征 　Ehlers－Danlos 综合征
眼： 　颞动脉炎 　白塞病 　马方综合征 　Susac 综合征 　遗传性内皮病、视网膜病、肾病和卒中(HERNS)
听觉/前庭系统： 　Susac 综合征
皮肤： 　结节性多动脉炎 　系统性红斑狼疮 　马方综合征 　遗传性出血性毛细血管扩张症(Osler-Weber-Rendu 病) 　Fabry 综合征 　Sneddon 综合征

白塞病

白塞病具有临床三联征：反复出现的口腔和生殖器溃疡、血管炎、眼葡萄膜炎。最常见的神经系统表现是脑膜脑炎,不过亦可见脑卒中。

➡ 静脉窦血栓形成是导致脑卒中的最常见病因。其他原因包括动脉瘤、动静脉畸形、动脉夹层、大动脉闭塞、颅内或脊髓出血。

免疫抑制剂可预防脑卒中复发,抗凝也可能有效。

其他血管炎

结节性多动脉炎(polyarteritis nodosa,PAN)是一种累及周围神经、肌肉、关节、皮肤、肾脏和胃肠道的坏死性血管炎。脑卒中较少发生且通常为腔隙性梗死。PAN 相关性脑卒中的最佳预防措施仍不明确。糖皮质激素的使用可能会增加脑卒中的发生率,而抗血小板药可能预防复发。

Churg-Strauss 综合征是一种会引起哮喘、嗜酸性粒细胞增多和多系统血管受累的坏死性血管炎。此病和 PAN 一样,通常可引起腔隙性脑梗死。

Takayasu 动脉炎是一种累及主动脉弓和大血管近端的原因不明的动脉炎,主要见于年轻女性。脑卒中通常与高血压或颈动脉、头臂动脉闭塞有关。预防脑卒中的措施包括控制血压和应用抗血小板药。

结缔组织病

系统性红斑狼疮(SLE)
此病通过多种机制引起脑卒中,包括
➡ 高凝状态
➡ 心源性栓塞(由于 Libman-Sacks 心内膜炎)
➡ 动脉粥样硬化
➡ 血管炎
➡ 血栓相关性细胞因子形成
➡ 颅内出血

若病史和体格检查发现 SLE 的其他证据,须行 SLE 的实验室检查(ANA、抗 dsDNA 抗体、抗 Sm 抗体)进一步评估。华法林有助于预防栓子的再发。激素在脑卒中预防中的作用不明确,非常规推荐。

马方综合征
此病为常染色体显性遗传性疾病,由原纤维蛋白基因突变引起。临床表现包括漏斗胸、关节伸展过度、晶状体异位和升主动脉扩张或夹层等。脑卒中机制包括动脉夹层、瓣膜功能障碍和动脉瘤破裂。β 受体阻滞剂和瓣膜重塑可减少发生脑卒中的风险。

Ehlers-Danlos 综合征
该结缔组织病以皮肤脆性或弹性过度增高、关节过度伸展和血管损伤为特征。脑卒中机制包括动脉瘤破裂、颈动脉海绵窦瘘和动脉夹层。其治疗取决于致脑卒中的具体机制。

肌纤维发育不良(fibromuscular dysplasia, FMD)
该结缔组织病主要见于中年女性。
➡ 通常累及颈内动脉和肾动脉,但全身动脉均可受累。

脑卒中机制包括动脉夹层、动脉瘤破裂和血流淤滞伴血栓形成及血管远端栓塞。
➡ 血管造影可见颈内动脉(ICA)呈腊肠样串珠状。CTA 和 MRA(图 2.6.1)上也可见类似改变。

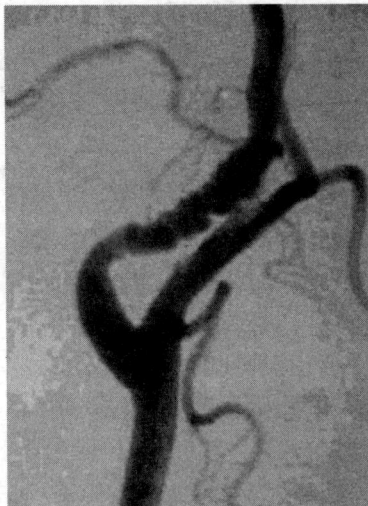

图 2.6.1   肌纤维发育不良血管造影示串珠状。

FMD 相关性脑卒中的最佳预防措施仍未明确。目前可选择的处理包括抗血小板、抗凝、血栓动脉内膜剥除术以及血管内介入治疗。

血管病变

烟雾病(Moyamoya 综合征)

此综合征的得名来自于日语,意为"像一阵弥漫在空气中的烟雾那样朦胧的东西"。

➡ 颈内动脉在其颅内分支处(T 点)进行性闭塞,形成丰富的侧支血管网,血管造影表现如烟雾状(图 2.6.2)。

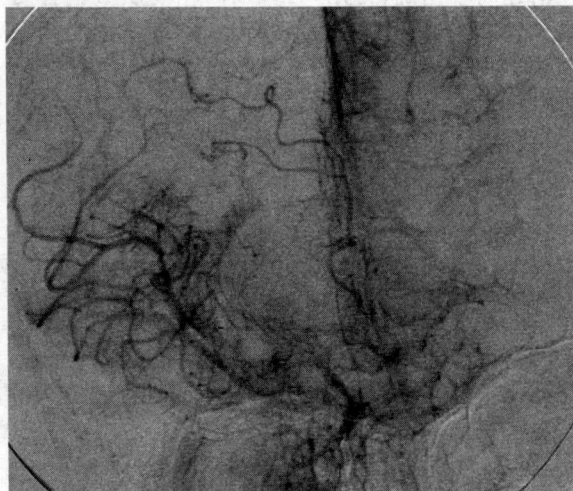

图 2.6.2   血管造影显示烟雾病的改变。

其病因包括镰状细胞病、神经纤维瘤病、Takayasu 动脉炎、唐氏综合征、动脉粥样硬化和 FMD。本病呈两个年龄段分布,多见于女性。

➠ 15 岁以下儿童常表现为短暂性轻偏瘫发作,体力活动或过度通气可诱发;而成人则多为皮质下出血。

血管重建手术可改善侧支血流,减少烟雾化的血管,并降低日后发生脑卒中的风险。

Susac 综合征

本病的临床三联征包括:

➠ 急性和亚急性多发性、弥漫性脑病

➠ 听力障碍

➠ 视力障碍

主要影响成年女性。其病因不明,目前认为是脑、视网膜和耳蜗小动脉的微血管病变。治疗包括糖皮质激素、环磷酰胺、硫唑嘌呤、抗血小板、钙通道阻滞剂、免疫球蛋白和血浆置换术等,但通常疗效不佳。

遗传性内皮病、视网膜病、肾病和脑卒中(HERNS)

该血管病为常染色体显性遗传,患者多在 30~40 岁时出现进行性失明,继而在 5~10 年后出现局灶性神经功能缺损。

➠ 多数患者出现脑卒中样发作,可能因此而就诊。

脑卒中可在数天内进展,而后达到高峰。疾病后期将出现皮质和皮质下多处受累的表现。

➠ 半数以上患者发生偏头痛,约半数患者有肾功能不全。

在神经症状出现前,MRI 可见深部脑白质多发 T2 高信号。HERNS 相关性脑卒中的最佳治疗尚不明确,常用阿司匹林;糖皮质激素有助于减轻水肿。

遗传性出血性毛细血管扩张症(Osler-Weber-Rendu 病)

为常染色体显性遗传病,以皮肤、黏膜和内脏血管畸形为特征,可发生自发性出血。

➠ 面部毛细血管扩张是最常见的表现。肺和消化道亦常受累。

神经系统并发症包括脑脓肿、脑膜炎和动静脉畸形破裂等。脑血管畸形最常见为毛细血管扩张和海绵状血管瘤。动静脉畸形、动脉瘤和颈动脉海绵窦瘘较少见。

➠ 导致缺血性脑卒中的最常见病因是肺动静脉畸形所致的反常性栓塞。

高黏滞综合征和来自肺部血管—气道瘘的气体栓塞也可发生。

➠ 本病相关性脑卒中患者需行胸部 CT 血管造影,寻找肺动静脉畸形证据。

推荐切除或栓塞肺动静脉畸形血管以预防脑卒中复发。脑血管畸形的治疗取决于其类型和部位。

动脉夹层

动脉内壁撕裂，导致了出血并沿动脉长轴的夹层。

➡ 这是 45 岁以下患者致脑卒中的第二大病因。

导致动脉夹层的主要原因是外伤，包括机动车事故、推拿，甚至如回头这样简单的动作引起的轻微应力。这些外伤常常会很轻微，患者不会记起。结缔组织病是动脉夹层的危险因素。由于血流淤滞和腔内血栓形成导致脑卒中。

颈动脉夹层（图 2.6.3）主要发生在颈内动脉颅外段的咽部和颅内段的远端。其症状与同侧眼部和大脑半球损伤有关。

➡ 颈动脉与眼交感通路走行接近，可导致同侧 Horner 综合征。颈内动脉穿过咽后间隙，故可出现低位颅神经功能障碍。

椎动脉（vertebral artery，VA）颅外段夹层常累及该动脉自脊椎穿出进入硬膜之间段，或其起源处至进入横突孔之间的第一段。疼痛总是先于神经症状几小时或几天出现。症状包括头晕、复视、构音障碍和平衡障碍等。

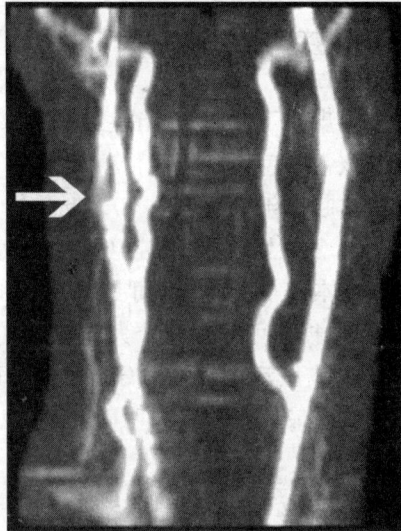

图 2.6.3　MRA 显示右侧颈内动脉夹层。

1. 短暂性脑缺血发作（TIA）较多见于颈内动脉夹层而非椎动脉夹层。

2. 脂肪抑制 MRA 或颈部 CTA 可确诊夹层的存在。

3. 椎动脉颅外段夹层同样需行胸部 MRA，以观察其自锁骨下动脉发出的情况。

超声检查和常规的动脉造影现已较少应用于诊断。

动脉夹层的治疗备受争议，但常采用短期抗凝治疗，以减少血栓栓塞的危险。对于颈内动脉颅外段夹层，并无随机试验研究抗凝和抗血小板药的作用以及两者的疗效比较，而非随机试验报道未发现两者的差异。颅外动脉夹层可仅引起头痛、疼痛和 TIA，而无持续神经功能缺损。多数颅外动脉夹层随时间推移而自愈。颅内动脉夹层较少见，但常引起严重神经功能缺损甚至导致死亡。

Sneddon 综合征

Sneddon 综合征由缺血性脑卒中和网状青斑组成，后者表现为分布于躯干下部、臀部和大腿近端皮肤紫色斑。女性较男性易受累。其病因不明，但可能与高凝状态如抗磷脂抗体或小血管病变有关。

➡ 网状青斑常为本病最早的表现，平均先于神经系统症状 10 年出现。

偏头痛常与网状青斑同时出现。TIA 和脑卒中多发，在相同或不同的血管供血区反复出现。晚期可发生轻到重度认知功能障碍。蛛网膜下腔出血和癫痫发作也有报道。

1. 详细的实验室检查以除外高凝状态。

2. 青斑边缘正常肤色区域皮肤活检诊断价值最高。

本病的最佳治疗措施仍未明确。基于本病和抗磷脂抗体综合征的相关假设,许多临床医生选择抗凝治疗。也有人选择抗血小板治疗。免疫抑制剂无确切效用。

代谢性疾病

伴皮质下梗死和脑白质病的常染色体显性遗传性脑动脉病(CADASIL)

该常染色体显性遗传疾病是由 19 号染色体上的 notch3 基因变异引起的。其平均起病年龄为 45~50 岁。

➡ 复发性缺血性脑卒中是本病最常见临床表现,约半数患者存在认知障碍。

在本病早期,MRI 可见基底节和脑室周围白质 T2 高信号。随着疾病的进展,白质损伤可累及整个大脑皮质,包括皮质下的 U 纤维。

➡ 皮肤活检或基因分析可作诊断

本病最佳治疗仍未明确,需寻找其他可改变的脑卒中的危险因素。

Fabry 综合征

Fabry 综合征是 X 染色体连锁隐性遗传病,它由 α-半乳糖苷酶缺陷,导致溶酶体内鞘糖脂堆积引起。

1. 手足发作性疼痛危象是最常见的早期症状。

2. 血管角质瘤簇状出现于皮肤表层,常位于脐周、肘关节和膝关节伸面、髋部和生殖器。

3. 眼科检查可发现角膜涡状浑浊、结膜血管扩张和迂曲以及视网膜血管异常。

缺血性脑卒中通常发生于中年,且较出血性脑卒中常见。脑缺血的机制包括:

➡ 颅内动脉扩张延长

➡ 鞘糖脂堆积导致小动脉或微动脉进行性闭塞

➡ 心源性栓塞

➡ 自主神经功能受损

➡ 血栓前状态

补充 α-半乳糖苷酶可改善肾功能和周围神经病变症状,但关于其对脑卒中预防的效果研究较少。患者脑卒中复发的几率约为 75%。

线粒体脑肌病、乳酸中毒及卒中样发作(MELAS)

该为母系遗传性疾病,由线粒体呼吸链功能障碍引起。患者通常在 40 岁以前发病。

➡ 有诊断性特征的是:卒中样发作时的偏头痛样头痛和长时间局灶或全

面性癫痫发作。

其影像学异常通常出现在脑后半部，并不符合单一动脉供血区。慢性进行性眼外肌麻痹、视网膜色素沉着、视神经萎缩、心脏传导障碍、糖尿病和甲状腺功能减退均可发生。

➡ 肌肉活检如发现破碎红纤维，可确立诊断。

本病以支持治疗为主，包括补充抗氧化的维生素和呼吸链辅助因子，具体有：

➡ 辅酶 Q10(50～300mg/d)

➡ 肌酸(最多 10g/d)

➡ 左旋肉碱(3g/d)

➡ 维生素 E (200～400IU/d)

➡ 抗坏血酸(2g/d)

近期研究认为左旋精氨酸滴注或口服对本病可有所改善。

血液病和肿瘤

高黏滞综合征

血黏度升高可提高缺血性脑卒中风险。高黏滞综合征可由以下三种机制之一引起：

➡ 血浆蛋白异常(如 Waldenstrom 巨球蛋白血症)

➡ 细胞增多(如真性红细胞增多症和白血病)

➡ 红细胞变形能力减退(如镰状细胞性贫血)

多次静脉放血和血浆置换可预防复发性脑卒中。

肿瘤相关脑卒中

肿瘤引起的中枢神经系统病变中，脑卒中仅次于脑转移。肿瘤导致脑卒中有多种机制。

1. 肿瘤可激活凝血系统导致高凝状态。

2. 非细菌性血栓性心内膜炎(nonbacterial thrombotic endocarditis, NBTE)在腺癌中最为常见，且多累及左侧心瓣膜。

3. 癌栓最常来于心或肺肿瘤。

4. 静脉窦血栓形成常见于血液系统恶性肿瘤。

5. 脑血管受压和浸润、颅内出血、化疗和放疗等也可引起脑卒中。

治疗很大程度上取决于脑卒中的病因。总的来说，发生脑卒中是癌症预后的不利因素。

药物滥用

许多药物的滥用可导致缺血性或出血性脑卒中。

1. 海洛因相关性脑卒中常在戒断一段时间后再次静脉应用时发生。

2. 安非他明可引起坏死性血管炎,与 PAN 类似。

3. 可卡因通过以下多种机制导致脑卒中:

(1)缺血性脑卒中因高血压和杂质栓塞所致。药物颗粒阻塞肺微动脉,导致闭塞性动脉炎或使肺内动静脉分流开放而致栓塞。

(2)由可卡因引起的出血性脑卒中多为脑叶出血。

(3)由动静脉畸形和动脉瘤破裂导致的蛛网膜下腔出血也是其常见的脑卒中亚型。

4. 苯环利定(PCP)偶尔可致因高血压所致的颅内出血。

吸毒常见的并发症是感染性心内膜炎、肝炎、艾滋病和真菌感染,均可导致脑卒中。

感　染

细菌感染

急性细菌性脑膜炎可闭塞软脑膜动静脉,引起脑卒中。

➡ 单核细胞增多性李斯特菌感染,主要累及桥脑和延髓被盖(李斯特菌脑干脑炎),可出现多根后组颅神经麻痹、动眼神经麻痹以及前庭功能障碍症状。

脑膜血管梅毒现已不常见,其特征为中到大血管外膜炎性浸润导致进行性狭窄。脑膜血管梅毒相关性脑卒中最常累及大脑中动脉。

结核可因小的结核栓子阻塞毛细血管而导致微梗死,最常累及大脑前和大脑中动脉。

猫抓病由巴尔通体引起,也是脑卒中的较少见病因,与局灶颅内血管狭窄和血管炎有关。

病毒感染

多数病毒相关性脑卒中继发于血管炎。

➢ 带状疱疹最常引起迟发性半球梗死,与眼带状疱疹部位同侧。

症状开始于皮疹出现后几天至几周。发病机制存在争议,其主要观点为疱疹病毒沿着起自半月神经节眼支的神经纤维传播到同侧近端颅底脑血管壁。血管炎和血栓形成影响同一部位血管的平滑肌纤维。

巨细胞病毒、HIV 病毒、单纯疱疹病毒也可导致脑卒中。

真菌感染

曲霉菌通过直接扩散或栓塞导致中枢神经系统疾病。在免疫抑制的患者中,脑卒中由肺部真菌的播散所致;而在免疫正常的患者中,脑卒中与血管炎相关。仅约 25% 的患者对两性霉素 B、万可霉素、卡泊芬净有效。

念珠菌产生脑卒中的原因包括:脑脓肿、小血管血栓(假菌丝所致)、血管炎性微梗死。这种真菌多累及大脑中动脉,需两性霉素 B 和氟胞嘧啶联合治疗。

毛霉菌可导致急性坏死性组织反应和周围血管的血栓形成。糖尿病、酸中毒和免疫抑制者易感染此真菌。海绵窦和颈内动脉血栓常见。有效治疗此病需清创术、停用免疫抑制剂以及合用两性霉素 B。

隐球菌病和组织胞浆菌病较少导致脑大血管炎。

寄生虫感染

囊虫病最常通过脑底动脉炎性闭塞导致脑卒中。腔隙性梗死比大动脉闭塞更常见。囊虫致脑梗死的患者需接受抗囊虫药物治疗如吡喹酮或阿苯达唑,以及糖皮质激素。

偏头痛性脑梗死

偏头痛先兆持续 1h 以上,可在神经影像学检查中发现缺血性脑卒中证据。45 岁以下女性偏头痛患者的脑卒中风险增加,特别是吸烟和使用含雌激素避孕药者。脑卒中一般发生于大脑后动脉和椎基底动脉区。继发于偏头痛的颅内出血较少见。

貌似脑卒中的情况

表 2.6.3 列出了可与脑卒中混淆的一些常见情况。

表 2.6.3　貌似脑卒中的情况

颅内占位
硬膜下血肿
癫痫发作
Todd 麻痹
偏头痛
先兆性偏头痛
家族性偏瘫性偏头痛(familial hemiplegic migraine,FHM)
散发的偏瘫性偏头痛
Call 综合征
Bartleson 综合征
交替性偏瘫
后部白质脑病
代谢紊乱
低血糖
非酮症高血糖
低钠血症
低氧血症
肝性脑病
外周神经系统疾病
代谢损伤导致的陈旧性脑卒中的症状再现(metabolic insult causing re-expression of old stroke,MICROS)
精神疾病
转化症
诈病

颅内占位

脑肿瘤症状多持续几周至几个月,但小部分脑肿瘤患者就诊前不到 1 天才出现症状。肿瘤出血、水肿或脑积水可能解释卒中样起病。

硬膜下血肿

硬膜下血肿是颅内桥静脉撕裂所致,其表现多变,可类似缺血性脑卒中、癫痫发作、脑病或痴呆。慢性硬膜下血肿可在轻微头部外伤后几周至几月后出现症状。硬膜下血肿扩大伴进行性神经功能缺损者需请脑外科医生评估病情,并考虑引流。

癫痫发作

癫痫发作引起的神经症状常在几秒钟内出现,以此可区别脑卒中引起的症状。Todd 麻痹是一种发作后瘫痪,常在部分性运动性癫痫发作后出现,但也可继于全面性发作。如果先前的癫痫发作未能发现或患者未提及,Todd 麻痹可被误诊为一次发作。Todd 麻痹的病理生理学机制仍未明确,有可能是神经元衰竭和神经元活性受抑制的共同结果。一般来说会自愈,若 Todd 麻痹意外地延长提示可能存在进行性结构损伤或持续性的轻度癫痫发作。

偏头痛

偏头痛先兆期可出现突发的类似缺血性脑卒中样的神经系统症状,若无头痛病史,其诊断较难。家族性偏瘫性偏头痛(FHM)的特征是偏头痛及表现为肌力下降的先兆。意识紊乱、发热和脑脊液细胞增多亦可出现。

➤ FHM1 和 FHM2 分别由 19 号染色体上 *CACNA1A* 基因和 1 号染色体上 *ATP1A2* 基因变异所导致。

散发的偏瘫性偏头痛与 FHM 有相似的临床表现,但无罹患类似疾病的一级或二级亲属。其患病率与 FHM 大致相同,多影响男性,常伴失语。

Call 综合征是以头痛、波动性或复发性运动或感觉功能缺损为特征。脑血管造影可见颅内动脉呈节段性狭窄。

Bartleson 综合征主要见于年轻患者,以发作性的剧烈头痛为特征,之前可伴发感觉、运动、语言、视力障碍。脑脊液检查时可发现颅内压增高、淋巴细胞和蛋白增多。本病通常可完全恢复。

交替性偏瘫

儿童交替性偏瘫在 18 个月以前发病,表现为反复发作的偏瘫,伴肌张力障碍、眼震和进行性认知和运动功能受损。良性家族性夜间交替性偏瘫也表现为交替性偏瘫,但并无进行性神经功能或智力受损。该类疾病病因不明,可能与偏头痛或通道病有关。

后部白质脑病

本病急性起病,以头痛、恶心、呕吐、癫痫发作、视力障碍、感觉异常为特征,

偶见局部神经功能缺损,常伴高血压,其常见病因包括:

➡ 高血压脑病

➡ 子痫

➡ 免疫抑制剂和细胞毒性药物

➡ 肾衰合并高血压

MRI 可见顶叶后部和枕叶水肿样病灶,水肿可蔓延到基底节、脑干和小脑。本病如及早发现,迅速控制血压并去除致病因,可完全康复。

低血糖

一过性低血糖,通常血糖< 45mg/dL 可产生脑卒中样症状。

➡ 低血糖患者常出现意识模糊或意识障碍,但某些患者可出现局灶神经功能缺损,而无意识变化。

低血糖的诱因包括糖尿病、酒精中毒或脓毒血症。卒中样症状可在应用葡萄糖后即刻缓解,也可在几小时乃至几天后缓解。

非酮症高血糖

高血糖可类似脑卒中表现。局部神经功能障碍常于癫痫发作后出现,但血糖浓度高于 400mg/dL 可出现脑卒中样表现而无癫痫发作。纠正高血糖后可好转,症状平均持续时间约为 5d。

其他可类似脑卒中表现的代谢性疾病包括低钠血症、低氧血症和肝性脑病。

桡神经病

患者常在中毒或手术后,经一段时间的深睡眠,苏醒后发现桡神经病变,常不能确定发病时间。

➢ 临床上,脑卒中区别于桡神经病的表现为:非桡神经支配区肌力下降,伴肌张力和腱反射的改变。

若仍未确诊,MRI 或肌电图/神经传导速度检测可助鉴别。能否改善取决于损伤的性质,部分患者需要手术,而其他患者则可在 6~8 周内自愈。

代谢损伤导致的陈旧性脑卒中的症状再现(MICROS)

有缺血性脑卒中病史的患者易于再次出现先前发作的症状和体征,而无新的缺血病灶。

➢ 尽管未正规研究过 MICROS,不过多种损伤可能为最常见诱发因素,如尿路感染、肺炎和药物过量等等。

MICROS 的具体机制仍未明确。由于先前脑卒中致组织梗死,故在卒中恢复期脑重组时形成的传导通路易因代谢波动而受破坏。另外,MICROS 也可能是由于影响了曾属缺血半暗带的组织,引起周围代谢的变化,而正常的脑组织未受影响。

> 需做 MRI 弥散加权像,阴性结果可排除脑卒中复发的可能性。

本病的研究很少,但多数病例在纠正致病的代谢异常后有所好转。

转化症

转化症是一组非意志产生的不能被已知的神经科或内科疾病所解释的神经系统症状。本病最常见症状包括瘫痪、失明和语言障碍,通常为突然起病。这些患者会得到一些后续的获益,其症状可使其免除责任,得到他人的支持和帮助,甚至控制他人的行为。

➠ 本病的诊断是排除性的,只有当广泛的医学评估均未见异常时才可下此诊断。

本病可自发缓解,但也可迁延,心理治疗有助患者康复。

诈病

诈病是一组刻意产生的假的或夸大的身心症状。患者有外部动机,如逃避责任、获得经济补助和报复等。多数患者呈现主观的、模糊的、不确定的临床表现,但他们也可表现出特异性的脑卒中样症状。这些症状和体征不相一致,不过在下此诊断之前仍需进行广泛的医学评估。本病的治疗具有挑战性,不推荐与患者直接冲突。

参考文献

Bartleson JD,Swanson JW,Whisnant JP. A migrainous syndrome with cerebrospinal fluid pleocytosis. Neurology 1981;31:1257-62.

Berkovic SF,Bladin PF,Darby DG. Metabolic disorders presenting as stroke. Med J Aust 1984;140:421-4.

Bessen H. Intracranial hemorrhage associated with phencyclidine abuse. JAMA 1982;248:585-6.

Bogousslavsky J,Caplan L,eds. Uncommon causes of stroke. Cambridge:Cambridge University Press,2001.

Call GK,Fleming MC,Sealfon S,et al. Reversible cerebral segmental vasoconstriction. Stroke 1988;19:1159-70.

Caplan LR. Posterior circulation disease. Clinical findings,diagnosis,and management. Cambridge,UK:Blackwell Science,1996.

Caplan LR,Thomas C,Banks G. Central nervous system complications of "T's and Blues" addiction. Neurology 1982;32:623-8.

Caplan LR,Zarins C,Hemmatti M. Spontaneous dissection of the extracranial vertebral artery. Stroke 1985;16:1030-8.

Dichgans M,Mayer M,Uttner I,et al. The phenotypic spectrum of CADASIL:Clinical findings in 102 cases. Ann Neurol 1998;44:731-9.

Flint AC,Liberato BB,Anziska Y,et al. Meningovascular syphilis as a cause of basilar artery stenosis. Neurology 2005;64: 391-2.

Frayne J, Gates P. Listeria rhombencephalitis. Clin Exp Neurol 1987;24: 175-9.

Garg RK. Posterior leukoencephalopathy syndrome. Postgrad Med J 2001;77: 24-8.

Hayreh SS, Podhajsky PA, Raman R, et al. Giant cell arteritis: Validity and reliability of various diagnostic criteria. Am J Ophthalmol 1997;123: 285-96.

Houkin K, Kamiyama H, Abe H, et al. Surgical therapy for adult Moyamoya disease. Can surgical revascularization prevent the recurrence of intracerebral hemorrhage? Stroke 1996;27: 1342-6.

Huff JS. Stroke mimics and chameleons. Emerg Med Clin N Am 2002;20: 583-95.

Jen J, Cohen AH, Yue Q, et al. Hereditary endotheliopathy with retinopathy, nephropathy, and stroke (HERNS). Neurology 1997;49: 1322-30.

Kavanaugh M, Myers GJ. Benign alternating hemiplegia of childhood: New features and associations. Neurology 2004;62: 672.

Koga Y, Akita Y, Nishioka J, et al. L-arginine improves the symptoms of strokelike episodes in MELAS. Neurology 2005;64: 710-12.

Maccario M. Neurological dysfunction associated with nonketotic hyperglycemia. Arch Neurol 1968;19: 525-34.

Mitsias P, Levine SR. Cerebrovascular complications of Fabry's disease. Ann Neurol 1996;40: 8-17.

Rogers LR. Cerebrovascular complications in patients with cancer. Semin Neurol 2004; 24: 453-60.

Roman G, Fisher M, Perl DP, et al. Neurological manifestations of hereditary hemorrhagic telangiectasia (Rendu-Osler-Weber disease): Report of 2 cases and review of the literature. Ann Neurol 1978;4: 130-44.

Salaki JS, Louria DB, Chmel H. Fungal and yeast infections of the central nervous system. A clinical review. Medicine 1984;63: 108-32.

Schmidley JW. Central nervous system angiitis. Boston: Butterworth Heinemann, 2000.

Selby G, Walker GL. Cerebral arteritis in cat-scratch disease. Neurology 1979;29: 1413-18.

Slovut DP, Olin JW. Fibromuscular dysplasia. N Engl J Med 2004;350: 1862-71.

Snyder H, Robinson K, Shah D, et al. Signs and symptoms of patients with brain tumors presenting to the emergency department. J Emerg Med 1993;11: 253-8.

WallisWE, DonaldsonI, ScottRS, et al. Hypoglycemiamasqueradingas cerebrovascular disease (hypoglycemic hemiplegia). Ann Neurol 1985;18: 510-12.

Wong RL, Korn JH. Temporal arteritis without an elevated erythrocyte sedimentation rate. Case report and review of the literature. Am J Med 1986;80: 959-64.

Zelger B, Sepp N, Stockhammer G, et al. Sneddon's syndrome. A long-term follow-up of 21 patients. Arch Dermatol 1993;129: 437-47.

第三章　急性脑卒中影像

第七节　电子计算机体层扫描在急性脑卒中的应用

Sanjay K. Shetty and Michael H. Lev

本章的目的是使读者熟悉电子计算机体层扫描(CT)在急性脑卒中诊断中的应用,进一步理解各种 CT 扫描方法的优缺点,重点要掌握 CT 图像所代表的意义和各类病变的特殊表现。

CT 的特征

CT 提供了越来越多的方法以利于急性脑卒中的诊断,扫描技术的飞速发展进一步扩大了 CT 的应用(表 3.7.1)。

1. 非增强 CT 扫描这一传统的初筛方式,可提示急诊可疑的脑卒中患者是否存在梗死和/或颅内出血。

2. CT 动脉造影(CT angiography,CTA)和 CT 静脉造影(CT venography,CTV)可以评估颅内大血管情况,显示血管内血栓。

3. CT 灌注成像(CT perfusion,CTP)超越了影像的传统解剖成像作用,可评估毛细血管水平的血流动力学,预测缺血组织是不可逆梗死(梗死核心),还是通过及时的血流再通可被挽救(缺血半暗带)。

4. CTA 原始数据图像(CTA source images,CTA-SIs),即注射造影剂后即刻获取的轴位图像,也可评价梗死区的血流灌注状态。

以下概括了 CT 的优缺点:

优点

CT 的主要长处在于普及率高、价格相对便宜以及成像速度快。CT 对于有磁共振(magnetic resonance,MR)扫描禁忌证或因为安全性不能进行 MR 扫描的患者是唯一可以进行的检查。

表 3.7.1　CT 对急性脑卒中诊断和分类的作用

	非增强 CT	CTA	CTP (CBV)	CTP (CBF)	CTP (CTA-SI)	CTV
是否为出血？	+					
有血管内血栓吗？		+				+
存在不可逆的梗死核心吗？	+		+			
存在可挽救的缺血半暗区吗？			+	+	+	

缺点

CT 最大的技术劣势之一在于它的电离辐射,其常规的非增强 CT 扫描会增加辐射量。其次需考虑的是 CTA、CTP 以及 CTV 中要使用碘造影剂。尽管通过培训和质量控制,可快速而可靠地完成 CTA 数据的 3D 重建及 CTP 图像定量,但 CTA 和 CTP 图像的后处理比磁共振血管造影(MR Angiography, MRA)和磁共振灌注成像(MR perfusion, MRP)更需大量的人力。

临床上要重点注意造影剂引起的肾病或过敏反应,尤其是对老年患者。

(1) 在急诊检查时,筛选肾病或既往有过敏史的患者有一定难度。

(2) 使用非离子性碘造影剂并不加重患者的脑卒中。

(3) 优化 CTA 流程,如在造影剂应用后快速注射生理盐水,可以在动脉显影的同时减少造影剂的负荷。

非增强 CT 扫描

非增强 CT 扫描仍是评估急性脑卒中的一线检查方法,表 3.7.2 描述了 CT 平扫图像。

1. 急诊 CT 的主要作用是检测颅内出血,进而指导相继治疗(表 3.7.2,图 3.7.1)。

2. 非增强 CT 扫描在脑卒中发作后 6h 就可显示梗死的脑实质。

(1) 非增强 CT 扫描诊断急性脑卒中的总体敏感性很难评判,因为各研究中的扫描参数和梗死区域并不相同。一项前瞻性研究(患者在急诊室接受 CT 检查,脑卒中症状出现至成像的平均时间为 2.3h)表明,神经放射科医生在病史全不知情时的诊断敏感性为 38%,而在得知患者可能为脑卒中后,其诊断的敏感性升高至 52%。

(2) 急性卒中的脑实质主要表现为水肿和由此导致的低密度:脑实质低密度、

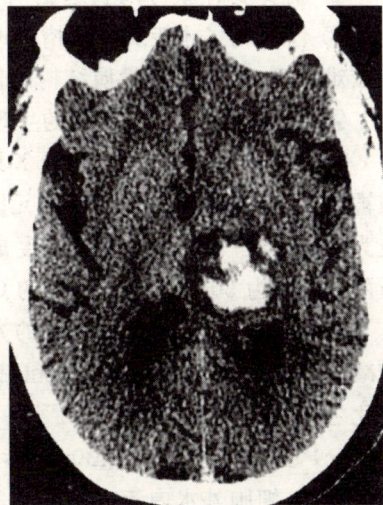

图 3.7.1　非增强 CT 上显示左侧丘脑高密度出血灶及周边低密度水肿。

灰白质分界不清和脑实质肿胀。

表 3.7.2　CT 平扫图像的描述

排除颅内出血(高密度 或者 亮信号)
评估脑实质
评估蛛网膜下腔
脚间池
大脑外侧裂
隆凸
评估脑室
侧脑室枕角
评估硬膜外和硬膜下腔
脑卒中的脑实质变化
脑灰质白质分界不清
脑岛条带征
豆状核模糊不清
皮层及脑实质的肿胀
局部脑沟消失
大脑外侧裂或脑室的压迫效应
脑卒中的间接征象
大脑中动脉高密度征
大脑中动脉圆点征
静脉血栓：条索征、三角征及横窦内高密度

① 在大脑中动脉区域，脑灰白质分界不清导致脑岛带、基底节和内囊后肢的模糊。

② 脑实质肿胀可以引起脑沟、大脑外侧裂轻微变窄或脑室、基底池受压。

③ 仔细观察才能发现非增强 CT 扫描图像上的细微改变。后颅窝的梗死比较难发现，因为邻近骨质结构的伪影混淆了脑干和小脑的显像。

④ 了解这些脑实质变化的生理基础有利于洞悉非增强 CT 上的细微变化。

(a) CT 扫描的原理是测量 X 线束通过设定感兴趣区后的衰减度。目标区域被分为若干小单元，每个小单元即体素(voxel)具有一个衰减值，即 CT 值，单位为亨氏单位(HU)，与组织密度成比例。规定以水的 CT 值为 0HU，正常灰质的 CT 值为 30～35HU，白质的 CT 值为 20～25HU。

(b) 因此，当衰减值以图像的方式出现时，脑灰质比白质看起来要亮一些，衰减值的细微改变降低了灰质和白质之间的对比度，这是脑卒中后实质的主要变化之一。

(c) 脑卒中超早期(<30min)，ATP 不足、细胞膜离子通道的失活导致细胞毒性水肿，细胞外水内流。这个过程主要是水的细胞内外转移，并不涉及含水量的变化，因此 CT 图像没有实质改变。

(d) 稍后阶段(>3～6h)，血管内皮紧密连接断裂，残余血流灌注，引起血管源性水肿,脑水含量增加降低了衰减值,CT图像上则略暗。水含量每增加1%,相应的衰减就下降3%~5%或者2.5HU。

⑤ 非增强CT图像上早期缺血性改变(early ischemic changes,EICs)的意义仍有争论。

(a) 脑实质的低密度灶被认为是最有意义的。非增强CT图像上明显的低密度组织最终发展为梗死灶;而轻微的低密度脑组织不一定进展成为梗死灶。

(b) 脑实质肿胀相对次要,因为仅很少患者在超急性期(<3h)没有脑实质肿胀的,而且皮层肿胀在非增强CT上主要表现为脑沟消失,并不一定代表梗死。事实上,脑沟消失若不伴脑实质的低密度灶可能提示脑血容量(cerebral blood volume,CBV)增加和再灌注。影像随访发现,这些区域不一定发展为脑梗死。

(c) 脑卒中的亚急性期(卒中后2~6周),可注意到一个问题,即所谓“CT模糊效应”(CT fogging effect),即由于水肿呈低密度,且浸润的巨噬细胞及新生毛细血管衰减值变高(高密度),以致梗死组织显像不清。

(3) 非增强CT的低敏感性能通过图片编档及通信(PACS)系统上扫描参数的优化得到改善。正常和异常脑实质的对比度可以通过选择一个非标准化的、狭小的视窗范围(如,视窗30HU到36HU)得到加强,这样可以提高CT对脑卒中诊断的敏感性,而又不降低其特异性和不延长扫描时间。

3. 仔细观察非增强CT可以发现血管闭塞的间接征象。

(1) 脑卒中附加的间接征象是大脑中动脉近端的高密度影,又称大脑中动脉高密度征,它反映了MCA的闭塞(图3.7.2和图3.7.9)。在横轴位上,同对侧正常MCA相比,病变MCA表现为狭长的高密度影(80HU)。

① 这些高密度影代表着阻塞的血栓,但也有一些研究提示可能是缓慢血流所致。

② 这些高密度影的特异性高但敏感性不高,它的发现率从1%~50%不等。

③ 高密度血管影需与动脉粥样硬化性钙化和红细胞压积升高相鉴别。

(2) 在大脑外侧裂也可发现MCA远端闭塞(M2、M3段),此处血管垂直于横轴位,表现为MCA的圆点征。

(3) 在后循环梗死病例也可发现高密度影,但需要谨慎解释,因为射束硬化效应可在后颅窝形成高密度伪影。

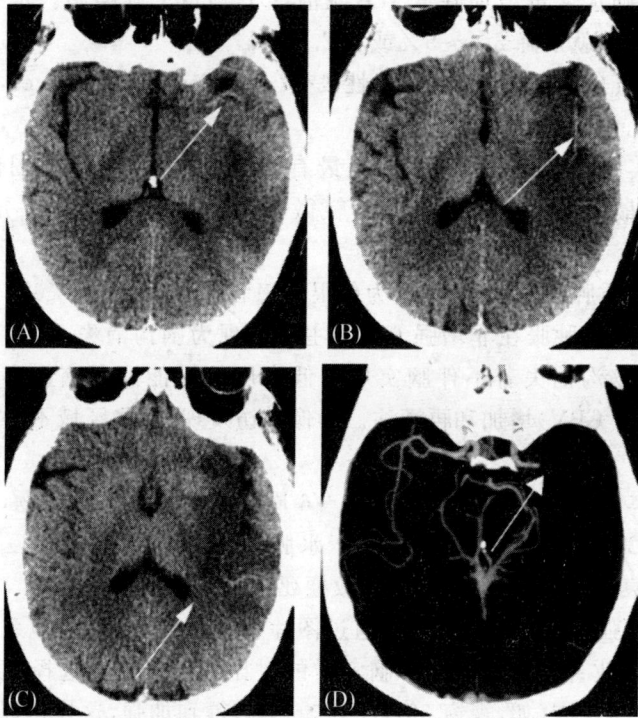

图 3.7.2　(A) 非增强 CT 示大脑中动脉高密度征：M1 段至大脑外侧裂 M2/M3 段(箭头处)密度增高,提示血栓。更典型的,仅大脑中动脉端(M1 段)高密度影(见图 3.7.8)。(B,C)为梗死的其他征象：低密度、脑灰质白质分界不清、占位效应,表现为大脑外侧裂和脑沟消失。(D) CTA 证实大脑中动脉近端闭塞(箭头处)。

非增强 CT 不仅有助于脑卒中的诊断,而且对于卒中患者的分诊处理起重要作用,有助于排除颅内出血及治疗后易出血的高危患者。

➡ 若梗死大于 1/3 大脑中动脉供血区,出血转化的风险增加。然而,这个结论是否有意义仍有争论。

非增强 CT 上脑实质的初始变化能预测相继的临床结局。

1. 梗死累及 50% 以上 MCA 供血区,可能发生脑疝。

2. 一些研究发现,脑卒中发作后最初 3~6h 的脑实质改变与梗死的严重度相关。

3. 非增强 CT 上 EICs 表明了最终临床结局不佳。

4. Alberta 脑卒中早期 CT 评分(Alberta Stroke Programme Early CT Score,ASPECTS)系统与脑卒中严重性(NIHSS)、出血风险以及功能结局相关。

5. 脑卒中的间接征象与预后相关：MCA 高密度征预示神经功能的预后差,而 MCA 远端闭塞(MCA 圆点征)提示卒中相对较轻,预后较好。

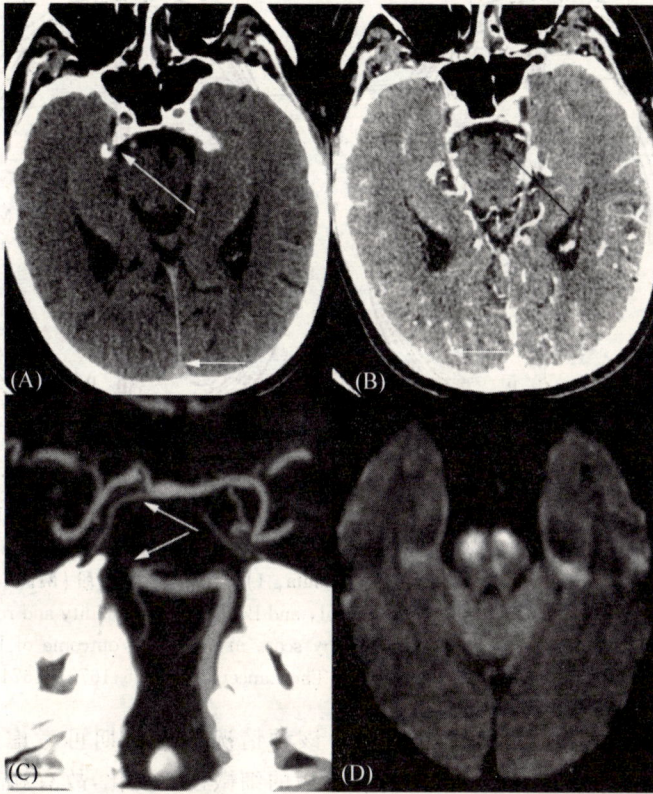

图 3.7.3　一名 69 岁既往体健的男性,因可疑的癫痫发作、继而意识不清、四肢瘫被送至急诊室。(A) 非增强 CT 示基底动脉处高密度,提示基底动脉血栓可能。(B) CTA 源图像示脑桥前部低密度,提示脑梗死。(C) CTA 图像示基底动脉血栓(箭头处为栓塞血管)。(D) 弥散加权像示双侧桥脑高信号病灶。

　　脑卒中急性期,准确判断非增强 CT 图像在临床上极为重要,因为它关系到相继的脑卒中分诊和治疗。ASPECTS 是一 MCA 区梗死的标准化局部评分系统,将 MCA 区分为 10 个区域供阅者系统评估,以提高脑梗死诊断的可靠性,该系统有助于相对经验缺乏的阅片者。

　　ASPECTS 系统的应用需要系统观察非增强 CT 图像:

　　1. 选取横轴位图像的两个特殊层面:一层为丘脑水平,另一层为基底节水平上一层面。

　　2. 系统评估 MCA 供血区内 10 个区域:C、I、L、IC、M1 至 M6(见图 3.7.4)。

　　3. 正常为 1 分,任一个区域有缺血性改变(低密度影、脑灰白质分界不清、实质肿胀、与对侧正常相比脑沟消失),则予 0 分。

　　4. 正常的 CT 扫描总分为 10 分(每一区域为 1 分),分值越低,MCA 梗死越大。

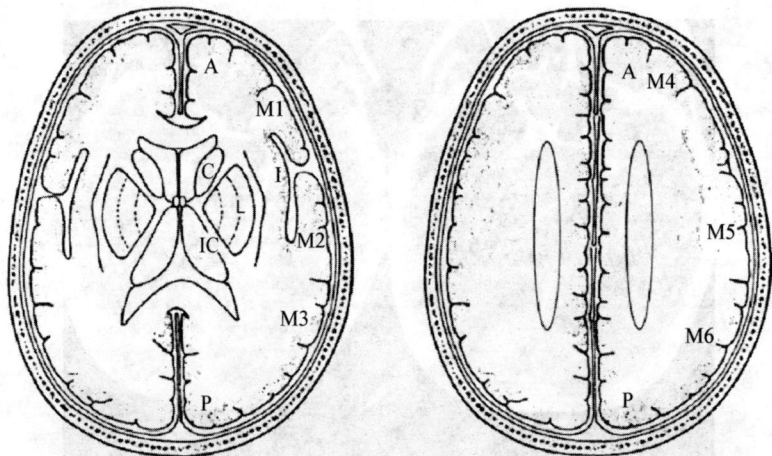

图 3.7.4 ASPECTS 图：需全面评估脑卒中急性期大脑中动脉供血区的 10 个区域，2 个标准的横轴位层面为丘脑水平层面(左侧)和基底节上一层面(右侧)。10 个区域指尾状核头部(caudate head, C)、豆状核(lentiform nucleus, L)、内囊(internal capsule, IC)、岛叶(insula, I)和 6 个皮层节段(M1～M6)。 (摘自：Barber PA, Demchuk AM, Zhang J, and Buchan AM. *Validity and reliability of a quantitative computed tomography score in predicting outcome of hyperacute stroke before thrombolytic therapy. The Lancet*, 2000; 355, 1670～1674.)

5. 7 分约为 1/3 MCA 区域梗死，该种情况在急性期可考虑溶栓。ASPECTS 系统要求全面评估 MCA 所有区域的细微梗死变化，故有利于相对无经验的阅片者获取精确诊断。但该分析也有局限，它没有分析其他血管分布区，以及 ASPECTS 系统所用 2 个层面以外的异常。

6. 非增强 CT 上脑卒中的间接征象与患者预后相关：MCA 高密度征提示神经功能预后差，而 MCA 远端闭塞(MCA 圆点征)提示梗死较轻，预后相对较好。

CTA

CTA 扩大了 CT 在脑卒中急诊诊断中的应用，静脉注射造影剂后清晰显示大血管，可以直接看到血管腔的闭塞，而这正是溶栓的目标所在，因此可潜在指导相继的动脉内溶栓治疗。

CTA 的主要优势是图像采集快、解剖信息精确，相比传统血管造影风险更低。另外，CTA 相比血流依赖的 MRA 和多普勒超声更不易产生伪影。CTA 的主要劣势是不能提供生理参数(例如血流速度)，在血管周边有动脉粥样硬化性钙化时较难测定残余腔的直径，因为受射束硬化伪影干扰。

CTA(以及 CTP)图像采集的几个技术点与临床有密切关系，值得注意。

1. 通畅的静脉通路很重要，因为造影剂的注射速度需要足够快才能保证最优的动脉显影，如果静脉太细或者留置针位置不佳，在高速注射时会引起造影剂外渗和 CTA 图像采集失败。

2. 造影剂注射到扫描之间有一间隔期,是用来确保造影剂充盈动脉,某些临床因素(例如心脏输出量下降或房颤)会引起间隔时间延长。

3. CT 重建图像可以显示完整的扭曲血管,对评估血管分叉点特别有用,但某些情况下还是需要浏览 CTA 的源图像,如重度动脉粥样硬化性钙化致血管腔边界不清。

CTA 的主要作用在于诊断颅内闭塞性血栓栓塞性疾病(图 3.7.5,

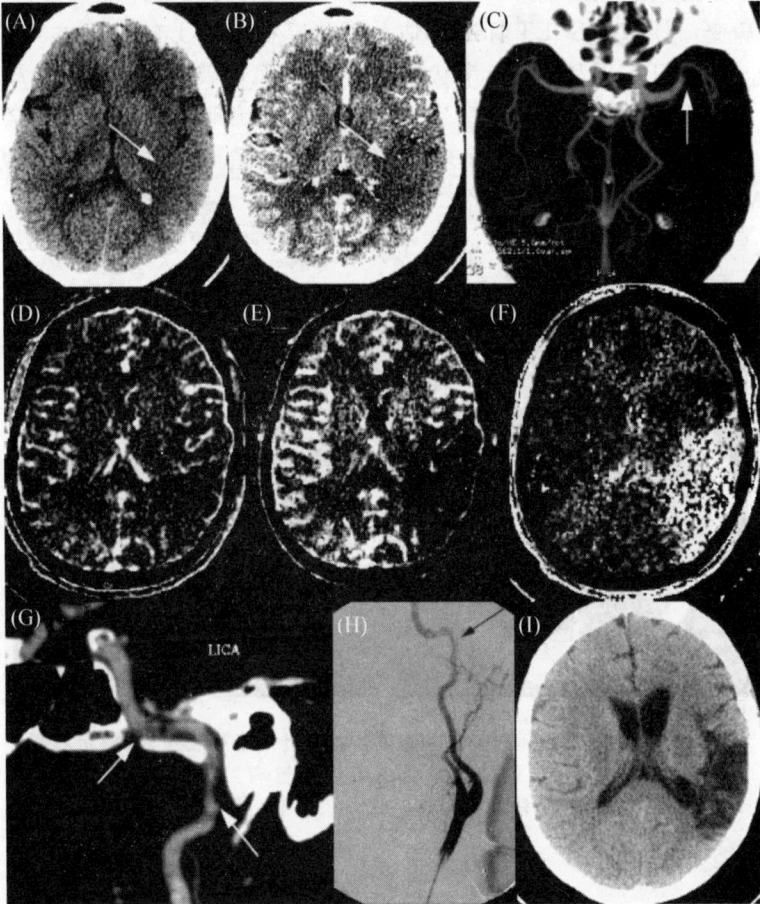

图 3.7.5 (A) 非增强 CT 示左侧大脑中动脉下支供血区的低密度灶(箭头处),提示脑梗死。(B) CTA 源图像上脑梗死区(箭头处)显示更为清楚,伴有脑沟消失及左侧侧脑室后脚轻度受压。(C) CTA 重建图像示左侧大脑中动脉 M2 闭塞(箭头处)。(D~F) CT 灌注获得的 CBV、CBF 和 MTT,图示CBV、CBF 缺失区大小相同,无其他梗死危险区。该区 CBV 下降(暗区),CBF 下降(暗区),MTT 延长(亮区)。(G) CTA 重建图像示颅底左侧颈内动脉远端夹层(箭头处),为该患者脑卒中的病因。(H) 常规血管造影证了该病变(箭头处)。(I) 3 个月后非增强 CT 扫描示梗死的发展变化,出现显著的低密度及脑萎缩。注意:梗死大小与初始 CBV 图像上异常区域相比并无明显变化,这与当时推测没有梗死危险区是相一致的。

图 3.7.2,图 3.7.3 和图 3.7.6～3.7.8)。一旦血管闭塞部位确定,患者即可得到合理的诊治,且可引导动脉内介入治疗时导管的放置。CTA 对诊断闭塞性血栓栓塞疾病有很高的准确性,以传统血管造影为金标准,CTA 对近端血管闭塞的诊断敏感性和特异性分别为 98.4% 和 98.1%。CTA 尚可显示颅内动脉瘤或动静脉畸形,这是溶栓治疗的禁忌证。

颈部 CTA 能评估颈部血管的情况,所以可用于危险分层,在某些病例还可确定脑卒中的病因(图 3.7.5 和图 3.7.7)。CTA 有时优于多普勒超声,如评估颈动脉病变,利用 NASCET 标准评估动脉狭窄程度,CT 的准确度为 89%,而超声为 83%,CTA 更利于诊断串状的动脉硬化、斑块破溃以及血管异常。

1. 例如评估颈动脉狭窄时,CTA 可以非常精确地区分动脉是完全闭塞还是存在极细的残余管腔。研究发现,与传统的血管造影对比,使用单排螺旋 CT 的 CTA 准确性可达 80%～95%。

2. CTA 也能发现血管夹层,这在年轻脑卒中患者需要重点鉴别(图 3.7.5)。

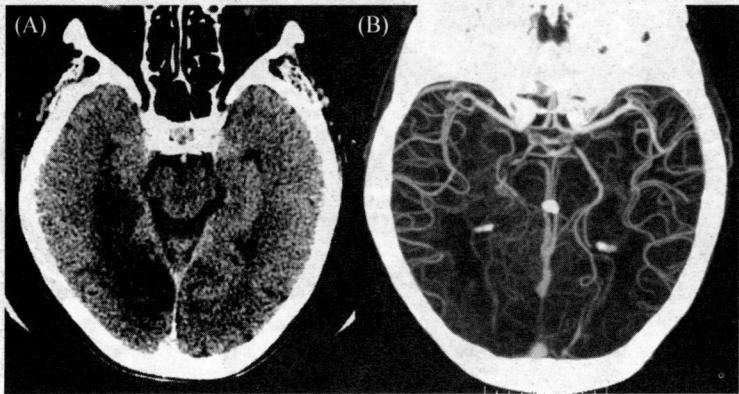

图 3.7.6 (A) 非增强 CT 示右侧枕叶和颞叶下部低密度灶,提示右侧大脑后动脉区梗死,低密度程度提示梗死已有数小时至数天。(B) CTA 证实了右侧 P2 段血管闭塞。

CTP

CTP 反映了毛细血管水平的血流动力学。灌注加权的 CT 成像对毛细血管和组织水平的血流变化很敏感,可观察血流供应脑实质的情况,用多种参数来描述血流变化,如 CBF、CBV 以及 MTT。

1. 大脑单位容积内总的血容量称为 CBV,包括组织及大容量血管内的血液,例如:动脉、微动脉、毛细血管、微静脉和静脉。CBV 的单位是每 100 克脑组织所含血液的毫升数(mL/100g)。

2. 单位时间内通过大脑单位体积的血流量称为 CBF。CBF 的单位为每

100 克脑组织每分钟所通过血液的毫升数[mL/(100g·min)]。

3. 血液流过大脑单位体积所用的平均时间称为 MTT。MTT 与流入动脉和流出静脉之间的距离有关,从数学的角度看,MTT 与 CBV 和 CBF 均相关,MTT=CBV/CBF。

简单地说,CTP 有赖于造影剂的直接显像,当造影剂通过脑实质时,在很短时间间隔内对同一脑层面多次成像,然后通过计算造影剂通过每个体素时的动力学,获取以上参数,进而形成图像。CTP 可区分梗死核心(CBV 减少的区域)和有梗死危险但并非不可逆损伤的缺血半暗带区(CBF 减少与CBV 异常大小不等,或者说 CBF 与 CBV 不匹配)。CTA 源图像(用来重建血管的横轴位图像)主要是 CBV 加权的,因此 CTA-SI 图像上的低密度提示梗死。

技术方面需要注意的问题

CTP 图像采集是急性脑卒中扫描成像中的最后一步,在对同一脑层面连续扫描时,造影剂团注的速度要维持在 4~7mL/s,才能获得一定数量显像清楚的图像。用标准成像技术,从"首次通过"到进入颅内血管的时间,即扫描总耗时为 45~60s。大多数 CT 在每次注射后的扫描范围为 2cm(10mm 厚度 2 层或者5mm 厚度 4 层),而磁共振灌注成像(MR-PWI)可以覆盖全脑。

1. 某些技术可以增加扫描范围,例如在不同的层面同时进行单独的图像采集,或者使用快速切换技术。

2. 每层采集的图像都应有一条大动脉和静脉,而 CTP 的扫描范围却有限,所以参照 CTA 图像(图 3.7.7)选择相应的扫描层面很重要。

脑卒中的先进功能成像,如 CTP,可以准确区别可挽救的脑组织和不可挽救的组织,因此可用于选择 3h 时间窗后静脉溶栓治疗患者。卒中高级功能成像的一个重要目标是评估缺血组织是否具有存活能力,而不是仅停留于简单武断的"时间窗"设定。随着高级功能影像技术的应用和脑卒中治疗的进展,神经科医生提出了"临床界定的半暗带"(operationally defined penumbra),即 CTP 图像上 CBF 与 CBV 不匹配的区域,CBV 异常提示梗死核心,而CBF 与 CBV 不匹配区代表周围低灌注但尚可挽救的组织(图 3.7.8),CBF 与CBV 不匹配和损伤扩大明显相关。具有大面积 CBF 与 CBV 不匹配区的患者若不处理或未成功处理,其随访的损伤病灶会明显扩大,而没有明显CBF 与 CBV 不匹配区的患者(或早期血管完全再通)并未见损伤进展,因此CTP 确定的不匹配区可作为脑卒中可挽救组织的一个标志,对于筛选溶栓患者有用。

➡ 有研究发现,CBF 图像对于判断可存活半暗带区可能优于 MTT 图像,因为 MTT 图像反映了血液循环的改变,如大血管慢性阻塞后侧支循环的代偿,并不一定代表缺血改变。

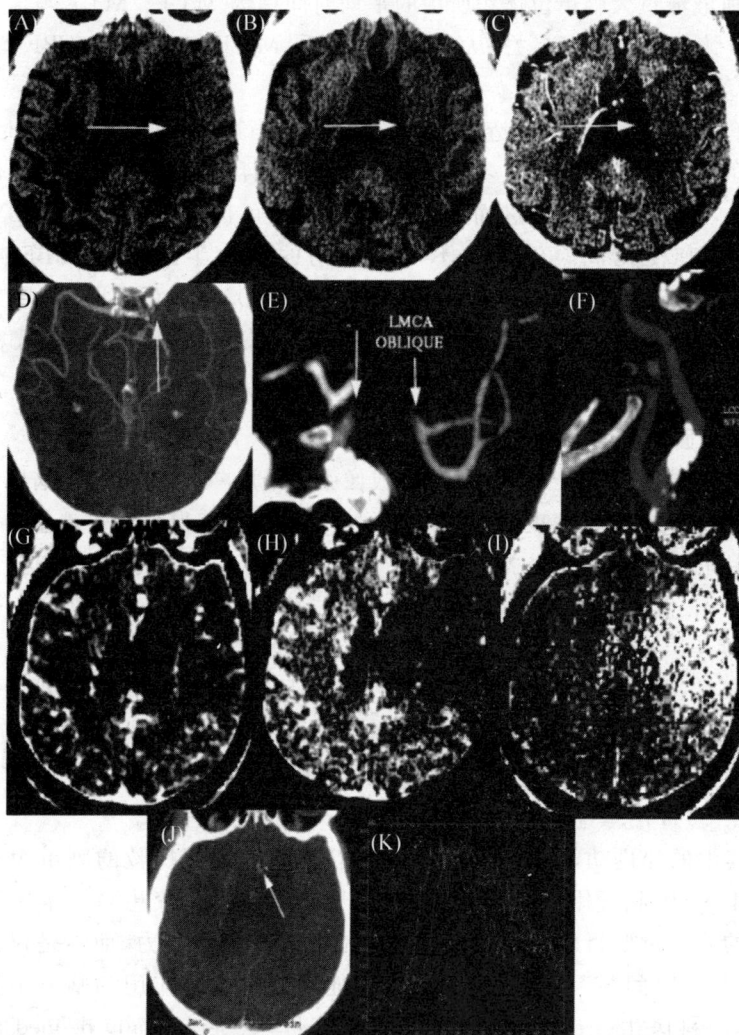

图 3.7.7 （A，B）非增强 CT 示左侧大脑中动脉区域低密度灶（箭头处），提示脑梗死。（C）CTA 源图像上梗死（箭头处）更显著。（D，E）CTA 示近端 M1 段（箭头处）闭塞，远端有侧支血流。（F）颈部 CTA 示左侧颈内动脉近端严重的动脉粥样硬化性狭窄，推测栓子来源于此。注意，横轴位的源图像对于精确评估血管狭窄程度很重要，尽管粥样硬化性钙化和相关的射束硬化伪影有时可影响判断。（G～I）CTP 图像（CBV，CBF，MTT）示大面积灌注异常，不存在 CBF 与 CBV 不匹配，说明没有潜在的梗死危险区。（J）灌注图像示大动脉（白色箭头处）和静脉（黑色箭头处），走行垂直于横轴位。（K）CTP 图像采集跟踪了通过每个体素的造影剂变化，绘出密度曲线。

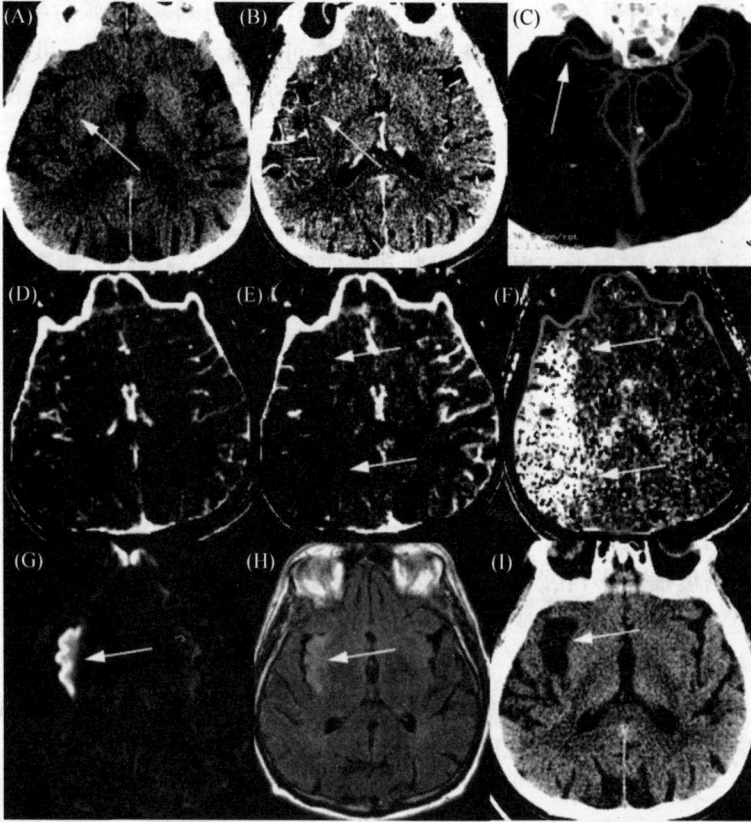

图 3.7.8 (A,B) 非增强 CT 和 CTA 源图像示微小的脑岛条带征(箭头处)和豆状核模糊不清,提示脑梗死,这些细微改变须同对侧正常对比才能发现。(C) CTA 示右侧大脑中动脉闭塞。(D~F) CTP 图像(CBV,CBF 和 MTT)示 CBV 图像未见异常,CBF 和 MTT 图像上可见大片异常信号,提示存在大面积的脑梗死危险区。(G,H) 1 天后 DWI 和 FLAIR 图像示小片异常信号。(I) 3 天后再次非增强 CT 图像示梗死灶(箭头处)并没有扩大。

CTP 图像解释:CTA-SI 在脑梗死诊断中的应用

如前所述,理论模型证实,CTA 源图像主要是血容量加权而得,而非血流量加权,它可用于诊断急性脑卒中的"梗死核心"。非增强头颅 CT 和 CTA 源图像融合及减影后所获得的 CTA-SI 减影图形可以覆盖全脑,这对临床医生很有用。非增强 CT 和 CTA-SI 均在脑梗死诊断中起作用,但要记住:CT 主要观察梗死组织的水肿,而 CTA-SI 则评估减少的 CBV。

临床预后的影像预测

对于不同治疗方案的异质患者群的多项研究发现,最终临床预后与入院时脑梗死"核心区"大小呈明显相关。

1. 对 MCA 主干闭塞患者的 CTP 研究提示,入院时全脑 CTP 上损伤病灶大于 100mL(约相当于 1/3 MCA 区),不论血管是否再通,临床预后较差。

2. 急性脑卒中时,早期 CBF 的下降幅度可能预示出血风险。我们的初步研究提示,CTP 图像上相对于正常组织更严重的低密度区,可能代表在动脉溶栓治疗后容易出血的缺血区。

脑静脉梗死和 CTV

静脉血栓的影像学表现包括水肿和脑实质血肿(30%~40%患者),在大多数的患者中,几乎所有患者的水肿区与动脉分布区不一致。

非增强 CT

尽管有许多脑静脉血栓形成和梗死的直接和间接征象,但非增强 CT 没有异常发现也是很常见的(10%~26%)。

1. 静脉血栓形成的直接征象类似于前已描述的大脑中动脉高密度征,即大脑中动脉内高密度血栓影,这个高密度血栓在皮层静脉即为高密度条索影,在横窦为高密度横窦影,在颈静脉为高密度颈静脉影,在上矢状窦后部为高密度三角影。需谨慎分析这些征象,因为红细胞压积升高或血液浓缩都能形成类似的高密度血管影。

2. 间接征象更为常见,包括脑实质出血(特别是表浅部位出血)和脑实质水肿。双侧的丘脑梗死应考虑深静脉血栓形成的可能性。

增强 CT

增强 CT 上静脉闭塞的典型征象是空三角征,中间为上矢状窦后部的血栓,周围为充盈着造影剂的侧支静脉(图 3.7.9)。海绵窦血栓的诊断相对比较困难,主要表现为海绵窦的不显影和扩大。

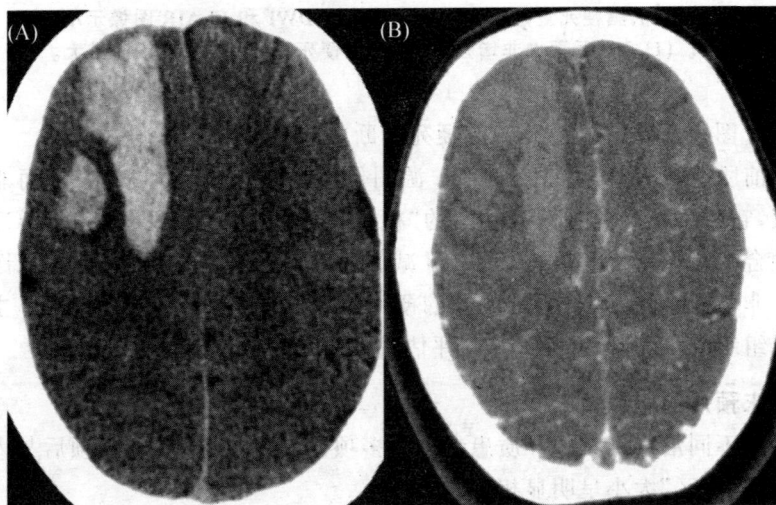

图 3.7.9 (A) 非增强 CT 示右侧额叶大量静脉性出血,伴中线左移。
(B) 增强 CT 示空三角征,提示上矢状窦血栓形成。

CTV

CTV 相比常规血管造影敏感性更高,对脑静脉和硬脑膜窦的显影,CTV 也要优于 MRV,因为它直接显影血管,不易产生血流依赖的伪影。需要注意 CTV 图像中的蛛网膜颗粒,它是正常结构,可表现为小的充盈缺损,尤其是在紧邻静脉入口处。还要注意一些变异,比如窦内间隔、硬脑膜窦发育不全或不发育。

总　结

CT 为急性脑卒中诊断提供了越来越多的检测参数。传统意义上 CT 仅仅用来排除颅内出血,但目前 CT 不但可提高脑卒中的诊断,还能直接显示闭塞血管,评估毛细血管血流动力学以判断脑实质损害的风险。CT 普及率高,价格相对便宜,成像速度快。未来研究将继续拓宽 CT 的应用范围,提高我们对其的理解,进而在急性脑卒中诊断中处于理想的地位。

参考文献

Astrup J, Siesjo BK, Symon L. Thresholds in cerebral ischemia-the ischemic penumbra. Stroke 1981;12: 723-5.

Barber PA, Demchuk AM, Zhang J, Buchan AM. Validity and reliability of a quantitative computed tomography score in predicting outcome of hyperacute stroke before thrombolytic therapy. ASPECTS Study Group. Alberta Stroke Programme Early CT Score. Lancet 2000;355: 1670-4.

Gonzalez R, Schaefer P, Buonanno F, et al. Diffusion-weighted MR imaging: Diagnostic accuracy in patients imaged within 6 hours of stroke symptom onset. Radiology 1999;210: 155-62.

Hacke W, Albers G, Al-Rawi Y, et al. The Desmoteplase in Acute Ischemic Stroke Trial (DIAS): A phase Ⅱ MRI-based 9-hour window acute stroke thrombolysis trial with intravenous desmoteplase. Stroke 2005;36: 66-73.

Hamberg LM, Hunter GJ, Kierstead D, et al. Measurement of cerebral blood volume with subtraction three-dimensional functional CT. AJNR Am J Neuroradiol 1996;17: 1861-9.

Hill MD, Rowley HA, Adler F, et ai. Selection of acute ischemic stroke patients for intra-arterial thrombolysis with pro-urokinase by using ASPECTS. Stroke 2003;34: 1925-31.

Hunter GJ, Hamberg LM, Ponzo JA, et al. Assessment of cerebral perfusion and arterial anatomy in hyperacute stroke with three-dimensional functional CT: Early clinical results. AJNR Am J Neuroradiol 1998;19: 29-37.

Jovin TG, Yonas H, Gebel JM, et al. The cortical ischemic core and not the consistently present penumbra is a determinant of clinical outcome in acute middle cerebral artery occlusion. Stroke 2003;34: 2426-33.

Kidwell CS, Saver JL, Mattiello J, et al. Thrombolytic reversal of acute human cerebral ischemic injury shown by diffusion/perfusion magnetic resonance imaging. Ann Neurol 2000;47: 462-9.

Kucinski T, Vaterlein O, Glauche V, et al. Correlation of apparent diffusion coefficient and computed tomography density in acute ischemic stroke. Stroke 2002;33: 1786-91.

Lev M, Farkas J, Gemmete J, et al. Acute stroke: Improved nonenhanced CT detection-benefits of soft-copy interpretation by using variable window width and center level settings. Radiology 1999;213: 150-5.

Lev MH, Farkas J, Rodriguez VR, et al. CT angiography in the rapid triage of patients with hyperacute stroke to intraarterial thrombolysis: Accuracy in the detection of large vessel thrombus. J Comput Assist Tomogr 2001;25: 520-8.

Lev MH, Gonzalez RG. CT angiography and CT perfusion imaging. In AW Toga, JC Mazziotta (eds), Brainmapping: Themethods. San Diego: Academic Press, 2002: 427-84.

Lev MH, Romero JM, Goodman DN, et al. Total occlusion versus hairline residual lumen of the internal carotid arteries: Accuracy of single section helical CT angiography. AJNR Am J Neuroradiol 2003;24: 1123-9.

Lev MH, Segal AZ, Farkas J, et al. Utility of perfusion-weighted CT imaging in acute middle cerebral artery stroke treated with intra-arterial thrombolysis: Prediction of final infarct volume and clinical outcome. Stroke 2001;32: 2021-8.

Nabavi DG, Cenic A, Craen RA, et al. CT assessment of cerebral perfusion: Experimental validation and initial clinical experience. Radiology 1999;213: 141-9.

Ostergaard L, Chesler DA, Weisskoff RM, Sorensen AG, Rosen BR. Modeling cerebral blood flow and flow heterogeneity from magnetic resonance residue data. J Cereb Blood Flow Metab 1999;19: 690-9.

Patel SC, Levine SR, Tilley BC, et al. Lack of clinical significance of early ischemic changes on computed tomography in acute stroke. JAMA 2001;286: 2830-8.

Rohl L, Ostergaard L, Simonsen CZ, et al. Viability thresholds of ischemic penumbra of hyperacute stroke defined by perfusion-weighted MRI and apparent diffusion coefficient. Stroke 2001;32: 1140-6.

Sanelli PC, Lev MH, Eastwood JD, Gonzalez RG, Lee TY. The effect of varying user—selected input parameters on quantitative values in CT perfusion maps. Acad Radiol 2004;11: 1085-92.

Schaefer PW, Roccatagliata L, Ledezma C, et al. First-pass quantitative CT perfusion identifies thresholds for salvageable penumbra in acute stroke patients treated with intra—arterial therapy. AJNR Am J Neuroradiol 2006 Jan;27(1): 20-5.

Schlaug G, Benfield A, Baird AE, et al. The ischemic penumbra: Operationally defined by diffusion and perfusion MRI. Neurology 1999;53: 1528-37.

Schramm P, Schellinger PD, Fiebach JB, et al. Comparison of CT and CT angiography source images with diffusion-weighted imaging in patients with acute stroke within 6 hours after onset. Stroke 2002;33: 2426-32.

Schramm P，Schellinger PD，Klotz E，et al. Comparison of perfusion computed tomography and computed tomography angiography source images with perfusion-weighted imaging and diffusion-weighted imaging in patients with acute stroke of less than 6 hours' duration. Stroke 2004；35(7)：1652-8.

Schwamm LH，Rosenthal ES，Swap CJ，et al. Hypoattenuation on CT angiographic source images predicts risk of intracerebral hemorrhage and outcome after intraarterial reperfusion therapy. AJNR Am J Neuroradiol 2005 Aug；26(7)：1798-803.

Sorensen AG，Buonanno FS，Gonzalez RG，et al. Hyperacute stroke：Evaluation with combined multisection diffusion-weighted and hemodynamically weighted echoplanar MR imaging. Radiology 1996；199：391-401.

von Kummer R，Allen KL，Holle R，et al. Acute stroke：Usefulness of early CT findings

before thrombolytic therapy. Radiology 1997；205：327-33.

von Kummer R，Bourquain H，Bastianello S，et al. Early prediction of irreversible brain damage after ischemic stroke at CT. Radiology 2001；219：95-100.

Wintermark M，Reichhart M，Cuisenaire O，et al. Comparison of admission perfusion computed tomography and qualitative diffusion- and perfusionweighted magnetic resonance imaging in acute stroke patients. Stroke 2002；33：2025-31.

Wintermark M，Reichhart M，Thiran JP，et al. Prognostic accuracy of cerebral blood flow measurement by perfusion computed tomography，at the time of emergency room admission，in acute stroke patients. Ann Neurol 2002；51：417-32.

Wu O，Koroshetz WJ，Ostergaard L，et al. Predicting tissue outcome in acute human cerebral ischemia using combined diffusion- and perfusion-weighted MR imaging. Stroke 2001；32：933-42.

第八节　磁共振成像在急性脑卒中的应用

Magdy H. Selim

MRI 在急性脑卒中诊断和治疗中的应用日益增多，本节主要描述 MRI 的适用范围及其局限性。

MRI 对比 CT 扫描，主要的不足体现如下：

1. 普及率相对低；

2. 价格昂贵；

3. 扫描时间长；

4. 禁忌证限制了 MRI 在一些患者中的使用，例如：

（1）临床上需要严密监测和观察病情的不稳定患者；

（2）自闭恐惧症患者、心脏起搏器及金属物植入的患者，以及装有干扰

MRI 的心脏人工瓣膜的患者；

（3）病态肥胖患者。

对于进行 MRI 检查的急性脑卒中患者，须排除以上禁忌证。

MRI 的优势体现在：

1. 图像分辨率高；

2. 脑干和小脑的解剖结构显示清楚；

3. 更好地显示血管畸形和脑肿瘤，很大程度上排除了貌似脑卒中的疾病；

4. 不存在电离辐射；

5. 利用弥散加权成像（diffusion-weighted imaging，DWI），脑缺血发作后数分钟即可诊断；

6. 可以发现点状出血和微出血，这有利于决定是否采取溶栓治疗；

7. DWI 和灌注加权成像（perfusion-weighted imaging，PWI）联合可以提供快速、非侵袭性的有关大脑血流动力学和脑梗死体积方面的信息。

MRI 的原理

不同组织中氢核（质子）的浓度不同，当组织暴露于磁场时，氢质子被激活。质子吸收磁场的射频能量，然后再完全释放（弛豫），短时（T1 和 T2 弛豫时间常数）内释放的能量转化成影像，释放能量的强度差异体现为图像上不同脑区间的不同信号对比。

缺血后神经元 Na^+-K^+-ATP 通道失活，几分钟后便可引起细胞内积水（即细胞毒性水肿）。数小时后，血脑屏障受损，血浆蛋白及血管内水透过内皮细胞渗入细胞外间隙，导致血管源性水肿和梗死组织的出血转化。MRI 图像上的变化反映这些病理生理学改变。

序列说明

目前针对脑卒中的 MRI 序列包括：

1. T1 加权成像，脑脊液呈低信号，比脑实质要暗。

2. T2 加权成像，脑脊液呈高信号，比脑实质要亮。

3. 液体衰减反转回复脉冲序列（fluid-attenuated inversion-recovery，FLAIR），脑脊液与脑实质信号相同。

4. 梯度回波敏感加权（$T2^*$ 或者 GRE）图像对红细胞降解产物（例如去氧血红蛋白）产生磁敏作用，呈低信号。

5. DWI 对水分子的弥散高度敏感，可以检测到缺血发生几分钟后细胞内水的蓄积。细胞毒性水肿时水分子弥散速度减慢，在 DWI 图像上呈高信号（亮）。

6. PWI：团注钆造影剂后快速采集 $T2^*$ 图像，灌注的组织引起局部 $T2^*$ 缩短,信号变暗,而低灌注组织则表现为不同程度的相对亮信号。

MRI 在临床脑卒中患者中的应用

常规 T1、T2 和 FLAIR 成像

MRI 在诊断脑梗死方面优于 CT,因为 CT 在相当一部分患者早期检测时是阴性的。

➡ T2 和 FLAIR 常规序列即可显示早期梗死。

不过 FLAIR 优于 T2,因为 T2 像上皮层灰质和邻近的脑脊液均为类似的高信号,故较难检测皮层梗死。另一方面,FLAIR 像既强化了 T2 像,又抑制了脑脊液信号(图 3.8.1 A,B)。

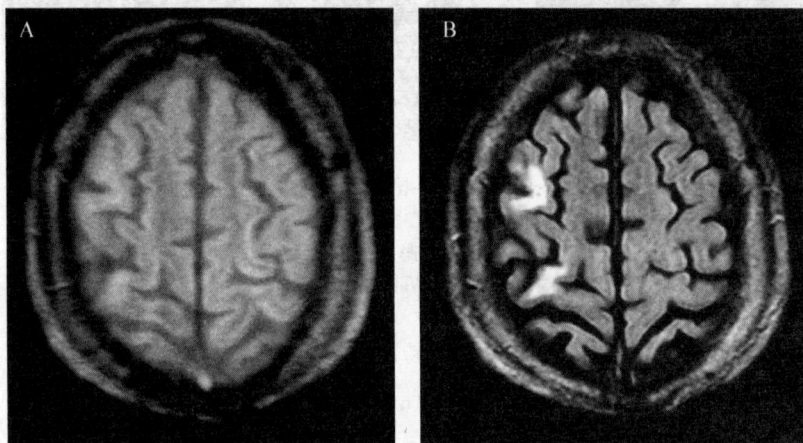

图 3.8.1 **(A) T2** 显示大脑凸面脑沟回。**(B)** 同一层面的 **FLAIR** 像显示右侧凸面两部位脑回区皮层明显异常(高信号)。

➡ FLAIR 像可显示血管闭塞的早期征象

有时急性缺血性脑卒中可发现脑血管信号增强,即高信号血管征(hyperintense vessel sign, HVS)。HSV 在 FLAIR 像上表现为脑大血管内高信号,可能是因为血流缓慢或瘀滞所致,即血流相关的增强。在没有 MRA 的情况下,HSV 可以用来评估脑卒中超急性期的大血管情况。

1. 脑卒中发作 3h 内,FLAIR 像上 HSV 的敏感性为 40%~100% 不等。

2. 没有血管闭塞时也可呈现 HSV 假阳性,可能由于血流缓慢所致。

3. FLAIR 像上 HSV 的诊断准确性明显高于 CT 上大脑中动脉高密度征。

4. FLAIR 像可评估脑卒中后血脑屏障的完整性。

注射钆造影剂后获得的 FLAIR 图像可用来判断急性脑卒中患者的血脑屏障是否破坏。FLAIR 像上脑脊液的迟发强化,即所谓的"高信号急性再灌注标志"(hyperintense acute reperfusion marker, HARM)(图 3.8.2),提示缺血再

灌注后血脑屏障破坏。

1. 一项研究认为,HARM 和出血转化风险增加及临床结局恶化相关。

2. 横轴位脂肪抑制 T1 像可以鉴别可疑的动脉夹层。

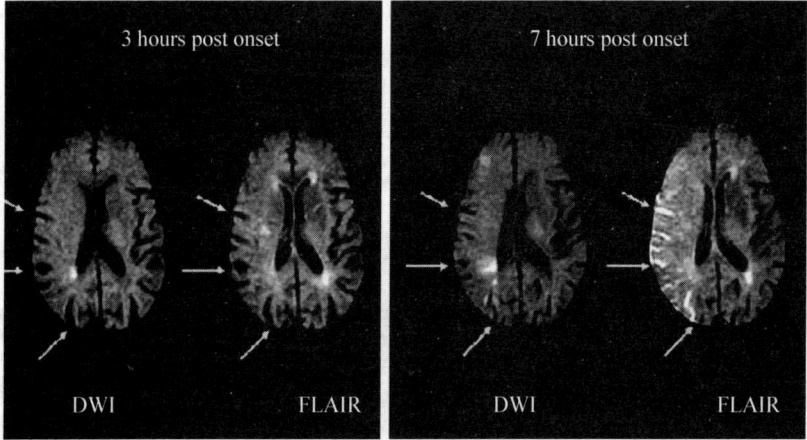

图 3.8.2　HARM 的一个范例。脑卒中发作后 3h DWI 示右侧侧脑室后脚毗邻处的早期病灶,未增强的 FLAIR 在 3h 未见脑脊液信号异常,箭头处为脑沟(与图 3.8.3 对比)。脑卒中 7h 后(造影剂钆注射后 4h),右侧大脑中动脉区域的脑沟及皮层表面可见脑脊液强化(Warach S, 2004)。

颅外动脉夹层的患者常可以在横断面图像上发现所谓的新月征,血管腔表现为狭长的血流流空(黑),周围是呈高信号的腔内血肿(白)(图 3.8.3)。

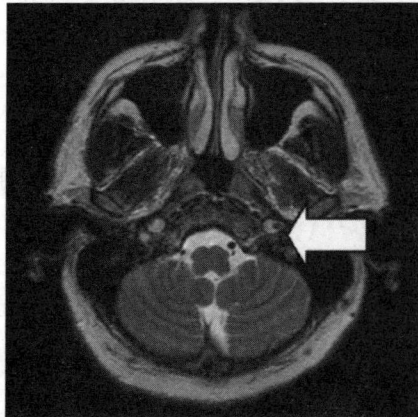

图 3.8.3　颈动脉夹层的新月征(箭头处)。

➠ T1 和 T2 图像可以发现静脉窦血栓形成的一些证据。

亚急性期(数天至数周),静脉血栓在 T1、T2 像上为高信号,因为血栓内存在高铁血红蛋白。在急性期或者亚急性早期,由于氧合血红蛋白的顺磁性,血栓在 T2 像上呈低信号。

1. 这些信号改变通常不明显,易遗漏。

2. 增强成像和冠状位成像可以提高 MRI 检查的敏感性。

3. T1 和 T2 成像可诊断脑出血(图 3.8.4)。

4. 脑出血的 MRI 图像有赖于扫描序列、出血时间以及血降解产物的顺磁性(图 3.8.6)。

(1)脑出血的超急性期,氧合血红蛋白在 T1 像上呈等信号,血肿周边由于血块收缩呈模糊的低信号,故很难与梗死区别。T2 像上呈高信号。

(2)急性期,去氧血红蛋白在 T1 像上呈等或低信号,T2 像上呈低信号。

(3)亚急性早期,高铁血红蛋白在 T1 像上呈高信号,T2 像上呈低信号。亚急性晚期的血肿 T1、T2 像都呈高信号。

(4)慢性期,血肿在 T1 像上呈等信号,T2 像上呈等或高信号。

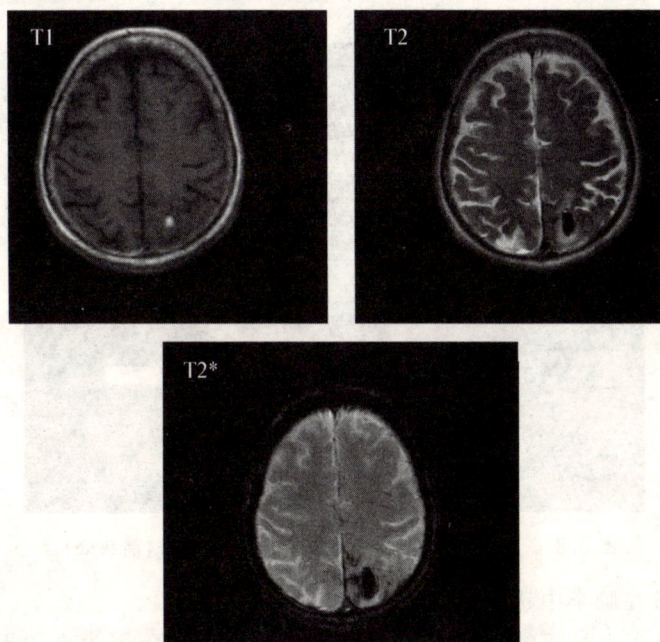

图 3.8.4 T1 和 T2、T2* 示 7d 左右的亚急性血肿

梯度回波磁敏感加权(T2*)成像

➡ GRE/T2* 图像上血管征提示血栓。

GRE/T2* 像上磁敏感血管征(susceptibility vessel sign, SVS)表现为血管内信号缺失(变暗),磁敏感低信号 MCA 征类似于 CT 上的 MCA 高密度征。MCA/ICA 的血栓栓塞表现为动脉腔内低信号,病变血管的直径大于对侧(图 3.8.5),低信号主要因为陈旧性血栓中去氧血红蛋白的磁敏感效应。类似的低信号在静脉窦内也可发现,提示静脉窦血栓形成(图 3.8.6)。

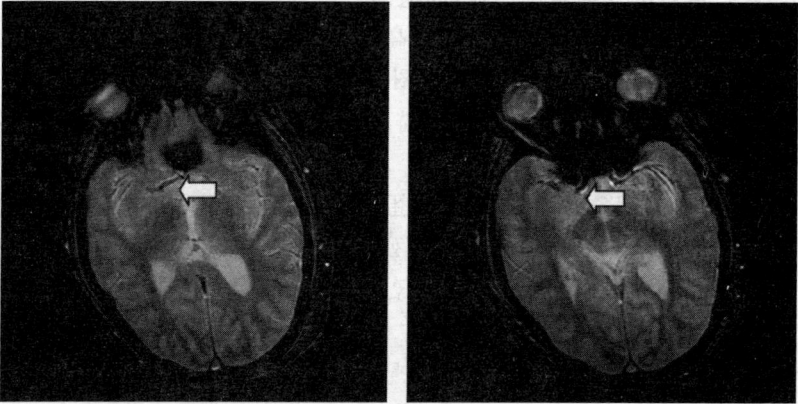

图 3.8.5   GRE/T2* 图像示磁敏感(低密度)大脑中动脉征(箭头处)

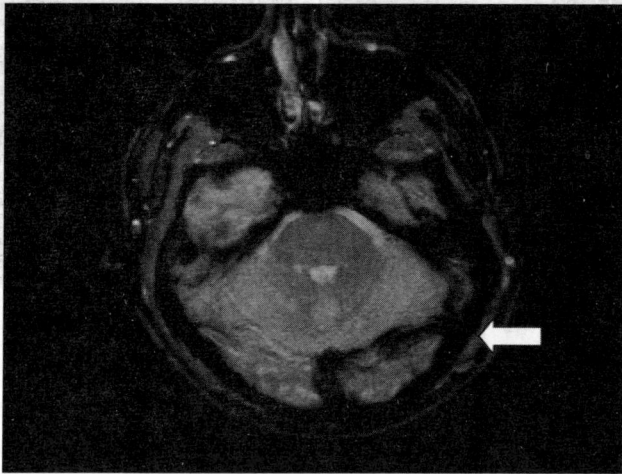

图 3.8.6   静脉窦血栓患者的磁敏感异常信号(箭头处)。

1. SVS 在脑卒中超急性期作用有限。

2. 随脑卒中时间的延长,SVS 诊断的准确率提高,因为血栓形成时间越长,去氧血红蛋白的含量越高。

3. SVS 的敏感性低于 FLAIR 像上 HVS,但高于 CT 的高密度血管征。

4. T2*/GRE 图像能可靠诊断颅内出血。

一些研究已经证实,GRE/T2* 图像可以发现超急性期脑出血、斑点状微出血和陈旧性出血,这些在 CT 扫描上很难发现,因此避免了每个脑卒中患者都进行 CT 检查。MRI 能检测脑微出血(图 3.8.7),故可用于提高抗血栓治疗和溶栓治疗的安全性。早期小样本研究发现,MRI 上有微出血的缺血性脑卒中患者溶栓后,出血转化的风险增加。但最近报道,GRE 图像上存在微出血并不增加溶栓后出血转化的风险。

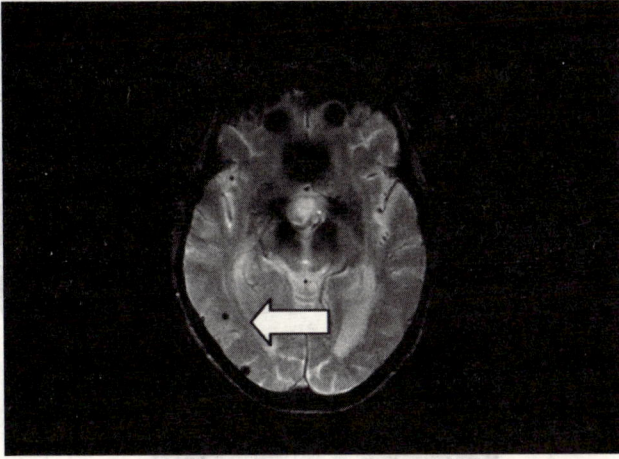

图 3.8.7　T2* 图像示多个微出血

1. 同 CT 一样,T2*/GRE 像可遗漏小的、局限的蛛网膜下腔出血。

2. GRE 和 FLAIR 成像的联合,可以明显提高 MRI 对蛛网膜下腔出血诊断的敏感性。

DWI、PWI 和缺血半暗带

结合 DWI 和 PWI 图像,可以确定和区别不可逆损伤的脑组织(缺血核心)、严重低灌注且有梗死风险的脑组织(缺血半暗带)、轻度低灌注而无梗死风险的脑组织(少血区),以及正常脑组织。

1. DWI 和 PWI 分别评估脑缺血的不同情况,并有互补作用。

2. DWI 是诊断超急性期缺血脑组织的理想方法。

3. PWI 用来评估脑组织的局部血供,区分可能进展为梗死的低灌注区。

脑缺血发作后数分钟内,结合 DWI 和 PWI 图像就可以估计缺血半暗带,DWI 图像上的异常提示梗死核心,而 PWI 可显示灌注减少区,通常认为此区比核心区要大。

1. 脑缺血急性期,DWI 和 PWI 图像上病灶的大小并不匹配,病灶中心表现为弥散受限、低的 ADC 值以及血流灌注消失,而周围为可变的灌注不足的组织(图 3.8.8)。

2. DWI 和 PWI 不匹配的区域通常认为是 MRI 图像上缺血半暗带的标志,如果不能及时再灌注,该区将有梗死的风险。

3. 确定可挽救的缺血半暗带是否存在以及它的范围,对于治疗有非常重要的意义。

4. 越来越多的证据显示,溶栓治疗对 DWI 和 PWI 不匹配的患者有益,即便在脑卒中发作 3h 后。

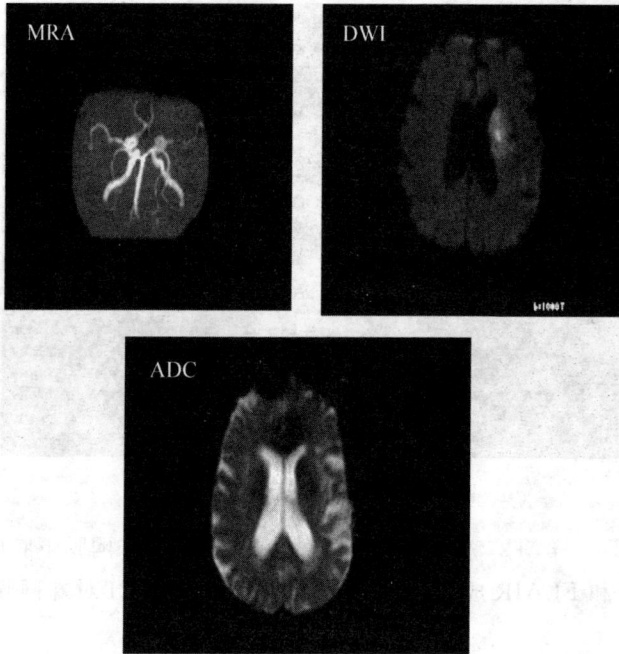

图 3.8.8　MRA、DWI、ADC 图像。

DWI 成像

DWI 成像是目前为止最敏感的诊断超急性期缺血性脑卒中的方法,脑卒中发作后数分钟内,图像上即呈"亮灯泡"样高信号。

1. 尽管 DWI 图像对于诊断缺血改变很敏感,但并非高度特异的。

(1) 其他的疾病中也能发现 DWI 异常信号,例如:脑肿瘤、脱髓鞘活动期、癫痫发作时、感染及炎症性病灶、空气和骨头交界处的伪影。

(2) 缺血性脑卒中引起的 DWI 图像上信号改变通常在某一血供区,这点可与以上情况相鉴别。

(3) 有时慢性缺血性病灶也可出现 DWI 图像上信号改变,这是因为"T2 透过效应"(T2 shine through),即陈旧病灶在 T2 和 DWI 像上呈高信号。

(4) 尽管 DWI 对脑卒中的诊断非常敏感,但也有罕见病例,DWI 没能发现急性期的梗死灶,通常是脑干部位的小腔隙梗死灶。

(5) 一些研究发现,DWI 像上病灶大于 1/3 MCA 供血区和溶栓后出血转化的风险升高相关。

DWI 可以定性评估水分子的扩散运动,从 DWI 像可以计算得到一个定量指标,即表观弥散系数(ADC)。

1. ADC 图像上,ADC 值低的脑组织(例如缺血)呈低信号。

2. 缺血发作后数天内,急性下降的 ADC 值会逐步恢复正常(假正常化)。因此,ADC 图像可以用来区分脑卒中处于急性、亚急性期还是慢性期(T2 穿透效应)。

3. 容积 ADC 分析(体素模型)可以用来评估溶栓后颅内出血的风险。许多研究已证实,DWI 图像上 ADC 值≤550×10⁻⁶ mm²/s 是颅内出血的独立预测因子,但这种分析在脑卒中超急性期很难实施。

4. 水分子弥散通常在多个轴向上成像,避免了弥散的各向异性引起 DWI 和 ADC 图像上的假象。

5. 在六个或者更多轴向上测量水分子的弥散运动,产生了扩散张量成像,可以显示脑白质束。

PWI 成像

许多技术可用于 PWI 成像,其中造影剂团注跟踪法是最常用的。团注造影剂后 PWI 可以定量计算出到达脑组织内的造影剂含量,然后根据信号强度—时间曲线计算出一些生理学参数,如局部脑血容量(regional blood volume,rCBV)、局部脑血流量(regional blood flow,rCBF)和平均通过时间(regional mean transit time,rMTT)。比较造影剂注射前后的图像可发现不匹配区,即低灌注区较前扩大,不匹配区提示存在可以挽救的、但持续缺血即可发展为梗死的危险组织,这对治疗有指导作用,尤其是针对脑卒中发作 3h 后的患者。

动脉自旋标记法(arterial spin labeling,ALS)也用来脑灌注显像,它利用磁标记的动脉血流水分子作为内源性示踪剂,以测量脑血流。

➡ 基于 ALS 的灌注成像可以利用许多成像序列取样,保留了高静态磁化区(如眶额皮层)内的信号,因此它的敏感性可能高于造影剂团注跟踪法。

MR 血管造影(MRA)

常用 MRA 技术有时间飞跃法(time-of-flight,TOF)和相位对比法(phase-contrast,PC),这两种方法都是基于流动的血液和周围组织间的信号差异,流动的血液较静态组织具有更高的质子密度。MRA 通过血液流动引起人为的信号强度改变来显示血管腔,并不需要注射造影剂。

1. TOF 是最常用的 MRA 技术,它成像时间短,扫描厚度薄,覆盖容量大。

(1) 三维(3D)TOF 技术的分辨率及信噪比较二维(2D)技术高。

(2) TOF MRA 尤其是 2D MRA 的平面内血流敏感性不高,当扫描层面与特定血管平行时,血流饱和会导致血流信号丧失,从而造成血管闭塞的假诊断。

(3) 同样,在 3D 成像上低血流区的扫描饱和会过度估计血管狭窄程度。

(4) 2D TOF MRA 对低血流区的显像比 3D 效果更佳。

（5）3D TOF MRA 对涡流的敏感性低于 2D MRA。

（6）TOF MRA 是血流依赖的,故血流信号的缺失并不意味着完全闭塞,而是血流低于临界值。

2. PC 血管成像反映血流速度,MR 信号包括振幅和相位的信息,与血流速度成正比。

（1）PC MRA 的主要优势在于它完全抑制了周围组织的信号,但它的成像速度要比 TOF MRA 慢 4 倍。

（2）2D PC MRA 对于区分正常血流、缓慢血流和无血流特别有用,即它能显示真正的开放血管。

（3）同 3D TOF MRA 一样,PC MRA 不利于显示迁曲血管里的涡流信号。

3. 增强 MRA 成像利用造影剂钆的 T1 缩短效应,减少了 TOF 和 PC MRA 的伪影。

4. 怀疑静脉窦血栓时,建议行磁共振静脉成像（magnetic resonance venography, MRV）。但须注意 MRV 的局限性,它会产生假阳性和假阴性的结果。

➡ 3D PC 或者增强 MRV 能够区分静脉窦发育不全造成的血流缓慢和真正的血栓性闭塞。

特别需要注意的问题

以下情况建议行 MRI 检查:

1. 疑为脑血管炎的患者,MRI 比 CT 更易发现血管炎中常见的小缺血灶。同时,MRA 还可以提供大血管管径方面的信息。常规血管造影对于检测中等血管的病理改变要优于 MRA。

2. 脑卒中,或者怀疑病因为静脉窦血栓者。

3. 疑为动脉夹层的患者。然而,多达 20％的颈部动脉夹层,特别是椎动脉夹层的患者,MRI/MRA 都没有异常发现。因此,若 MRI/MRA 不能明确诊断,而临床上强烈怀疑动脉夹层时,建议进行传统血管造影检查。

4. 疑为脊髓梗死的患者。在梗死发作后数小时,MRI 便可显示类似横贯性脊髓炎所表现的信号改变和脊髓肿胀。MRI 可能显示脊髓血管,提示脊髓动静脉畸形或硬膜动—静脉瘘可能。对于诊断动—静脉畸形不确定的患者,可以考虑行 CT 脊髓血管造影。但选择性的脊髓血管造影步骤繁琐,通常不建议用于疑诊急性脊髓梗死的患者,因为在导管操作过程中有可能堵塞小血管而加重缺血。

参考文献

Assouline E，Benziane K，Reizine D et al. Intra-arterial thrombus visualized on T2* gradient echo imaging in acute ischemic stroke. Cerebrovasc Dis 2005;20(1): 6-11.

Brant-Zawadzki M, Atkinson D, Detrick M, Bradley WG, Scidmore G. Fluidattenuated inversion recovery（FLAIR）for assessment of cerebral infarction. Initial clinical experience in 50 patients. Stroke 1996;27(7): 1187-91.

Kidwell CS, Chalela JA, Saver JL et al. Comparison of MRI and CT for detection of acute intracerebral hemorrhage. JAMA 2004;292(15): 182-30.

Noguchi K, Ogawa T, Seto H, et al. Subacute and chronic subarachnoid hemorrhage: Diagnosis with fluid-attenuated inversion-recovery MR imaging. Radiology 1997;203(1): 257-62.

Schaefer PW, Hunter GJ, He J, et al. Predicting cerebral ischemic infarct volume with diffusion and perfusion MR imaging. AJNR Am J Neuroradiol 2002;23(10): 1785-94.

Schellinger PD, Chalela JA, Kang DW, Latour LL, Warach S. Diagnostic and prognostic value of early MR Imaging vessel signs in hyperacute stroke patients imaged<3 hours and treated with recombinant tissue plasminogen activator. AJNR Am J Neuroradiol 2005;26(3): 618-24.

Schlaug G, Benfield A, Baird AE, et al. The ischemic penumbra: Operationally defined by diffusion and perfusion MRI. Neurology 1999;53(7): 1528-37.

Selim M, Fink JN, Kumar S, et al. Predictors of hemorrhagic transformation after intravenous recombinant tissue plasminogen activator: Prognostic value of the initial apparent diffusion coefficient and diffusion-weighted lesion volume. Stroke 2002;33(8): 2047-52.

Selim M, Fink J, Linfante I, Kumar S, Schlaug G, Caplan LR. Diagnosis of cerebral venous thrombosis with echo-planar T2*-weighted magnetic resonance imaging. Arch Neurol 2002;59(6): 1021-6.

Toyoda K, Ida M, Fukuda K. Fluid-attenuated inversion recovery intraarterial signal: An early sign of hyperacute cerebral ischemia. AJNR Am J Neuroradiol 2001;22(6): 1021-9.

Warach S, Latour LL. Evidence of reperfusion injury, exacerbated by thrombolytic therapy, in human focal brain ischemia using a novel imaging marker of early blood-brain barrier disruption.Stroke 2004;35(11 Suppl 1): 2659-61.

第九节　超声检查在急性脑卒中的应用

Vijay Sharma, Annabelle Lao, and Andrei V. Alexandrov

多数急性缺血性脑卒中患者都有动脉血栓阻塞颅内或者颅外血管,这些血栓的溶解常常会使临床症状戏剧性改善。本节主要讨论如何诊断动脉闭塞,监测血管再通以及经颅多普勒(TCD)在缺血性脑卒中治疗中的应用。

快速超声检查流程

快速超声检查流程是为了在急诊情况下实行快速 TCD 检查和诊断而产生的。

1. 通过该流程,经治的临床医生、护士及技师,可在床边快速完成 TCD 检查,并在数分钟之内出报告。

2. 只有了解患者病情的有经验的 TCD 操作员才能进行此项检查,表 3.9.1 列出了整个流程。

表 3.9.1　快速头颅血管超声检查

使用便携式超声检查装置,要确保屏幕亮于室内光线,站在患者头后部,先行 TCD 检查,因为神经症状相关的急性闭塞血管可能是在颅内。颅外颈动脉/椎动脉超声检查常会发现造成颅内血流紊乱的病因。根据患者的神经症状行临床定位后,即可进行快速血管超声检查步骤。

A. 前循环缺血的临床诊断

步骤 1:经颅多普勒

1) 如果时间允许,首先检查正常侧的颞窗,确定正常 MCA 的血流频谱(M1 深度 45~65mm,M2 30~45mm)和血流速度。

2) 假如时间仓促,可以直接进行病变侧血管检查:首先在深度 50mm 处检测 MCA,若无信号,增加深度到 62mm。若发现朝向探头的血流信号,降低深度,追踪 MCA 主干,发现残余血流最低处,寻找 ACA、PCA、M2 MCA 的血流转向,对比频谱形态以及收缩期血流变化。

3) 在病侧的眼窗,检查 40~55mm 深度的眼动脉(OA)和 55~65mm 深度的颈动脉虹吸部的血流方向和搏动。

4) 如果时间允许或者患者为纯运动或感觉障碍,评估 BA(深度 80~100$^+$mm)和终末 VA(深度 40~80mm)。

步骤 2:颈动脉/椎动脉超声

1) 首先在 B 超横断面检查病侧血管,随后用彩色或者功率模式扫描颈动脉近端,逐渐到远端。在 B 超上找到 CCA 及分叉处,确定血管腔。

2) 若 B 超图像上发现 ICA(或 CCA)病变以及血流图像上相应的变化,应立即存档。对于伴发胸痛的患者,检测 CCA 时应尽可能靠近起源处。

3) 对 CCA 中远端、ICA 和 ECA,测量角度校正的血流频谱速度。

4) 如果时间允许或患者为纯运动或感觉障碍,在纵向 B 超、频谱多普勒、彩色或功率模式下检查病侧的椎动脉颈段。

5) 若时间允许,行正常侧动脉的横断面和纵向扫描。

B. 后循环缺血的临床诊断

步骤 1:经颅多普勒

1) 从深度 75mm(VA 交汇处)开始枕窗扫描,在深度 80~100$^+$mm 处检测 BA 血流。

2) 若在深度 75~100mm 处发现异常,找到对侧正常的终末 VA(深度 40~80mm),然后与病侧在相同的深度进行对比。

3) 在颞窗检查 PCA(深度 55~75mm),及动脉闭塞时经后交通动脉的侧支血流。

步骤 2:椎动脉/颈动脉超声检查

1) 用纵向 B 超扫描检查病侧 CCA,探头向下旋转,直至发现中段颈椎椎骨的横突影。

2) 利用彩色或功率模式以及频谱多普勒检测横突内 VA 血流。

3) 逐渐追踪 VA 直至起始部,获得多普勒频谱。对正常侧也进行相同的扫描。

4) 若时间允许,对双侧 CCA、ICA 和 ECA 进行前述超声扫描。

注:ACA(anterior cerebral artery),大脑前动脉;CCA(common carotid artery),颈总动脉;ECA(external carotid artery),颈外动脉;OA(ophthalmic artery),眼动脉;PCA(posterior cerebral artery),大脑后动脉;BA(basilar artery),基底动脉;VA(vertebral artery),椎动脉。

　　3. 根据缺血区域的临床定位来决定快速超声检查的步骤。

　　4. 床边快速 TCD 检查不会延误治疗，因为超声检查可以与神经系统体格检查、抽血以及生命体征监测同时进行。

　　急性脑缺血时，无论有无溶栓指征，无创血管超声检查（noninvasive vascular ultrasound evaluation, NVUE）发现可介入治疗病变（lesions amenable to interventional treatment，LAIT）的精确性都很高（图 3.9.1）。

　　1. TCD 的敏感性、特异性、阳性预测值和阴性预测值分别为 96%、75%、96% 和 75%。

　　2. 颈动脉/椎动脉超声检查的上述值分别为 94%、90%、94% 和 90%。

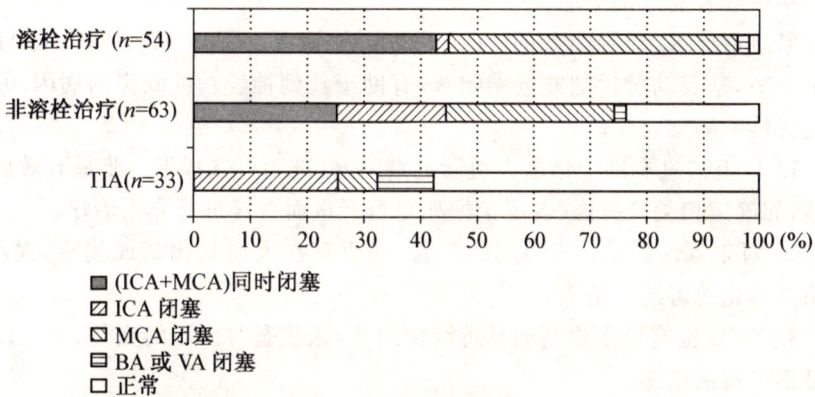

图 3.9.1　NVUE 在急性脑缺血中的应用。超声筛选 LAIT 的阳性率，适宜溶栓的患者为 98%，不适宜溶栓的急性脑卒中患者为 76%，TIA 患者为 42%（$P <$ 0.001）。

TCD 和颈动脉超声检查的优点和精确性

　　常规血管造影发现急性脑卒中发作后 6h 内，76% 的患者为完全的动脉闭塞。尽管许多血管造影检查和有经验人员操作的 TCD 检查都显示相似的结果，各研究中心之间的 TCD 扫描步骤和诊断标准不同。

　　1. 对于有明显神经功能缺失并且处于 6h 溶栓时间窗内的患者，TCD 发现 70% 以上的上述患者有急性血管闭塞。

　　2. 在脑卒中发作后 3h 内接受静脉 rt-PA 治疗的患者，TCD 检查 90% 以上者可显示急性血管闭塞的征象，尤其是治疗前 NIHSS 评分≥10 分的患者。

　　3. 急性脑缺血患者的 TCD 检查可发现颅内动脉狭窄、自发性的血栓溶解以及动脉再闭。

　　4. 在急性期，TCD 诊断 MCA 近端和 ICAs 闭塞的敏感性最高（＞90%）。

　　5. 若无经颅彩色双功超声或者造影剂增强扫描，频谱 TCD 诊断后循环病变的敏感性在 55%～60% 之间。

6. 如果非图像引导的频谱 TCD 显示完全正常,那么仅有不到 5％的可能会在急诊血管造影上发现急性血管闭塞(对于近端血管的特异性＞96％)。

7. 急性动脉闭塞一旦诊断成立,TCD 能检测动脉再通的开始时间、持续时间,以及再通的时机和程度。相比血管造影,TCD 诊断 MCA 闭塞患者溶栓治疗后血管再通的敏感性和特异性分别为 91％和 93％。

8. TCD 对急性脑卒中患者的首次临床评估特别有用。脑卒中发作 6h 后,TCD 发现动脉闭塞的可能性由 70％下降到 24％。

9. TCD 检查发现血管闭塞,可以帮助确定急性神经功能受损为缺血性。另一方面,正常的 TCD 结果则提示腔隙性脑梗死或者非脑卒中疾病,例如:功能性疾病或者复杂偏头痛。

紧急情况下,动脉闭塞的 TCD 快速定位检查,例如:MCA M2 或 M1 段,终末 ICA,基底动脉远端或近端闭塞,有助于找到神经功能缺失的病因,并间接评估代偿的侧支血流。

1. 以上信息有助于诊断大血管近端闭塞,进而可选择下一步最有效的处理措施,如确定相关检查,或者不论梗死是否严重而直接进行介入治疗。

2. 对于急性症状自发缓解的患者,如果存在大血管闭塞或狭窄,提示 24h 内病情恶化的可能性很大。

3. TCD 也有助于诊断动脉持续性闭塞,该状态对血压的变化、头位以及血容量不足特别敏感。

可介入治疗病变的 TCD 和颈动脉超声诊断标准

以往,颅内血管闭塞的标准着重于血栓部位血流信号的消失,或者两侧对应血管(如 MCAs)间的血流速度不对称。理论上来讲,血管完全闭塞应当检测不到任何血流信号,但实际上,由于血栓不规则的形状、质地相对较软以及收缩期动脉扩张,血栓周围仍然存在残余血流(图 3.9.2),因此,急性血管闭塞常由于残存血流信号不一致而呈现为不同的波形。

1. 心肌梗死溶栓治疗(thrombolysis in myocardial infarction,TIMI)血流分级标准采用有创血管造影来评估残余血流。我们建立了脑梗死溶栓治疗(thrombolysis in brain infarction,TIBI)血流分级标准,无创性地评估残余血流,并实时监测血栓溶解。

2. TIBI 血流分级标准扩展了以往动脉闭塞的定义,检查人员着重于有异常血流频谱的相对弱信号,该异常血流可在血栓填塞的动脉主干上发现。

3. TIBI 血流分级与脑卒中的严重性、死亡率以及血管再通的可能性和临床症状改善相关。

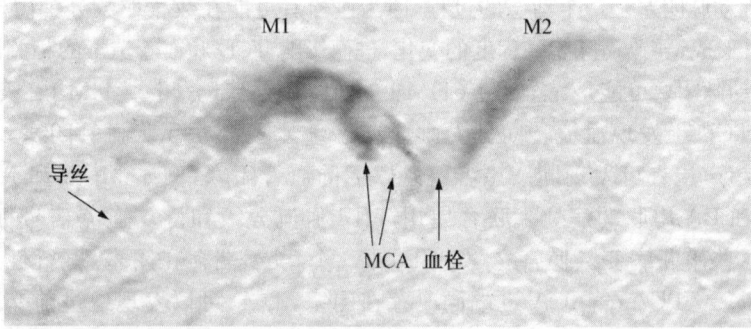

图 3.9.2 数字减影血管造影示导管内注射造影剂后的 MCA M1 和 M2 段血栓,TIMI 血流分级为 1 和 2 级。注意:血栓的形状为不规则腊肠样,而且 M1 远端和 M2 起始部残余血流量可变。

	TIMI	TIBI	说明
1级		160 96 32 -32 / 160 96 32 -32	完全闭塞 无血流信号:从闭塞以远部位检测不到任何多普勒信号 微小血液信号:收缩末期血流信号消失,呈短暂的收缩峰
2级		160 96 32 -32 / 160 96 32 -32	部分闭塞 淤滞血流信号:收缩期血流上升速度减慢,平均血流速度(MFV)<30cm/s 下降血流信号:正常加速的搏动信号,但MFC相比对侧下降>30%
3级		320 240 160 60 0 / 96 32 -32	完全再通 狭窄血流信号:低阻血流,局部血流速度增快,可能有充血表现 正常血流信号:低阻血流,血流速度与正常侧相比无异

图 3.9.3 TIMI 和 TIBI 血流分级标准的对比,决定 MCA 溶栓后完全再通或持续闭塞的 TCD 准确性参数。

急性动脉闭塞是一个动态的过程,因为血栓有可能在数秒或数分钟内形成、溶解乃至再形成,导致动脉闭塞程度的变化,进而影响 TCD 和血管造影的相关性。

1. 动脉闭塞可能是完全闭塞(TIM I 0~1 级)或者部分闭塞(TIM I 2 级)。

2. TCD 上发现血流转向分支血管或者侧支通路,提示大血管闭塞。

3. 超声检查可发现同一患者一条以上的血管闭塞,例如:ICA 和 MCA 串联、VA 和 BA 串联的病灶。联合使用 TIBI 血流分级和侧支血流信号标准,可以发现这些串联病变。换言之,如果 MCA M1 段远端存在闭塞,顺行性血流即转向 ACA 或 PCA,若 ICA 近端同时存在闭塞,TCD 可以发现通过前交通动脉的血流、终末 ICA 狭窄型频谱(图 3.9.5)和眼动脉反向血流。

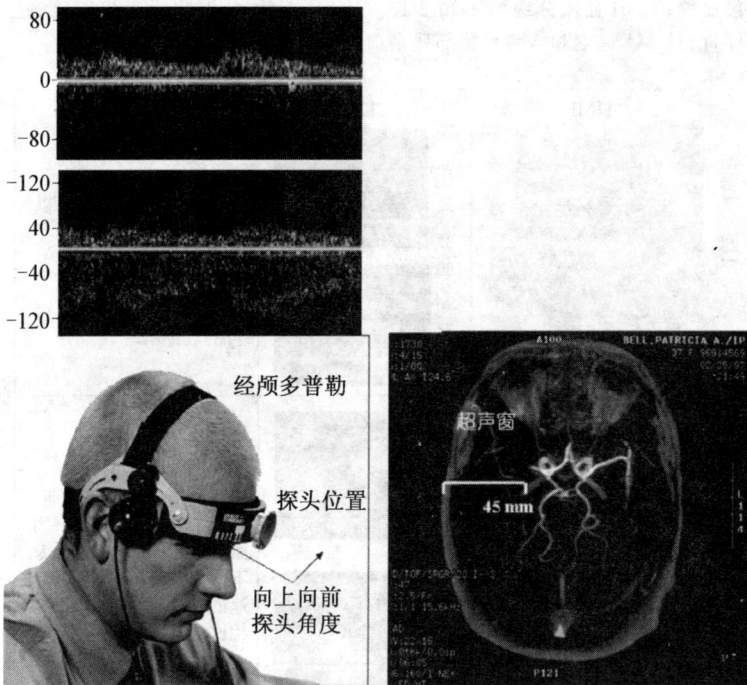

图 3.9.4 左图示急性脑缺血 MCA M1 段近端闭塞的典型 TCD 表现。磁共振血管造影(右下图)示 MCA 闭塞处与颅骨的定位关系,以及 TCD 探头和超声波束的相对位置。左下图示 MCA 闭塞溶栓持续监测时,TCD 探头固定的位置。

急性脑缺血的床边超声检查有助于:

1. 确定血栓是否存在;

2. 血栓定位;

3. 评估侧支血供;

4. 评估狭窄最严重处的血流状况;

5. 监测血管再通和再闭塞。

Chernyshev 对快速 TCD 检查联合颈动脉/椎动脉超声确定 LAIT 进行了评价。

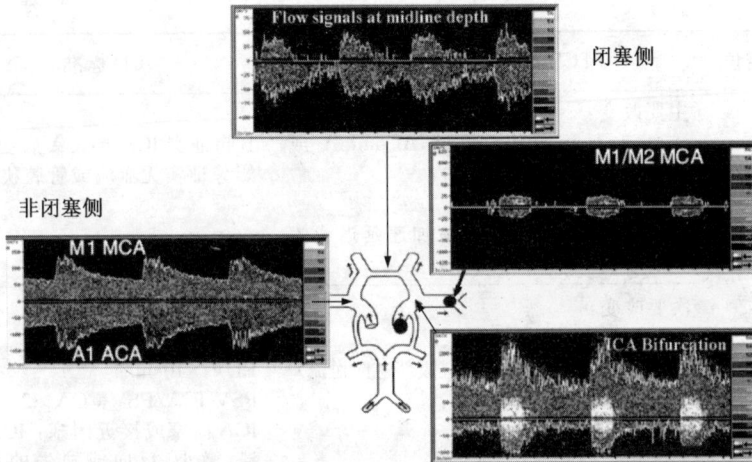

图 3.9.5 急性 MCA M1 段合并 ICA 闭塞。TCD 示深度 50mm M1~M2 远端微弱的血流信号(TIBI 1 级),近端 MCA/TICA 舒张期正性血流;末端 ICA 深度(颞窗深度 70mm)及后交通动脉和大脑后动脉深度示狭窄型血流信号伴有收缩期粗糙杂音。该血流信号需鉴别:TICA 狭窄或急性 ICA 闭塞后通过后交通动脉代偿。TCD 眼窗示右侧颈动脉虹吸部和眼动脉无血流信号,对侧发现流向 ACA 的反向血流(MFV MCA<ACA,搏动 MCA>ACA)。

1. LAIT 定义为供应脑缺血区的动脉闭塞、接近闭塞或 ≥50% 狭窄或血栓。

2. 目前 LAIT 的定义可能包括一些慢性病灶,要特别注意患者当前症状是否直接由该病灶引起。

3. 表 3.9.2 是 LAIT 的超声筛查标准。

表 3.9.2 可介入治疗病变的超声诊断标准

血管定位	TCD 标准(至少一条)	CD 标准
M1/M2 MCA	主要改变: 深度<45mm(M2)、45~65mm(M1)处 TIBI 分级 0~4 级(缺失、微小、淤滞、下降和狭窄型血流信号)	颅外检查正常或病侧 ICA 血流速度减慢
	次要改变: ACA、PCA 或者 M2 的反向血流 单侧 TICA 高阻力 MCA 内栓子信号 狭窄处湍流 乐音或杂音	
TICA	主要改变: 深度 60~70mm 处 TIBI 分级 0~4 级 流速增快(前或后交通动脉侧支)	病侧 ICA 血流速度减慢或颅外检查正常
	次要改变: 单侧 MCA 栓子信号 单侧 MCA 淤滞血流信号,MCV>20cm/s	

血管定位	TCD 标准（至少一条）		CD 标准
ICA 近端	主要改变： 血流速度增快（通过 ACommA 或 PCommA 的侧支血流） 反向眼动脉血流 同侧 MCA 收缩期血流加速延迟或为淤滞型，MFV＞20cm/s		B 超证实 ICA±CCA 病变 影像证实无血流或管腔狭窄
	次要改变： 单侧 MCA 栓子信号 正常眼动脉血流方向（虹吸部逆向血流）		ICA＞50％狭窄 PSV＞125cm/s EDV＞40cm/s PSV-ICA/PSV-CCA＞2 ICA 闭塞或接近闭塞：ICA 淤滞、微小、反向或缺失的血流信号
ICA/MCA 串联狭窄或闭塞	主要改变： TIBI 分级 0～4 级 对侧 ACA、MCA、同侧 PCommA 血流速度增快；或同侧眼动脉血流反向		B 超证实 ICA、±CCA 病变，或影像证实无血流或管腔狭窄 ICA＞50％狭窄 PSV＞125cm/s EDV＞40cm/s PSV-ICA/PSV-CCA ＞2
	次要改变： 近端 MCA 或 TICA 收缩期血流加速延迟 近端 MCA 或 TICA 栓子信号		ICA 闭塞或接近闭塞：ICA 淤滞、微小、反向或者缺失的血流信号
基底动脉	主要改变： 深度 75～100mm 处 TIBI 分级 0～4 级		颅外检查正常或 VA 血流速度减慢或 VA 闭塞
	次要改变： 终末 VA 及分支处、MCAs 或 PCommAs 血流速度增快 VA 高阻血流信号 远端基底动脉（85mm）反向血流		
椎动脉	主要改变（颅内 VA 闭塞）： 深度 75～100mm 处 TIBI 分级 0～4 级 主要改变（颅外 VA 闭塞）：同侧 VA 末端血流信号缺失、微小或者反向高阻血流		颅外检查可能正常（颅内 VA 病变），VA 血流速度减慢或闭塞
	继发改变： 栓子信号 对侧 VA 血流速度增快或搏动低下		

　　注：LAITs 定义为：(1) MCA M1 或 M2 段，(2) ICA，(3) 联合 ICA/MCA，(4) 椎基底动脉的闭塞、接近闭塞或者≥50％狭窄。

　　TICA(terminal carotid artery)：颈动脉末端；TIBI(thrombolysis in brain infarction)：脑梗死溶栓；ACommA(anterior communicating artery)：前交通动脉；PCommA(posterior communicating artery)：后交通动脉。

TCD 监测

使用 TCD 持续监测血栓,以及评估血管舒缩反应已经有数年历史了,未见副作用报道;在诊断性超声中使用的频率和功率范围,亦无不利的生物学效应。

1. TCD 监测可实时显示 MCA 闭塞的发展变化和血管再通的进程。

2. 通过观察 TIBI 残余血流信号和其他参数,如血流信号的强度、微栓子信号、血流速度,以及搏动变化,实时超声监测可以评估血流改善的持续时间,进而推测血栓溶解的速度。

为了测量血栓溶解的速度和完全性,动脉再通起始时间的确定很重要,可参考以下 5 个参数:

1. 血流频谱改变≥1 个 TIBI 血流等级(例如:由无血流信号到微小的血流信号,微小至淤滞,微小至正常信号)。

2. 出现栓子信号(短暂的高密度信号,时程不等)。

3. 在固定超声角度,血流速度增加大于 30%。

4. 在固定的骨/探头界面以及相同的增益/取样容积/标度等参数下,观察到时程不等的信号增强和血流增快。

5. 血流信号的搏动指数和收缩峰振幅变化大于 30%(图 3.9.6)。

(a)

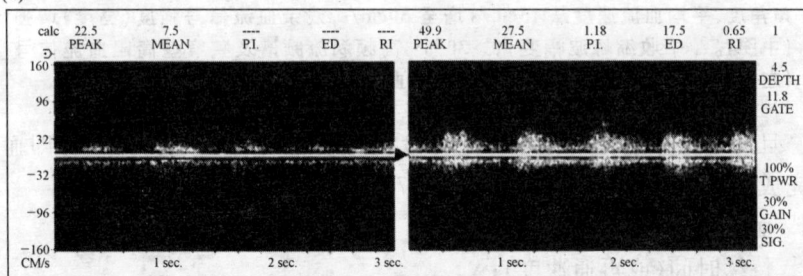

(b)

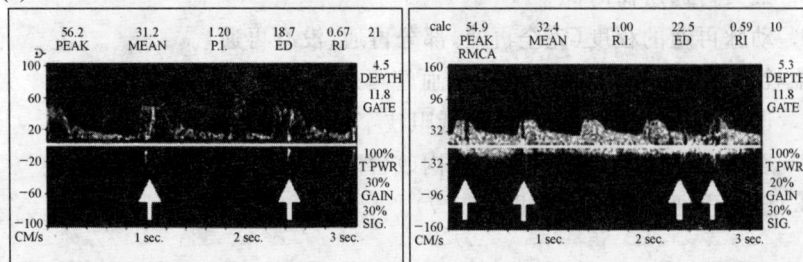

(c),(d)

(e)

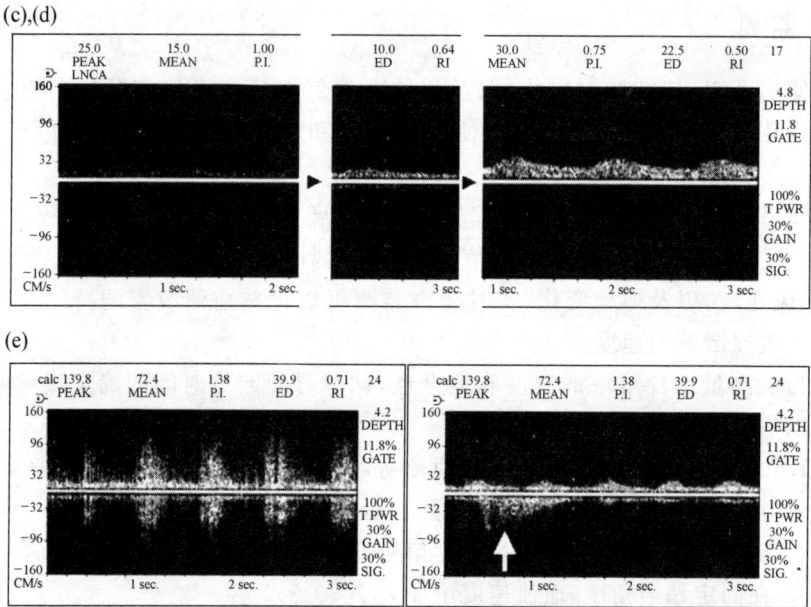

图 3.9.6 示动脉再通的开始及延续征象。

(a) 血流频谱形态改善≥1 个 TIBI 级别：从微小变为淤滞的血流信号(出现舒张末期正向血流以及淤滞的收缩期血流)。(b) 示栓子的信号：右幅图示下降和正常的血流信号，伴多个时程不等的短暂高强度信号，伴有独特的吱喳或砰的声音(箭头处)。(c,d) 血流速度增加 ≥30% 及信号强度改善：在固定的超声角度，平均血流速度从 15cm/s 增至 30cm/s，残余血流信号强度(亮度)增强(中图)。(e) 收缩峰波幅变化＞30%：高频涡流频谱及狭窄型高阻血流信号(左图)；血管分支处出现短暂的基线下血流(箭头处)(右图)。

一旦血管再通进程开始，TCD 可检测到最高的 TIBI 血流等级，即血管再通的完成。利用这些超声参数(图 3.9.7)，TCD 可以测量：

1. 血管再通的开始时间；

2. 持续时间(或再通速度)；

3. 最大再通所需时间；

4. 动脉再通的程度(完全再通，部分再通，没有再通)。

血栓部分或完全溶解的患者中，血管再通过程可分为以下几类：

1. 迅速再通(突然出现正常或低阻狭窄型血流信号)；

2. 逐步再通(血流在 1~29min 内改善)；

3. 缓慢再通(≥30min)(图 3.9.7)。

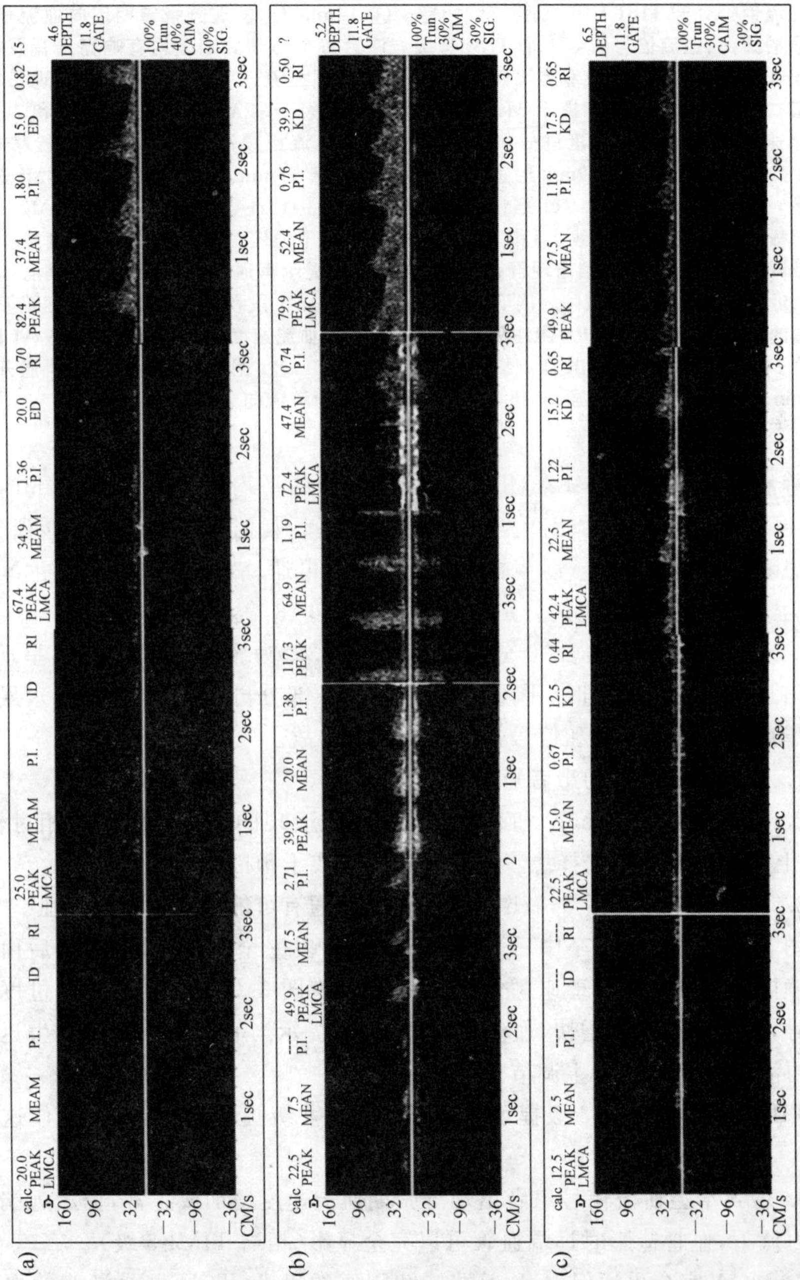

图 3.9.7 示动脉再通时间的"3S"分类。

(a) 迅速再通(突然出现正常或低阻狭窄型血流信号): ① rt-PA 团注时,TCD 示 MCA 微弱的血流信号。② 团注后 31min,首次发现信号强度改善,标记为再通"开始"。③ 不到 5s 内,首次出现低阻血流信号和正常频谱;④ 30s 后,血流速度正常。rt-PA 团注后 31min 开始再通,持续 35s,MCA M1 段远端完全再通(相当 TIMI 3 级)的时间是 rt-PA 团注后 32min。

(b)逐步再通(血流在 1～29min 改善): ① rt-PA 团注时,TCD 示 MCA M1 段到远端极微的血流信号。② 9min 后 TCD 示收缩期血流速度增快(再通开始),但舒张末期血流的缺失意味着血流信号处于 TIBI 1 级,血管持续闭塞。③ 14min 时,发现舒张末期正向血流信号,收缩期频谱圆钝,血流信号改变 1 个 TIBI 等级。注意每个心动周期里均有响亮杂音及栓子信号。④ 16min 时,TCD 示狭窄型高阻涡流信号,收缩血流速度增快。18min 出现正常的血流频谱。⑤ 此时的 TCD 即提示 MCA M1 段重新开放。rt-PA 团注后第 18min 和 20min 发现血流速度、搏动和信号强度进一步改善。⑥ 提示血流持续恢复,推测远端血栓移行越过 MCA M2 分叉处。TCD 示 9min 时血管再通开始,持续 11min,完全再通(相当 TIMI 3 级)的时间是 rt-PA 团注后 20min。(c) 缓慢再通(30～60min):① rt-PA 团注时,TCD 示 MCA M1 段起始部极微的血流信号(基线上)和 ACA A1 近端基线下血流信号,平均血流速度是 24cm/s。② 12min 后,MCA M1 段近端出现舒张末期正向血流,提示再通开始。ACA 血流信号减少,可能提示近端的血栓移动或破碎。接下来 40min 内,MCA M1 段和 ACA A1 段血流速度不稳定,呈减幅的 TIBI 血流。③ rt-PA 团注后 54min,最高平均血流速度达到 28cm/s,ACA A1 段血流速度达 54cm/s,达下降的 TIBI 血流级别。④ TCD 提示 rt-PA 团注后 12min 血管再通开始,持续 42min,54min 血管部分再通(相当 TIMI 2 级),持续血流流向 ACA

(摘自:Kaps et al. 1990)

　　静脉溶栓患者经 rt-PA 团注后,血管再通的平均开始时间是 17min,达到 TIBI 血流最大级的平均时间是 35min,再通平均耗时 23±16min。该研究中,12％患者迅速再通,53％逐步再通,35％缓慢再通。24h 时,各再通组 NIHSS 评分为 0～3 分的患者比例分别为 80％、30％和 13％。

　　24h 时 NIHSS 评分≥10 分的患者中,有 53％为缓慢或部分再通,呈现减幅血流信号。完全再通耗时(平均 10min)要短于部分再通(平均 30min),最可能是由于后者的血流速度和信号强度不断变化之故。

　　1. 快速动脉再通的患者短期预后好。

　　2. 血流缓慢(≥30min)和有血流信号衰减表现的患者临床预后相对较差。TCD 上该信息有助于选择患者进行其他药物或干预措施。

　　3. 心源性脑栓塞后 5～7h 引发的血管再通有可能导致症状性出血。

　　图 3.9.8 示急性脑卒中后 5.5h MCA M1 段完全的逐步再通,之后由于大面积颅内出血导致病情迅速恶化,24h 内死亡。图 3.9.8 第 2 幅图示过度充血的信号,平均血流速度增快,血流搏动低下,这提示当心源性卒中后发生迟发的快速再灌注时,MCA 自主调节反应严重受损。

　　TIBI 血流分级 2～3 级提示部分再通,4～5 级提示完全再通,记住这点很重要。

　　1. 若狭窄型血流信号患者出现舒张期血流速度增加或正常,提示远端血管床阻力低下,血管造影时远端血管可以完全显影(相当 TIMI 3 级)。

　　2. MCA 完全再通但 ICA 近端持续闭塞的患者,TCD 显示淤滞的血流信号,平均血流速度常 >20cm/s(相当 TIMI 3 级)。

　　TCD 可持续监测脑卒中患者动脉闭塞或再闭状况(病例报道,图 3.9.9),若动静脉联合溶栓治疗证实有效,这将进一步指导溶栓治疗的决策。

时间 13：02 rt-PA 团注

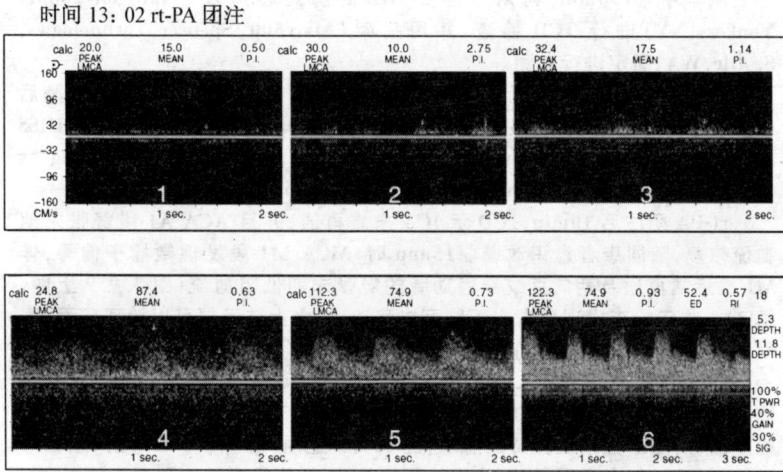

时间 13：38

图 3.9.8　TCD 颞窗检查,深度 53mm,增益为 11.8mm,MCA 主干血栓。框 1. 静脉 rt-PA 团注时(13：02)MCA 近端极微的血流信号。静脉 rt-PA 滴注 30min 后:框 2-3 示早期血流信号恢复,频率增加伴微栓子信号(箭头处)出现。框 4. 狭窄型涡流频谱,听到吱嘎音,提示血栓不断溶解。框 5. 充血血流,血流速度高于相对应年龄的预期值,血流搏动相对低(Gosling and King 搏动指数 0.73),提示远端血管舒张。框 6. 充血血流,血流速度高于相对应年龄的预期值,血流搏动正常(Gosling and King 搏动指数 0.93),提示 MCA 近端再灌注。(摘自:Demchuk et al. 1999.)

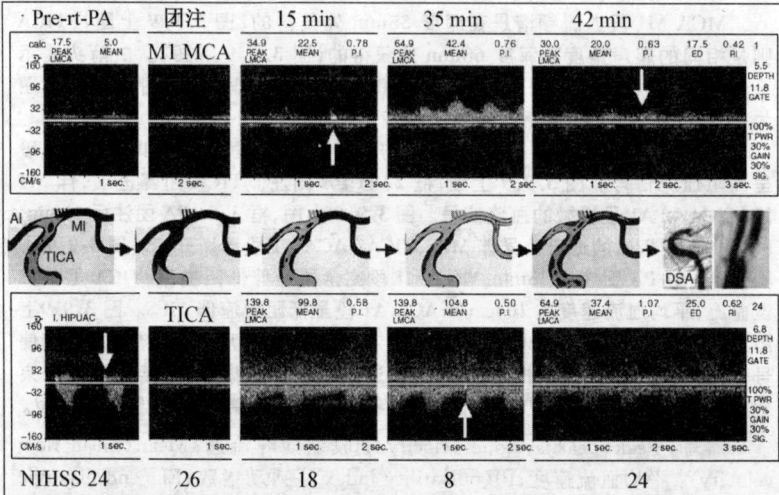

图 3.9.9　病例报道一位 42 岁的女性患者,右利手,80min 前发现右侧肢体偏瘫,完全性失语,眼球向左侧凝视以及右侧同向性偏盲(NIHSS 24 分)。既往有吸烟史,非胰岛素依赖的糖尿病,外周血管病变并需要股动脉、腘动脉搭桥治疗,否认心脏及脑缺血病史,未进行抗血小板治疗。头颅 CT 提示左侧 MCA 高密度征,未见脑出血。

脑卒中后 90min，利用单通 2MHz 便携式超声仪（Multigon 500M，Yonkers，NY）进行 TCD 检查，并用头架（Marc500，Spencer Technologies，Seattle，WA）固定进行监测。

TCD 示 MCA M1 段近端和 ACA A1 段闭塞（图 3.9.9 上图，框 1），随后进展至 ICA 末端闭塞（图 3.9.9 上图，框 2）。5min 内，患者变为嗜睡（NIHSS 26 分）。脑卒中发作 120min 后，静脉溶栓开始，按照标准剂量 0.9mg/kg（10％团注，剩余 90％在 1h 内输入，最高剂量 90mg）。

rt-PA 团注后 10min，TCD 示 ICA 末端再通，并且 ACA A1 段舒张末期血流恢复，随即患者意识改善。15min 时，MCA M1 段发现微栓子信号，伴 M1 段近端再通及朝向豆纹穿通动脉的舒张末期低阻血流（图 3.9.9 上图，框 3）。临床检查发现患者右下肢可以移动，继之上肢远端可以抬离床面，同时面瘫改善（NIHSS 18 分）。

20min 时，TCD 示 ACA A1 段再通，继之患者凝视消失，30min 时右侧肢体无力明显好转（NIHSS 15 分）。35min 时，MCA M1 段完全再通，伴多个微栓子信号，提示近端血栓持续溶解（图 3.9.9 上图，框 4）。37min 时，患者可以抬高手臂，仅有轻微抖动，能讲简单的单词，能执行对肢体和躯干的指令。

42min 时，TCD 示 MCA M1 段重新闭塞和 ICA 末端减幅的血流信号（图 3.9.9 上图，框 5）。44min 时，患者重新出现嗜睡、眼球凝视、完全性失语以及右侧肢体偏瘫（NIHSS 24 分）。rt-PA 注射结束时，TCD 示 ICA 末端"T"型闭塞（类似于框 2 的信号）。rt-PA 溶栓后 CT 扫描未发现明显改变。

急诊血管造影提示 ICA 近端血栓和 ICA 末端"T"型完全闭塞，MCA M1 段和 ACA A1 段无血流（框 5 DSA）。按照获批准的临床试验，患者接受了动脉内 6mg rt-PA，继之机械取栓治疗，最终远端 ICA、MCA M1 段近端、ACA A1 段完全再通，但 MCA M1 段远端仍闭塞，ICA 近端≥80％狭窄。检查未发现脑卒中的其他原因。两周后，患者的主要症状表现为失语和上肢瘫痪（NIHSS 18 分）。

rt-PA 静脉溶栓过程中超声检查及一些临床发现描述如下：

MCA M1 段血流频谱是在深度 55mm 处获得的（图 3.9.9 上图），TICA 则是相同的超声角度下深度 68mm 处获得的（图 3.9.9 下图）。白箭头提示高信号、短时程的微栓子信号（microembolic signals，MES）。图 3.9.9 中图为 TCD 图解，每个图像下都提供了相应的 NIHSS 评分。

图 3.9.9 上图，框 1：rt-PA 溶栓前。MCA M1 段、TICA 和 ACA A1 段呈高阻血流信号。图 3.9.9 上图，框 2：rt-PA 团注。TICA 闭塞进展，伴 M1 段、TICA 和 A1 段极微的血流信号。图 3.9.9 上图，框 3：rt-PA 团注后 15min，MCA M1 段极微的血流信号伴 MES、TICA/ ACA A1 段再通开始。图 3.9.9 上图，框 4：rt-PA 团注后 35min，MCA M1 段完全再通伴低阻血流；TICA 呈狭窄型血流，平均血流速度为 104cm/s；ACA A1 段呈低阻血流伴 MES。图 3.9.9 上图，框 5：rt-PA 团注后 42min。MCA M1 段和 TICA 重新闭塞伴减幅的血流信号，同图 3.9.9 上图框 4 相比，平均血流速度减慢。静脉 rt-PA 溶栓治疗结束后立即 DSA 检查示"T"型（从侧面看）闭塞以及 ICA 近端血栓，残留管腔狭窄。

缩写：Peak（peak systolic velocity）：收缩期峰流速；Mean（mean flow velocity）：平均血流速度；PI（pulsatility index）：搏动指数；ED（end diastolic flow）：舒张末期血流；PI（resistance index）：阻抗指数。（摘自：Demchuk et al 2000.）

NINDS rt-PA 脑卒中研究没有对动脉再闭塞进行系统分析，因为该研究中血管成像方法不一致，临床症状缓解后再次恶化（deterioration following improvement，DFI）可能是血管再闭塞的临床表现，该研究中有 13％的患者出现了 DFI。

1. 我们发现,1/3 早期血管再通患者,在 rt-PA 团注后 2h 出现再闭塞,2/3 的 DFI 患者表现为早期再闭,推测再闭塞是出现 DFI 的主要原因。

2. 同一个研究发现,早期血管再闭的患者比无血管再通的患者有更好的长期预后。可能是因为血管再闭之前,患者经历了一定程度的早期再通及半暗带区的再灌注,为脑组织耐受进一步缺血赢得额外的时间。

TCD 在治疗上的应用

相当一部分冠状动脉闭塞,经单独静脉溶栓治疗后血管未能再通,而静脉溶栓治疗缺血性脑卒中时,血管再通的比例更低。

1. del Zoppo 等学者研究发现,静脉使用度提普酶(duteplase)1h 后,仅26％的颅内血管闭塞患者出现血栓部分或完全溶解。

2. PROACT Ⅱ期实验发现,在血栓表面持续注射重组尿激酶原 1h,仅有4％的 MCA 闭塞患者表现为血管完全再通(TIMI 3 级)。

3. 尽管接受了静脉 rt-PA 溶栓治疗,仍有一半的患者遗留严重或中等程度的残疾。

4. 低治愈率的一个主要原因是血栓溶解的速度慢或不完全。

实验证据显示,超声提高 rt-PA 的溶栓效果,尤其是超声频率在千赫至低兆赫之间。

1. 如果机械指数被控制在 1 以下,超声对溶栓的作用就不能用热效应或空化效应所解释。

2. 即使频率为 2MHz 输出功率低于 750mW,TCD 也能传递给颅内血管一定的能量,这提示这种诊断方法可能会增强 rt-PA 溶栓的作用。

诊断性 2MHz TCD 被列为脑卒中患者的常规检查,可测量颅内动脉的频谱和速度。

1. 持续的 2MHz TCD 能量传递,血栓表面有更多的接触,进而促进血栓溶解。

2. 当使用 TIBI 分级确定最差残余血流时,超声波束常集中在血栓的位置,以及血栓和周边微小血流交界处(图 3.9.2)。

3. 我们观察到,2MHz TCD 持续监测时,血管完全再通和临床症状快速缓解的比率很高。

我们的临床试验评定了 TCD 对脑卒中患者是否存在上述的治疗效果。从 rt-PA 团注开始,我们即用便携式 TCD 监测溶栓的脑卒中患者。

1. TCD 检查获得血栓部位的残余血流信号。

2. 研究了 40 例患者,平均 NIHSS 评分为 19 分。

3. rt-PA 注射时 TCD 全程监测。

4. rt-PA 团注后 45±20min 血管再通。12 例（30％）完全再通，16 例（40％）部分再通。

5. 8 例（20％）患者 rt-PA 滴注时即出现临床症状快速缓解（NIHSS≤3分），均为完全再通。

6. 临床症状无缓解甚至加重的患者与 TCD 上无血管再通、迟发再通、重新闭塞相关。

7. rt-PA 注射结束时，有 30％的患者 NIHSS 评分改善 ≥10 分或完全恢复正常，24h 时这个比例则达到 40％。

8. rt-PA 快速起效和早期完全再通的高比率，提示 TCD 超声能量的传递可以促进更快速的溶栓。

上述的试验结果给了我们很大的信心，于是开始Ⅱ期随机对照试验（称为CLOTBUST），验证 TCD 的治疗作用是否有临床意义。

1. 共有 126 例患者参与这次试验，随机分为两组，一组除静脉 rt-PA 治疗外还进行 TCD 监测，另一组只予静脉 rt-PA 治疗（对照组）。

2. rt-PA 团注后 2h 内血管完全再通或者临床症状快速缓解的比例，TCD监测组为 49％，对照组为 30％。

3. 4.8％的患者出现颅内出血症状。

4. 图 3.9.10 示 2h 内持续完全再通的比率。试验结果提示 2MHz TCD 监测有治疗作用，而不增加颅内出血风险。

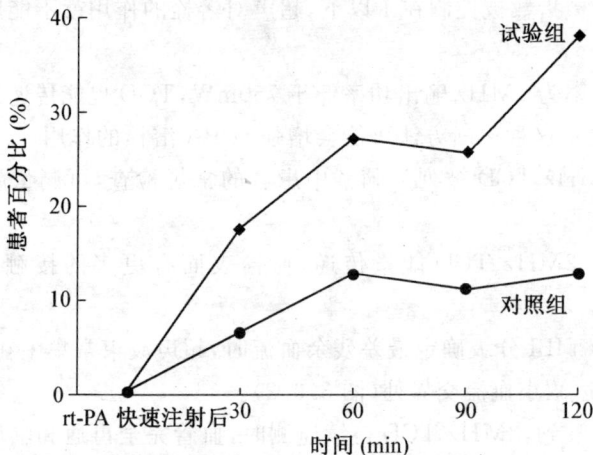

图 3.9.10　rt-PA 团注后 2h 内，血管持续完全再通的比率。
（摘自：Alexandrov et al. 2004.）

Eggers 等作者研究 2MHz 经颅彩色超声扫描（transcranial color-coded sonography，TCCS）对溶栓的作用，选用了有溶栓禁忌的 MCA M1 段闭塞的急性脑卒中患者，结果发现，超声组血管再通的比率要高于对照组（$P=0.026$）。

最近的 TRUMBI 多中心临床试验,6h 时间窗内的患者共有 26 例。

1. 12 例患者接受 rt-PA 治疗,14 例患者接受 rt-PA 和 90min 低频(300 kHz)超声波治疗。

2. 非常遗憾的是,这项研究由于颅内出血的发生率过高被迫提前终止, rt-PA 组发生率为 5/12,rt-PA 联合超声治疗组为 13/14。

3. 脑实质及不典型的出血仅发生在联合治疗组。研究人员推测这是因为波长较长的超声在颅内发生反射,产生"热点",同时脑微血管机械性扭曲,导致颅内出血。

其他的床边应用检测

栓子检测
微栓子信号(MES)具有不同于循环血流的声学特征,在 TCD 频谱上呈高强度、短时程。

1. 已证实 MES 代表血流固态或者气态颗粒。

2. MES 在心动周期随机出现,具特征性的吱喳声、咔嚓或口哨样声音。

若考虑脑卒中或 TIA 是由栓塞引起,MES 的识别尤为重要。

1. 对颈动脉狭窄患者,进行多普勒栓子信号识别特别重要。氯吡格雷联合阿司匹林减少症状性颈动脉狭窄栓子的研究(clopidogrel and aspirin for reduction of emboli in symptomatic carotid stenosis study,CARESS)发现,与单用阿司匹林相比,氯吡格雷和阿司匹林联合应用显著减少 MES。因此,TCD 可用来筛查适合早期颈动脉内膜剥离术(carotid endarterectomy,CEA)的患者。

2. Spenc 等作者研究发现,对于无症状性颈动脉狭窄患者,颈动脉内膜切除或者支架植入术对 TCD 检查未发现 MES 的患者没有益处,除非风险小于 1%。研究人员建议,无症状性颈动脉狭窄应该药物控制,延缓手术,直至出现症状或栓子。

颅内血管狭窄
颅内动脉狭窄和闭塞都能引起多普勒信号的特征性改变,包括:

1. 病变处血流速度增快;

2. 局部涡流;

3. 狭窄远端血流速度减慢;

4. 出现侧支血流信号。

TCD 检查前循环的敏感性、特异性、阳性预测值和阴性预测值通常高于椎基底循环,因为前循环的解剖更可靠,而后循环研究存在一些技术问题。

1. TCD 最主要的缺陷之一是颞窗探测困难,这对很多研究病例是一个限制因素,对颞窗探测不佳的病例加用各种造影剂,可增强 TCD 的探测能力。

2. 因为 TCD 没有结构成像,所以对颅内动脉的评估依赖于操作人员技术。它是一门科学,但更是一门艺术。

3. 经颅彩色编码超声能对颅内血管真实成像,故对不同动脉的识别更可靠,通过合适的角度矫正也可计算血流速度。

血管舒缩反应

尽管 MCA 的血流速度与脑组织血流的绝对值不直接相关,但在 MCA 管径固定的情况下,血流速度的改变与血流变化相关。血管舒缩反应体现了脑血循环对血管舒缩刺激物反应的能力,TCD 可以研究脑血流对这类刺激物反应后引起的变化。

1. 测量血管舒缩反应最常用的刺激物是 CO_2。

2. CO_2 浓度升高引起血管扩张,脑血流量增加,表现为血流速度增快。

3. 测量血管舒缩反应需要一个合适的方案来控制 CO_2 浓度。

Markus 等作者提出了一个简单的方法,屏气 30s 后测量 MCA 血流速度,然后计算屏气指数(breath-holding index,BHI)。

$$BHI = (MFV_{屏气末} - MFV_{基线}) / MFV_{基线} \times 100 / 屏气秒数$$

MFV 代表平均血流速度。

1. 无症状性颈动脉狭窄或既往有症状性颈动脉闭塞的患者,若 BHI 提示血管舒缩反应受损,则其脑卒中风险更高。

2. 血管舒缩反应下降提示狭窄后的侧支血流代偿衰竭。

3. 评估血管舒缩能力的研究使用了不同的刺激手段,结果发现血管舒缩能力差者,同侧事件发生率可达 30%(即 2 年内脑卒中或者 TIA 风险为 30%)。

右向左分流的检测

右向左分流,尤其是卵圆孔未闭(PFO)在一般人群中常见,心超及尸体解剖研究发现其患病率为 10%~35%。在特定人群,如隐源性脑卒中、TIA,尤其是无明显病因的年轻患者中,其患病率更高。

1. 临床用各种不同的方法来诊断 PFO。造影剂增强的经食道超声心动图(TEE)仍是诊断 PFO 的金标准。

2. 造影剂增强的 TCD 若检测到 MCA 内短暂高强度信号(high-intensity transient signals,HITS),提示右向左分流的存在,20 世纪 90 年代以来一直首选该方法。

3. 造影剂增强的 TCD 敏感性和特异性分别是 68%~100% 和 67%~100%。

4. Blersh 等作者最近发现,造影剂增强的经颅双功超声诊断 PFO,具有与造影增强的 TEE 一样的敏感性。

前述检查如栓子检测、血管舒缩反应、右向左分流检测,都可以在急诊室、观察室或卒中单元的床边完成,用于快速诊断。

　　综上所述,颈动脉超声和 TCD 在脑卒中患者的诊断中具临床价值,建议作为综合性脑卒中心的主要组成部分。TCD 技术仍在发展,诊断价值也在提升,且具有潜在的治疗作用。使用血管闭塞标准及残余血流 TIBI 分级的目标是简化其在急性脑卒中的应用,技术进步也将简化骨窗的测量。鉴于超声仪器广泛普及,有望在急性脑卒中中更多使用该项方法,《血管实验鉴定指南》(www.icavl.org)要求其诊断标准及仪器测试性需经当地相关组织认可。

参考文献

Albert MJ, Latchaw RE, Selman WR, Shephard T, et al. Recommendations for comprehensive stroke centers: A consensus statement from the brain attack coalition. Stroke 2005;36: 1597-618.

Alexandrov AV. Cerebrovascular ultrasound and stroke management. Futura Publishing, New York. 2002.

Alexandrov AV, Burgin WS, Demchuk AM, El-Mitwalli A, Grotta JC. Speed of intracranial clot lysis with intravenous TPA therapy: Sonographic classification and short term improvement. Circulation 2001;103: 2897-902.

Alexandrov AV, Demchuk A, Wein T, Grotta JC. The yield of transcranial Doppler in acute cerebral ischemia. Stroke 1999;30: 1605-9.

Alexandrov AV, Demchuk AM, Felberg RA, et al. High rate of complete recanalization and dramatic clinical recovery during TPA infusion when continuously monitored by 2 MHz transcranial Doppler monitoring. Stroke 2000;31: 610-14.

Alexandrov AV, Demchuk AM, Felberg RA, Grotta JC, Krieger D. Intracranial clot dissolution is associated with embolic signals on transcranial Doppler. J Neuroimaging 2000; 10: 27-32.

Alexandrov AV, Felberg RA, Demchuk AM, et al. Deterioration following spontaneous improvement: Sonographic findings in patients with acutely resolving symptoms of cerebral ischemia. Stroke 2000;31: 915-19.

Alexandrov AV, Grotta JC. Arterial reocclusion in stroke patients treated with intravenous tissue plasminogen activator. Neurology, 2002; 59: 862-7.

Alexandrov AV, Molina CA, Grotta JC, et al. for the CLOTBUST Investigators. Ultrasound-enhanced systemic thrombolysis for acute ischemic stroke. N Engl J Med 2004; 351: 2170-8.

Behrens S, Daffertshofer M, Spiegel D, Hennerici M. Low-frequency, low-intensity ultrasound accelerates thrombolysis through the skull. Ultrasound Med Biol 1999;25: 269-73.

Blersch WK, Draganski BM, Holmer SR, et al. Transcranial duplex sonography in the detection of patent foramen ovale. Radiology 2002;225: 693-9.

Braaten JV, Goss RA, Francis CW. Ultrasound reversibly disaggregates fibrin fibers. Thromb Haemost 1997;78: 1063-8.

Burgin WS, Alexandrov AV. Deteriorations following improvement with TPA therapy:

Carotid thrombosis and re-occlusion. Neurology 2001;56: 568-70.

Burgin WS, Malkoff M, Felberg RA, et al. Transcranial Doppler ultrasound criteria for recanalization after thrombolysis for middle cerebral artery stroke. Stroke 2000;31: 1128-32.

Chernyshev OY, Garami Z, Calleja S, et al. Yield and accuracy of urgent combined carotid/transcranial ultrasound testing in acute cerebral ischemia. Stroke 2005;36: 32-7.

Daffertshofer M, Gass A, Ringleb P, et al. Transcranial low-frequency ultrasoundmediated thrombolysis in brain ischemia. Stroke 2005;36: 1441-6.

Daffertshofer M, Hennerici M. Ultrasound in the treatment of ischemic stroke. Lancet Neurol 2003;2: 283-90.

Del Zoppo GJ, Poeck K, Pessin MS, et al. Recombinant tissue plasminogen activator in acute thrombotic and embolic stroke. Ann Neurol 1992;32: 78-86.

Demchuk AM, Burgin WS, Christou I, et al. Thrombolysis in brain ischemia (TIBI) TCD flow grades predict clinical severity, early recovery and mortality in intravenous TPA treated patients. Stroke 2001;32: 89-93.

Demchuk AM, Christou I, Wein TH, et al. Accuracy and criteria for localizing arterial occlusion with transcranial Doppler. J Neuroimaging 2000;10: 1-12.

Demchuk AM, Wein TH, Felberg RA, Christou I, Alexandrov AV. Evolution of rapid middle cerebral artery recanalization during intravenous thrombolysis for acute ischemic stroke. Circulation 1999;100: 2282-3.

Droste DW, Silling K, Stypmann J, et al. Contrast transcranial Doppler ultrasound in the detection of right-to-left shunt: Time window and threshold in microbubble numbers. Stroke 2000;31: 1640-5.

Eggers J, Seidel G, Koch B, Konig IR. Sonothrombolysis in acute ischemic stroke for patients ineligible for rt-PA. Neurology 2005;64: 1052-4.

Fieschi C, Argentino C, Lenzi GL, Sacchetti ML, Toni D, Bozzao L. Clinical and instrumental evaluation of patients with ischemic stroke within six hours. J Neurol Sci 1989; 91: 311-22.

Francis CW, Onundarson PT, Carstensen EL, et al. Enhancement of fibrinolysis in vitro by ultrasound. J Clin Invest 1992;90: 2063-8.

Furlan AJ, Higashida RT, Wechsler LR, and PROACT Ⅱ Investigators. PROACT Ⅱ: Recombinant prourokinase (r-ProUK) in acute cerebral thromboembolism: Initial trial results. In Highlights, 24th AHA International Conference on Stroke and Cerebral Circulation. CD-ROM, AHA, 1999.

Grant EG, Benson CB, Moneta GL, et al. Carotid artery stenosis: Grey-scale and Doppler US diagnosis—Society of Radiologists in Ultrasound Consensus Conference. Radiology 2003;229: 340-6.

Hankey GJ. Ongoing and planned trials of antiplatelet therapy in the acute and long term management of patients with ischemic brain syndromes: Setting a new standard of care. Cerebrovasc Dis 2004;17(Suppl 3): 11-16.

Kaps M, Damian MS, Teschendorf U, Dorndorf W. Transcranial Doppler ultrasound findings in the middle cerebral artery occlusion. Stroke 1990;21: 532-7.

Kaps M, Link A. Transcranial sonographic monitoring during thrombolytic therapy. Am J Neuroradiol 1998;19: 758-60.

Lewandowski CA, Frankel M, Tomsick TA, et al. Combined intravenous and intraarterial r-TPA versus intra-arterial therapy of acute ischemic stroke: Emergency Management of Stroke (EMS) Bridging Trial. Stroke 1999;30: 2598-605.

Markus HS, Harrison MJ. Estimation of cerebrovascular reactivity using transcranial Doppler, including the use of breath-holding as the vasodilatory stimulus. Stroke 1992;23: 668-73.

The National Institutes of Neurological Disorders and Stroke rt-PA Stroke Study Group. Tissue plasminogen activator for acute ischemic stroke. N Engl J Med 1995;333: 1581-7.

Razumovsky AY, Gillard JH, Bryan RN, Hanley DF, Oppenheimer SM. TCD, MRA, and MRI in acute cerebral ischemia. Acta Neurol Scand 1999;99: 65-76.

Sloan MA, Alexandrov AV, Tegeler CH, et al. Assessment: Transcranial Doppler ultrasonography: Report of the therapeutics and technology assessment subcommittee of the American Academy of Neurology. Neurology 2004;62: 1468-81.

Spence JD, Tamayo A, Lownie SP, Ng WP, Ferguson GG. Absence of microemboli on transcranial Doppler identifies low-risk patients with asymptomatic carotid stenosis. Stroke 2005;36: 2373-8.

Spencer MP, Thomas GI, Nicholls SC, Sauvage LR. Detection of middle cerebral artery emboli during carotid endarterectomy using transcranial Doppler ultrasonography. Stroke 1990;21: 415-23.

Thomassen L, Waje-Andreassen U, Naess H, Aarseth J, Russel D. Doppler ultrasoundand clinical findings in patients with acute ischemic stroke treated with intravenous thrombolysis. Eur J Neurol 2005;12: 462-5.

The TIMI Study Group. The thrombolysis in myocardial infarction (TIMI) trial: Phase I findings. N Engl J Med 1985;312: 932-6.

Zanette EM, Fieschi C, Bozzao L, et al. Comparison of cerebral angiography and transcranial Doppler sonography in acute stroke. Stroke 1989;20: 899-903.

第四章 脑卒中的治疗

第十节 缺血性脑卒中起病 24h 内的处理

Magdy H. Selim

时间就是大脑,对于急性脑卒中的患者,每一分钟都十分重要。对于大多数患者而言,脑卒中后数小时,缺血脑组织的损伤即不可逆。因此,紧急干预的时间窗很短。脑卒中后首个 24h 相当关键。在超急性期内对患者进行全面详细的评估可能并不合适,但必须通过快速高效的临床检查和诊断给予患者及时处理。然后在急性期之后进行详细的评估,以助于制订长期的治疗和预防措施。急性脑卒中 24h 内的处理涉及救护车上的医疗人员、急救室医生、神经内科医生和护理人员等多项环节,前面的章节已详述了院前评估和治疗,本章着重介绍入院后的处理。

急性脑卒中的主要治疗目标是通过挽救半暗带组织,尽可能地减轻神经功能损害。快速实现半暗带的再灌注,可以恢复神经元的功能并改善患者预后;而缺乏再灌注后发生的一系列病理级联反应会使原本含有一息尚存的神经元半暗带变成永久的梗死灶。为此,急性脑卒中患者发病后 24h 内的治疗目标是:

1. 稳定患者的生命体征。
2. 快速有效地明确诊断。
3. 根据体格检查和辅助检查决定最佳治疗方案。
4. 预防卒中的进展及其并发症。

急诊室处理

疑诊脑卒中或 TIA 的患者一到急诊室,即需快速分诊和评估,立即通知脑卒中小组的医护人员(如果运送途中尚未通知),尤其是患者还处于溶栓或其他相关治疗时间窗之内时。对所有考虑 TIA 的患者,也应同样重视,以保证给予及时、合适的评估,因为这些患者有极高的卒中复发风险。急诊处理时需同时进行以下步骤:

1. 将患者安置在有心电监护的病床上。

2. 检查生命体征：

(1) 给氧（需要时）；

(2) 不必急诊处理高血压，除非高度怀疑颅内出血或主动脉夹层者；

(3) 应处理明显的低血压；

(4) 如果有发热，一定要给予处理。

3. 外周静脉置管。

4. 快速指测血糖。

5. 12 导联心电图检查。

6. 做以下常规化验：

(1) 血常规；

(2) 电解质、肾功能（肌酐、尿素氮）和血糖；

(3) 凝血功能（PT、PTT 和 INR）；

(4) 心肌酶谱（CK、CK-MB 和肌钙蛋白）。

7. 获得简要的病史，尤其要重视以下几点：

(1) 明确卒中发生的时间（患者觉得正常的最后时刻）相当重要，因为这决定相应的治疗选择、病情的评估和资源调配；

(2) 药物使用史（尤其是抗凝药）；

(3) 静脉溶栓的禁忌证（表 4.10.1）。

8. 体格检查（一般及专科检查）。要有重点，尤其注意以下几点：

(1) 意识水平；

(2) 神经功能缺失的程度和类型；

(3) 心脏和颈动脉听诊；

(4) 眼底及视野。

9. 测患者体重。

表 4.10.1　急性缺血性脑卒中静脉内 t-PA 溶栓的适应证和禁忌证

适应证
卒中发病 3h 之内
CT 或 MRI 未见颅内出血
神经功能评估有明确的缺损（如 NIHSS 评分）
禁忌证
绝对禁忌
近 3 月内有脑卒中或严重头颅外伤史
曾有颅内出血史
近 14d 内曾行大手术
怀孕
收缩压＞185mmHg 或舒张压 ＞110mmHg
血小板计数＜10×10^9/L
华法林使用时，INR＞1.7；肝素使用时，PTT 延长
相对禁忌（取决于影像技术、卒中严重程度，以及医生和患者的选择）

续　表

近 21d 内有泌尿生殖道或胃肠道出血
近 7d 内有动脉穿刺或腰椎穿刺
症状改善
卒中时有癫痫发作
血糖$<$50 mg/dL 或$>$400mg/dL
NIHSS 评分$<$4 或$>$22

神经系统评估

对有脑卒中样症状的患者,紧急神经系统评估及处理分成 4 个阶段:

➡ 疑诊脑卒中

➡ 明确诊断

➡ 明确卒中类型和最有可能的病因

➡ 决定最好的治疗方案

这些评估需要多步同时进行,力求尽快明确以下问题:

1. 该患者的症状是否由脑卒中所致(排除貌似卒中的疾病)?

2. 该患者是否可行紧急治疗(是否处于治疗时间窗之内)?

3. 如果存在脑卒中,卒中类型是什么(出血性还是缺血性)?

4. 如果是缺血性脑卒中,该患者能否行再灌注治疗(是否具备溶栓的适应证而没有任何禁忌证)?

5. 如果是出血性脑卒中,该患者是否需要急诊手术?

6. 该患者脑卒中的病因是什么?

对处于超急性期的脑卒中患者,其诊断性检查包括:

1. 常规血液化验以明确患者是否具备溶栓条件,并排除代谢或感染等病变;

2. 脑成像(CT 或 MRI)以明确病灶的部位、性质和血管分布;

3. 血管成像(CTA、MRA、超声或血管造影)以明确是否存在动脉狭窄或闭塞,以及其位置;

4. 心脏功能评估(心电监护和心电图)以了解患者是否有心脏疾病或心律失常;

5. 不同患者可能尚需要不同的其他辅助检查。

明确脑卒中的诊断

对考虑脑卒中的患者,其最初的评估通常包括实验室检查和脑影像学检查。检查结果有助于鉴别诊断,提供脑卒中病因的线索,指导下一步检查,帮助制订治疗方案或发现其他需要处理的异常。在病史不清楚时,这些检查更加重要。

实验室检查

除了上述的常规实验室检查外,所有脑卒中患者都需要拍摄胸片。胸片如果显示纵隔增宽,则提示可能存在主动脉夹层,因主动脉夹层也可出现类似卒中的症状。胸片也可提示是否存在肿瘤、肺水肿或肺炎等需要处理的其他情况。

以下这些不是超急性期的常规实验室检查,应根据患者的情况有选择地进行。这些检查有利于明确脑卒中病因及了解是否具备溶栓条件。

1．血、尿毒理学筛查。

2．高凝状态测定:若超急性期发现患者年轻、没有明显脑卒中风险、有个人或家族反复流产或血栓事件史、预计需溶栓或抗凝治疗,推荐进行以下凝血功能检查,以免治疗后对检查结果产生影响。

（1）抗凝血酶Ⅲ;

（2）蛋白 S,蛋白 C;

（3）G20210A 凝血酶原基因;

（4）抗磷脂抗体(抗心磷脂抗体和狼疮抗凝物);

（5）凝血因子 V 基因。

3．大便潜血。

4．妊娠试验。对于所有生育期的女性都应进行相关检查以明确是否怀孕,阳性结果将影响头颅影像检查的选择(CT 还是 MRI)和是否能静脉溶栓。因为对于怀孕的患者,应避免进行 CT 检查和静脉溶栓。

5．尿常规。

6．血培养(怀疑心内膜炎时)。

7．腰椎穿刺(头颅影像检查,无论是 CT 还是 MRI,都有可能遗漏一些小的蛛网膜下腔出血。因此,对高度怀疑蛛网膜下腔出血的患者,应在超急性期进行腰椎穿刺以明确或排除蛛网膜下腔出血)。

神经影像学检查

急性脑卒中患者应尽快进行头颅 CT 或 MRI 检查,对排除或明确脑出血十分关键。脑出血的早期诊断可能是生死攸关的。头颅影像检查有助于排除一些貌似卒中的疾病和溶栓禁忌(如脑肿瘤),并评估脑损伤的范围。脑 CT 和 MR 灌注和/或弥散成像,能进一步了解脑组织是否存在半暗带,有助于选择适宜再灌注治疗,尤其是已超过 3h 溶栓时间窗的患者。脑部及颈部血管成像,可以明确导致脑缺血的血管病变,有助于治疗方案的选择。

脑卒中急性期 CT 平扫和 MRI(梯度回波序列、磁敏感加权成像)对诊断脑出血都十分敏感。首选的影像检查,以及进一步血管成像技术的选择,取决于不同医院的条件和设备。

仔细了解 CT 或 MRI 上梗死灶的位置、大小及分布,有助于明确脑卒中的原因及类型。不同动脉供血区内的多发梗死提示近端动脉来源的栓塞。同样，同侧大脑中动脉和大脑前动脉供血区脑梗死则提示潜在的颈动脉闭塞性疾病。小的皮层下深部梗死(腔隙性梗死)通常位于单支深穿动脉供血区。皮层及小脑的梗死则通常是栓塞性的。

CT 与 MRI 在脑卒中超急性期的作用

尽管相对 CT 而言，MR 在脑卒中的诊断上有很大优势，但对多数起病 3h 内的患者 CT 与 MRI 的作用可能相同。

1. CT 平扫在排除脑出血和类似卒中的病变后，可帮助决定是否行溶栓治疗。

2. MRI 在脑卒中急性评估中对以下病例有作用：

(1) 对脑卒中诊断不明确的患者；

(2) 对既往有脑卒中史，此次卒中复发或同侧症状加重的患者；

(3) 对脑卒中伴癫痫发作的患者；

(4) 对有局灶功能缺损伴代谢紊乱，如血糖＜50mg/dL 或＞300mg/dL 的患者；

(5) 对 TIA 或神经症状快速好转的患者。

多种 MRI 序列如 DWI、PWI 和 $T2^*WI$ 以及 MRA 检查，有助于明确上述情况下新发脑卒中的诊断，因此有可能扩大溶栓的指征，因为上述情况若仅按照 CT 的标准，是不宜溶栓的。应该建议，对上述情况的患者行多序列的 MRI 检查，即使是起病 3h 内也适用。

有条件的医院，对起病 3～9h 的患者也可以采用弥散—灌注 MRI 或 CT 灌注成像作为首选的影像检查。当这些检查提示脑组织存在明显梗死风险时，仍可行静脉内或动脉内溶栓治疗。

血管成像

无论如何，对疑诊脑卒中或 TIA 者，尤其是近期发生 TIA 或神经症状快速恢复的患者，应予颅内及颅外非侵入性血管显像(CTA，MRA 或超声)，如拟行溶栓治疗，不能因这些检查而耽误治疗。

实验室检查和头颅影像的结果有助于选择血管成像的方式。例如，后循环梗死行 TCD 检查的价值不大，而应该行颈部 MRA 或 CTA。如果高度怀疑动脉夹层，头颈部 MRA 成像及脂肪抑制成像或 CTA 则是必需的。

如果存在动脉闭塞，这些检查可提供关于闭塞部位等有用信息，从而有助于治疗。有研究认为，静脉或动脉溶栓的再通率因闭塞部位的不同而不同。例如，颈内动脉闭塞，静脉溶栓的再通率不及动脉溶栓。

脑卒中急性期诊断时，一般不需要行传统血管造影。以下情况需动脉造影：非出血性卒中的动脉溶栓或机械取栓术，蛛网膜下腔出血患者的病因诊断和脑动脉瘤的弹簧圈填塞术，或非创伤性血管造影未明确诊断时。

缺血性脑卒中起病 24h 内的紧急治疗

缺血性脑卒中一旦确诊,就需选择合适的紧急治疗,可选的再灌注治疗有:

➡ 静脉溶栓(rt-PA)

➡ 动脉溶栓

➡ 血管内治疗—机械取栓术

➡ 动静脉联合溶栓

➡ 升压治疗

各种再灌注治疗的细节将在本书的其他章节阐述。表 4.10.1 列出的急性缺血性脑卒中患者使用静脉 rt-PA 溶栓的标准,这是决定再灌注治疗的基本条件。

静脉溶栓(rt-PA)

如果一个急性脑卒中患者具有表 4.10.1 所列举的适应证,而没有任何禁忌证时,大多数情况下可予静脉 0.9mg/kg(极限剂量 90mg)rt-PA,其中 10% 在1min内静脉推注,剩余部分在 1h 内缓慢滴注。

动脉溶栓

目前没有证据显示动脉 rt-PA 溶栓效果优于静脉溶栓。符合静脉溶栓标准的患者,不应用动脉溶栓取代静脉溶栓。动脉溶栓在静脉溶栓有禁忌的情况下最适宜,如术后脑卒中。前循环卒中动脉溶栓的时间窗是起病 6h 以内,如果是基底动脉闭塞,该时间窗可延长到 12~24h。

动静脉联合溶栓

目前一项多中心临床试验正在评估动静脉联合溶栓的疗效。在 rt-PA 静脉推注(剂量同上)后,再给予 0.5mg/kg 静脉滴注,然后行血管造影,若仍存在血管闭塞,则加用动脉溶栓。对于动静脉联合溶栓治疗颈部动脉闭塞的急性卒中,我持保留意见。

机械取栓术

机械取栓可与动脉溶栓结合,在静脉溶栓有禁忌时使用(如术后卒中、服用华法林的患者、孕妇)。其他新的有前景的再灌注治疗,包括 Desmoteplase(去氨普酶,一种纤溶酶原激活物)、Abciximab(阿昔单抗,糖蛋白Ⅱb/Ⅲa 受体阻断剂)、TCD 治疗、适宜的升压治疗以及大剂量白蛋白。目前这些治疗正在研究中。

对不宜以上任何再灌注治疗的患者可做以下处理:

1. 在没有明显禁忌时,推荐阿司匹林 160~300mg/dL,口服或经直肠给药。

2. 不推荐对起病 24h 内的急性缺血性卒中静脉应用肝素,但以下情况或可使用:

(1)有已知的栓子来源而 INR 尚处正常范围的缺血性脑卒中患者;

（2）动脉夹层的患者；

（3）静脉窦血栓形成的患者；

（4）对已知有大血管狭窄且出现波动性神经功能缺损的患者，可作为即将手术或血管介入治疗前的术前处理。

3. 缺血性脑卒中的患者若继发出血转化，同时又在应用华法林治疗，在急性期是否继续抗凝治疗应根据患者的情况具体分析，权衡其再发栓塞与血肿扩大的风险。大多数专家推荐中断抗凝治疗 7～10d。

以下原则，适用于所有脑卒中起病 24h 内和后续治疗的患者：

1. 收住卒中单元（有心电监护的病床）；

2. 启动静脉输液；

3. 监测生命体征及神经系统检查；

4. 对溶栓治疗的患者在发病 24h 内应避免动脉穿刺、中心静脉置管、导尿、插胃管、抗血小板药和抗凝剂的使用。

输液

1. 应用等张晶体液（0.9%NS）。

2. 栓塞和颈动脉性卒中的患者，避免低血容量。

3. 应避免使用低张液（0.45% 盐水或 5% 右旋糖），因其加重脑水肿。

4. 出血性或大面积脑卒中的患者，避免高血容量。

发热的处理

1. 发热会恶化预后。

2. 发热时应积极地应用冰毯，也可加用对乙酰氨基酚。

血糖的处理

1. 高血糖会促进缺血组织的无氧酵解，加重乳酸性酸中毒，因此会恶化预后。同时，高血糖也会增加溶栓后出血转化的风险。

2. 血糖应控制在<200mg/dL（<150mg/dL 更为理想）。

3. 最好是采用胰岛素治疗，按血糖调整。

血压的处理

对血压的处理在另一个章节有详细阐述。以下是缺血性脑卒中起病 24h 内血压处理的主要原则。

1. 脑卒中后常伴血压增高，可随着时间自行恢复或缓解。

2. 在脑卒中 24h 内一般不对高血压进行处理，除非收缩压>220mmHg，舒张压>120mmHg 或平均动脉压>130mmHg。然而，以下两种情况应积极处理高血压：

（1）应用 rt-PA：血压应该维持在<185/110mmHg；

（2）存在心肌梗死、主动脉夹层或心力衰竭。

3. 推荐使用短效药物,例如拉贝洛尔(静脉滴注)。

4. 在不了解脑内大血管的情况下,不要在急性期对不予行 rt-PA 治疗的缺血性脑卒中患者降压。

(1)缺血区的血流灌注为血压依赖性,过度降压会降低脑灌注,恶化病情。

(2)脑灌注压>55～60mmHg 才能维持最低脑灌注,此相当于平均动脉压在 110～130mmHg。因此缺血性卒中患者如存在明显低血压,应予积极处理,使平均动脉压维持在 110～130mmHg;对这些患者,用升压药增高血压(约10％)可增加脑血流,改善神经功能和预后。

总之,脑卒中起病 24h 内的治疗是决定预后的关键。快速有效的处理,联合多种影像技术和介入手段,可给予患者更多的治疗选择,从而将脑卒中相关的并发症、致残率以及死亡率降到最低。

参考文献

A systems approach to immediate evaluation and management of hyperacute stroke. Experience at eight centers and implications for community practice and patient care. The National Institute of Neurological Disorders and Stroke (NINDS) rt-PA Stroke Study Group. Stroke 1997;28(8): 1530-40.

Adams H, Adams R, Del Zoppo G, Goldstein LB, Stroke Council of the American Heart Association, and American Stroke Association. Guidelines for the early management of patients with ischemic stroke: 2005 guidelines update a scientific statement from the Stroke Council of the American Heart Association/American Stroke Association. Stroke 2005;36(4): 916-23.

Adams HP Jr, Adams RJ, Brott T, et al. Stroke Council of the American Stroke Association. Guidelines for the early management of patients with ischemic stroke: A scientific statement from the Stroke Council of the American Stroke Association. Stroke 2003;34(4): 1056-83.

Alkawi A, Kirmani JF, Janjua N, et al. Advances in thrombolytics and mechanical devices for treatment of acute ischemic stroke. Neurol Res 2005;27(Suppl 1): S42-9.

Davalos A. Thrombolysis in acute ischemic stroke: Successes, failures, and new hopes. Cerebrovasc Dis 2005;20(Suppl 2): 135-9.

Molina CA, Saver JL. Extending reperfusion therapy for acute ischemic stroke: Emerging pharmacological, mechanical, and imaging strategies. Stroke 2005; 36 (10): 2311-20.

Murugappan A, Coplin WM, Al-Sadat AN, et al. Thrombolytic therapy of acute ischemic stroke during pregnancy. Neurology 2006;66(5): 768-70.

Selim M, Kumar S, Fink J, Schlaug G, Caplan LR, Linfante I. Seizure at stroke onset: Should it be an absolute contraindication to thrombolysis? Cerebrovasc Dis 2002;14(1): 54-7.

Szabo K Lanczik O, Hennerici MG. Vascular diagnosis and acute stroke: What, when and why not? Cerebrovasc Dis 2005;20(Suppl 2): 11-18.

第十一节　缺血性脑卒中起病 24h 后的处理

Eric Bershad and Jose I. Suarez

近几年,急性脑卒中的治疗有很大变化,从过去无特殊方法,到现在的积极处理。在超急性期后仍需密切观察,预防进一步的缺血损伤,并开始神经保护治疗。急性脑卒中患者面临着一系列潜在并发症,需要积极处理。因此,临床医师需采用综合措施来治疗急性脑卒中,以改善患者预后。

在这一节,我们总结了急性缺血性脑卒中在超急性期之后,即 24h 后至出院期间的治疗方案,罗列了影响患者预后的主要因素:

1. 卒中单元或神经 ICU 所起的作用;

2. 神经保护措施,包括对血压、体温、高血糖、呼吸道、脑水肿和颅内高压的处理;

3. 药物治疗,包括抗血栓药物及他汀类药物的使用;

4. 早期营养及康复治疗;

5. 防止肺炎、深静脉血栓、尿路感染及褥疮;

6. 手术治疗在急性期的应用。

卒中中心和急性卒中单元

越来越多的证据支持综合性卒中中心有益于急性卒中患者的治疗。

1. 卒中单元可降低远期死亡率(OR 0.83),降低死亡或致残率(OR 0.69),降低死亡或机构照顾率(OR 0.75)。同时还可缩短住院时间。

2. 一项荟萃分析表明,由多学科人员有效组织而成的卒中单元较一般的卒中治疗能更好地改善患者的远期预后。随访 1 年后,发现其可明显降低死亡率(OR 0.86)、降低死亡或机构照顾率(OR 0.80)、降低死亡或致残率(OR 0.78)。

3. SCOPES 研究组发现,在澳大利亚,与传统卒中治疗的医院相比,具有卒中单元的医院可提供更标准化的卒中治疗,出院后患者的生存率明显改善。

神经重症监护室

很多急性脑卒中患者会产生并发症,需神经重症监护处理。常见的入住重症监护的原因包括控制血压、控制脑水肿和颅内高压以及呼吸支持等。专业的神经重症监护可显著降低神经内外科重症患者的住院死亡率,并缩短住院时间。急性重症缺血性脑卒中患者入住神经重症监护室还可提高医疗资源的利用,促进患者的恢复。

血压的控制

69%～84%的急性缺血性脑卒中患者在入院时血压偏高,大多数患者在起病几天后血压可自行下降。

急性缺血性脑卒中后血压升高的原因是多方面的:

➡ 既往高血压史

➡ 下丘脑—垂体—肾上腺轴紊乱

➡ 内源性儿茶酚胺的释放

➡ 白大衣高血压效应

➡ 饮酒史

缺血性卒中急性期的血压处理存在很多争论,数据显示急性期降低血压可恶化预后。表 4.11.1 总结了美国心脏协会推荐的血压处理方案。急性缺血性脑卒中后,脑血管自主调节功能丧失,使脑血流灌注(central blood flow,CBF)直接依赖于平均动脉压(mean arterial pressure,MAP)的高低,因此降低 MAP 会进一步减少缺血半暗区的血流灌注,扩大梗死面积。

1. SBP<150mmHg 时,SBP 每下降 10mmHg,早期死亡率上升 17.9%。

2. 到达急诊室的缺血性脑卒中患者,血压<155/70mmHg 者,90d 内的死亡率是血压中度升高者(155～220)/(70～105)mmHg 的两倍(RR 2.2)。

3. 一项临床研究表明,急性脑卒中患者静脉用尼莫地平后血压下降超过20%者,比安慰剂组有更高的死亡及致残风险(OR 10.16)。

表 4.11.1　急性缺血性脑卒中高血压的处理

血压(mmHg)	治疗(不行溶栓时)
SBP≤220 或 DBP≤120	观察。除非一些重要脏器受累(如主动脉夹层、急性心肌梗死、肺水肿、高血压脑病) 治疗其他卒中症状(如头痛、疼痛、烦躁、恶心、呕吐) 治疗其他急性并发症(如低氧血症、颅内压升高、癫痫或低血糖)
SBP≥220 或 DBP 121～140	拉贝洛尔 1～2min 内静推 10～20mg,每 10min 可重复或剂量加倍使用(极限量 300mg),或者尼卡地平 5mg/h(起始剂量)静脉推注;要达到理想血压,可每 5min 增加 2.5mg/h,最大剂量 15mg/h。以血压下降 10%～15% 为目标
DBP>140	硝普钠 0.5μg/(kg·min)(起始剂量)静脉推注,需持续监测血压。以血压下降 10%～15% 为目标

(摘自:Adams.2005.)

急性脑卒中血压过度升高也会恶化预后。国际卒中试验分析,SBP>150mmHg 时,SBP 每上升 10mmHg,早期死亡率增加 3.8%。近期的一项 II 期前瞻性随机对照试验报告,缺血性脑卒中后血压过高的患者,在急性期给予坎地沙坦(血管紧张素Ⅰ受体阻滞剂)可降低死亡率,并减少远期血管事件。

低血压及补液

少数急性脑卒中患者可能会出现低血压,但这不常见。对于这种情况,临床医生必须充分补液以保护缺血半暗带的灌注,并需明确低血压的原因。常见可能的原因包括:

➡ 主动脉夹层

➡ 脓毒血症

➡ 急性失血

➡ 心肌梗死或心肌病

我们常规给予所有缺血性脑卒中患者生理盐水 75～100mL/h,以确保缺血半暗带有充分的血流灌注,防止梗死扩大。

1. 应避免使用低渗液,以免加重脑水肿。

2. 一旦患者血压稳定,能正常饮水,静脉补液即可停止。

在某些情况,如果单纯补液不足以维持血压,可适当使用升压药

1. 我们倾向于使用去氧肾上腺素(α 肾上腺能受体激动剂)将患者血压至少升至基础血压。如果患者存在"血压相关性"症状,那就需要将血压升得更高。

2. 分水岭梗死的患者通常存在同侧颈动脉的明显狭窄,当 MAP 下降到一定程度时会出现症状。如果发现此类血压依赖的情况,要升高血压,使 MAP 高于导致缺血症状出现的血压阈值的 10%～20%。但是,没有可靠的随机试验支持脑卒中患者诱导高血压是安全的。

深静脉血栓和肺栓塞的预防

脑卒中患者常发生深静脉血栓(deep venous thrombosis,DVT),并可导致致死性肺栓塞。

1. 在没有使用肝素预防的情况下,50%的急性脑卒中患者会在 2 周内发生 DVT。

2. 形成 DVT 的高峰时段是发病后 1 周内。

3. 3%的患者在起病 3 个月之内死于肺栓塞,占卒中后早期死亡病例的13%～25%。

4. 发生肺栓塞的高峰时段是卒中后 2～4 周。

药物和机械方法均有利于防止 DVT。

➡ 普通肝素

➡ 低分子肝素

➡ 弹力袜

➠ 间歇充气加压装置

联合使用抗凝剂、弹力袜和间歇充气加压装置可使 DVT 风险下降 40 倍。我们医院对所有无法行动的脑卒中患者均以低剂量肝素抗凝（5000U q8h～q12h），弹力袜及充气加压装置预防 DVT。

1. 预防 DVT 所用的抗凝剂和机械方法应使用多长时间，目前尚不明确。

2. 谨慎起见，各种预防措施持续至中风后 2～4 周或直到患者能够完全活动。

当患者出现无法解释的发热、腿局部红肿疼痛时，医生要积极查明是否存在 DVT。超声无创、且具有较高的敏感性和特异性，可探及症状性 DVT，但对无症状的 DVT 则敏感性较低。D-二聚体对 DVT 有较高的敏感性（97%），但特异性很低（35%～45%），并且也难以提供任何定位信息。磁共振静脉成像（MR venography，MRV）可以直接显示 DVT 的存在，也可证实盆腔静脉血栓（此处血栓是 B 超无法探及的），但费用较高。

脑卒中患者伴有以下情况时需高度怀疑肺栓塞。

1. 呼吸困难、咳嗽、胸痛或胸部不适、咯血或低血压需高度警惕肺栓塞。

2. 一些较常见的临床表现包括：呼吸急促、啰音、心动过速和发热。然而，部分肺栓塞患者可能无症状。

3. 动脉血气分析示低氧血症、低碳酸血症和呼吸性碱中毒。心电图可显示窦性心动过速或右心衰竭。

4. 对病情稳定而考虑肺栓塞的患者，应做有诊断价值的肺血管 CTA 检查。

5. 如无法行肺血管 CTA，可行通气和灌流扫描。

6. 对出血性脑卒中患者或梗死面积＞1/3MCA 供血区的患者，不推荐使用抗凝剂。在这种情况下，可考虑置入下腔静脉滤器。

维持正常的血糖

20%～40% 的急性脑卒中患者发生高血糖，且多数可无糖尿病史。脑卒中急性期血糖升高的原因目前尚不明确，不过，应激不是主要的原因。急性缺血性脑卒中患者出现高血糖常提示预后不佳，血糖＞140mg/dL 患者，神经功能预后常较差。

急性缺血性脑卒中患者高血糖的处理还存在争议，但可靠的前瞻性随机临床试验支持对病情危重的患者需严格控制血糖。

1. 根据现有的资料，我们医院是采用积极的方法控制血糖。

2. 我们给予持续静脉胰岛素治疗（Krinsley,2004. 表 4.11.2）。

3. 我们发现该治疗方案在神经重症监护室易于使用，而且可有效控制血糖。一旦患者从监护室转出，我们就采用传统的方法，根据血糖水平来调整胰岛素剂量。

表 4.11.2   克利夫兰大学医院神经重症监护中心高血糖处理方案

血糖(mg/dL)	处　理
＜120	无需处理
120～140	2U 常规胰岛素皮下注射,4h 后复查血糖
140～169	3U,4h 后复查血糖
170～199	4U,4h 后复查血糖
200～249	6U,4h 后复查血糖
250～299	8U,4h 后复查血糖
≥300	10U,4h 后复查血糖

目标:该方案的目标是将血糖控制在＜120mg/dL。
监测:血糖的监测通过手指血糖(末梢血糖),条件允许也可测静脉血糖,每 4h 一次。
高血糖的治疗措施基于在神经监护中心第一次血糖测定的结果。
如血糖连续 3 次监测＞140mg/dL,可开始持续滴注胰岛素,并每小时监测血糖 1 次。
胰岛素滴注处理。

最初滴注速度

血糖(mg/dL)	滴速(U/h)
140～169	2
170～199	3
200～249	4
250～299	6
300～399	8
≥400	10

依据每小时血糖监测结果,缓慢调整控制血糖水平。

血糖(mg/dL)	滴速(U/h)
＜140	停止静滴胰岛素,1h 后复查血糖;也可低剂量胰岛素(2U/h)持续维持,以防血糖反跳
140～169	2
170～199	3
200～249	4
250～299	6
300～399	8
≥400	10

当此方法无法降低血糖或使患者的血糖每 1～2h 波动在低血糖(＜80mg/dL)和极高血糖(＞400mg/dL)之间时,护理人员应及时告知主管医生。

体温的控制：正常体温或低体温

发热会恶化急性缺血性脑卒中患者的预后,因此医生需要积极处理发热。

1. 一项对 110 例急性缺血性脑卒中患者的回顾性研究显示,体温高于 37.5℃的患者症状更严重。

2. 最近一项对 390 例急性脑卒中患者的前瞻性随访研究显示,入院时的发热与脑卒中最初的严重程度、梗死灶面积、死亡率和不良预后明显相关。

3. 体温每升高 1℃,死亡率升高 2.2 倍。

高热相关的缺血性损害可能是多种机制的:

1. 兴奋毒性神经递质(如谷氨酸)的作用。

2. 氧自由基的产生。

3. 血脑屏障的进一步破坏、缺血的细胞膜去极化以及细胞骨架的降解。

可通过以下不同的方法,使急性缺血性脑卒中患者维持正常体温或低体温:

➡ 使用退热药

➡ 主动或被动体外降温

➡ 血管内热交换降温

目前报道,需采用低体温的情况有:

1. 恶性 MCA 区缺血性脑卒中。

2. 严重脑卒中(NIHSS>19)。

几个小型的试验性研究报道,32～33℃的低体温可成功降低颅内压,但能否改善远期预后尚有争议。低体温可能的并发症有:

➡ 肺炎

➡ 心动过缓

➡ 心律失常

➡ 低血压

➡ 黑便

➡ 感染

➡ 心肌梗死

对急性缺血性脑卒中患者,尽管高体温与不良预后之间有较明确的关系,但积极低体温治疗是否能改善预后尚不清楚,不过,有可靠的数据支持对心脏停搏后全脑缺血患者行低温治疗。我们认为低体温治疗只是试验性的,在我们医院不常规使用。我们的治疗方案是:

1. 对所有缺血性脑卒中患者,积极降温至正常体温。

2. 以 37.5℃作为开始处理的阈值。

3. 最初给予对乙酰氨基酚 650mg,每 4～6h 一次。若发热持续,可开始体表降温治疗。

要仔细查明导致发热的潜在原因,在将发热归结于药物或中枢性原因之前,应彻底检查。导致发热的可能原因有:

➡ 吸入性肺炎和其他呼吸道感染

➡ 尿路感染或置管的感染

➡ 病毒感染

➡ 心内膜炎

➡ DVT 或肺栓塞

➡ 药物热,输血反应

➡ 可卡因中毒

➡ 后腹膜血肿

➡ 中枢热

明确发热原因的检查可从胸片、痰培养、尿常规及培养、血培养开始。对于使用抗生素、腹泻或住院时间较长的患者,应送大便芽苞梭菌属细菌检查。所有置管都需认真检查是否存在感染迹象。对发热伴大腿疼痛、肿胀或低氧血症的患者,要排除 DVT 和 PE 的可能。同时需检查所有新加用的药物,皮疹或嗜酸性粒细胞升高提示药物热,苯妥英和 β 内酰胺类抗生素可导致药物热。对发热伴无法解释的意识水平下降的患者,必须行腰椎穿刺。

气道的处理

约 $8\%\sim10\%$ 的急性缺血性脑卒中患者需要机械通气,其指征有:

➡ 意识水平下降

➡ 气道完整性受损

➡ 低氧血症或高碳酸血症性呼吸衰竭

➡ 颅内压升高

➡ 血管造影或手术前选择性插管

如果明确需要机械通气,应迅速插管,因卒中患者情况可快速恶化。在插管前,可予患者面罩通气以维持 $SaO_2 > 97\%$,补充生理盐水以防低血压并持续监测血压。我们推荐的插管前用药是依托咪酯、利多卡因和维库溴铵。

1. 依托咪酯($0.2\sim0.3mg/kg$)可短期镇静,且血压下降不明显。

2. 静脉内应用利多卡因($1\sim2mg/kg$)可减轻咳嗽反应,因而预防颅内压急剧升高。

3. 维库溴铵(非去极化神经肌肉阻滞剂) $0.1mg/kg$,可松弛肌肉 $30\sim40min$,且无明显升高颅内压的风险。

4. 经口插管优于经鼻插管,因前者致医源性鼻窦炎和医源性肺炎的风险较小。

5. 插管后,可使用短效镇静剂如异丙酚或咪达唑仑。

呼吸机的初始模式包括：

1. 辅助通气(assist control，AC)或同步间歇指令性通气(synchronous intermittent mechanical ventilation，SIMV)，12次/min，潮气量6mL/kg(理想体重)，呼气末正压(positive end-expiratory pressure，PEEP)5~10cmH$_2$O，100％氧。

2. PEEP可提高残存肺功能，提高肺顺应性，并可通过防止肺泡塌陷而减少发展为急性呼吸窘迫综合征(acute respiratory distress syndrome，ARDS)的风险。

3. 临床实践显示，PEEP 5~15cmH$_2$O并不影响神经重症患者的颅内压或脑灌注压(cerebral perfusion pressure，CPP)。

4. 氧气应尽快从100％向下调整，高氧血症会产生过多氧自由基，诱导脑血管收缩，减少脑血流。

机械通气时，应高度警惕潜在的致死性医源性并发症，特别是机械通气相关性肺炎(ventilator-associated pneumonia，VAP)。采用非药物方式预防可减少发生VAP的风险，见表4.11.3。

表4.11.3　防止机械通气患者VAP的推荐方案

进出病房均洗手
配备充足的专业水平护理人员和呼吸治疗师
头位持续抬高30°~45°
0.12％双氯苯双胍己烷15mL漱口30s，一天两次
持续吸引气道分泌物
尽量减少气道不必要的操作
严密监测胃残余物，避免胃扩张
尽早脱机及拔管

脱机指征

1. 能维持良好氧合(FiO$_2$<50％和PEEP<5cmH$_2$O时能维持PaO$_2$>60mmHg)。

2. 患者意识改善。

3. 上气道分泌物较少，并有足够强的咳嗽反射。

4. 肺活量>15mL/kg。

5. 血流动力学稳定，电解质正常。

6. 测定浅快呼吸指数(rapid shallow breathing index，RSBI)：

(1) RSBI等于呼吸频率除以潮气量(respiratory rate over TV，RR/Vt)

(2) RSBI<105可考虑拔管

最有效的帮助成功拔管的方法是自主呼吸试验(spontaneous breathing trials，SBTs)。对机械通气患者，每天将呼吸机切换到持续气道正压(continuous positive airway pressure，CPAP)模式后测试一次SBT，如果患者能耐受CPAP

120min 以上,则可考虑拔管。

脑水肿与颅内压升高

脑水肿和颅内压升高可直接危及急性缺血性脑卒中患者的生命。约 10% 的缺血性脑卒中为完全性 MCA 梗死,该类梗死大多会导致严重的致命性脑水肿。医生对此要有足够的认识,并能有效处理这种并发症,以避免不良的预后。

1. 大动脉闭塞(如颈内动脉、大脑中动脉)导致脑水肿的风险最大。

2. 脑水肿发生的高峰时段是卒中后 48~72h,但一部分患者可能更早出现。

3. 需药物和手术联合治疗脑水肿和颅内压升高。

4. 内科治疗包括过度通气、脱水治疗和神经保护措施。

过度通气可快速降低颅内压,通过降低 $PaCO_2$ 而收缩脑血管来实现。

1. 这种方法效果只能持续几个小时。因此,过度通气只是一种防止神经症状恶化的暂时措施。

2. $PaCO_2$ 的目标值尚有争议,28~32mmHg 可能较合适。

3. 过度通气使 $PaCO_2 < 25$mmHg 时可加重某些患者的脑缺血。因此,对有过度换气的患者应定时测血气或行持续呼气末 CO_2 监测。

脱水治疗首选甘露醇。急性颅内高压或脑疝患者,可先静脉注射甘露醇 0.5~1g/kg。

1. 1h 后测定血浆渗透压,然后每 4~6h 测定一次,以维持在 300~320mOsm/L。

2. 若血浆渗透压未达目标值,可重复使用一次甘露醇(0.25~0.50g/kg)。

3. 使用甘露醇时,应严格监测患者的尿量和电解质。因为大量利尿而没有补充足够的体液和电解质,会导致低血压和循环衰竭。

4. 使用甘露醇的潜在风险是导致肾功能衰竭。

5. 对于颅内高压或急性脑疝而使用甘露醇无效的患者,可持续或静脉注射高张盐水使血钠维持在 145~155mmol/L。

6. 颅内高压或 MAP 显著升高(>150mmHg)的患者,可使用硫喷妥钠,但可能会降低脑灌注压。

7. 皮质类固醇可缓解血管源性水肿,但对脑缺血后的细胞毒性脑水肿无效,反而可能会因为一些全身并发症而使预后不佳。

一些神经保护措施对控制脑水肿和颅内压可能也有效。

1. 高热会加重脑水肿,因此严密的监测和处理是必需的。

2. 需控制高血糖,因其加重脑水肿。

3. 床头抬高 30°以帮助降颅内压。

4. 头的位置要正中,以防颈静脉受压使颅内压升高。

给予紧急内科治疗和神经保护措施后,必须考虑外科手术减压。

1. 偏侧颅骨切除术可显著降低颅内压,甚至可以逆转脑疝。但此手术的远期疗效还需进一步研究。

2. 小脑梗死的患者,水肿的脑组织可能会压迫第四脑室,导致致死性脑积水,此时需尽快行脑室引流术,以防致死性颅内高压。同样,小脑卒中后的脑水肿可诱发小脑扁桃体疝,从而引起致死性的脑干受压。后颅窝减压术可挽救部分患者,并能改善神经功能。

营 养

营养是急性脑卒中患者一个常被忽视的重要问题,良好的营养供给可改善患者预后。危重患者常因急性应激而处于高代谢状态,而且很多患者存在营养不良的基础,因此更增加了感染和其他并发症的风险。ICU 的营养支持可以促进伤口愈合,减轻对损伤的代谢反应,增强免疫功能,改善胃肠道功能并最终改善预后。

1. 胃肠道未受损伤的患者首选肠内营养。

2. 开始肠内营养的时间尚有争论。加拿大营养支持临床实践指南建议对ICU 的患者,可在入院后 24～48h 开始肠内营养。

3. 在开始进食之前,医生应评估患者的吞咽功能,从而了解发生误吸的风险。

4. 存在吞咽困难的患者,可放置 Dobhoff 胃管或普通鼻胃管,并床边拍摄腹部平片以证实胃管位置。

5. 所有给予肠内营养的患者,都应将床头抬高 30°或更高,以减轻误吸的风险。

6. 对胃管鼻饲的患者,护理人员应定期检查胃残留物。因为胃残留物增多会导致胃内容物吸入气道。

7. 因不同的患者热量需求变化较大,营养师可帮助患者制订个体营养方案,包括肠内营养的量、类型以及是否需要添加其他营养物质。

防治褥疮

脑卒中患者住院期间发生褥疮的可能性较大,其内在原因是:

➡ 制动

➡ 大小便失禁

➡ 营养不良

➡ 感觉障碍

➡ 意识水平下降

➡ 老龄

除了内在原因之外,其他外部因素也可导致褥疮,包括受压、摩擦、剪切力和潮湿。褥疮的并发症包括疼痛、蜂窝组织炎、骨髓炎和脓毒血症。脓毒血症可导致心内膜炎、化脓性关节炎、脓肿甚至死亡。

防止褥疮需从多方面着手:

1. 每 2h 一次翻身,以防骨性突起处长时间受压。

2. 放置脚踝垫以防止脚后跟受压。

3. 头位轻度抬高可减轻剪切力。

4. 采用特殊的减压气垫床可降低褥疮的发生率及严重度。

5. 尿液、粪便和汗液可使皮肤浸渍,应注意保持患者皮肤干燥。在清洁皮肤后,使用透明敷贴、凡士林或喷雾液可防止潮湿。

6. 每天都应仔细检查皮肤,定期清洁皮肤,及时处理污染的皮肤。避免使用热水或干性肥皂。

7. 尽早活动和物理治疗可减少发生褥疮的可能性。

预防尿路感染

急性脑卒中患者尿路感染的发生率约 $15\%\sim20\%$,留置导尿的住院患者发生菌尿症的日风险率约 5%。我们建议需严格控制液体量的患者才留置导尿。应尽可能不用导尿管。

脑卒中后早期癫痫发作

约 $2\%\sim6\%$ 的急性缺血性脑卒中患者发生早期癫痫发作(脑卒中后 1 周之内)。卒中后早期发作的独立危险因素包括皮层受累和症状加重。卒中类型似乎并不是导致卒中后早期发作的独立危险因素。

1. 多数($50\%\sim90\%$)脑卒中后早期癫痫发作的患者表现为简单部分性发作。但复杂部分性发作可能因识别困难而有所低估。一项研究报道,全身强直—阵挛发作的发生率也较高(50%)。

2. 对于发作 1 次的患者是否需抗癫痫治疗,目前没有这方面的随机对照研究可参考,也没有可靠的数据指导抗癫痫药物的选择。一些回顾性研究显示苯妥英、苯巴比妥和地西泮会影响脑卒中后康复。我们倾向于使用新一代抗癫痫药,如奥卡西平、左乙拉西坦、托吡酯或拉莫三嗪,因为这些药物的副作用和药物间相互作用较少。

早期康复治疗

医生应尽早为脑卒中患者安排康复治疗。很多随机对照试验提示病情稳定的患者应尽早出院并康复治疗。我们也提倡脑卒中患者尽早出院进行康复治疗。

1. 应向患者及家属强调早期康复对改善远期预后的重要性。

2. 社会工作者和康复治疗小组可帮助患者制订合理的院外康复计划。

3. 可选择的方案有家庭、门诊以及急性或亚急性的康复治疗。

早期抗血栓治疗

抗凝剂还是抗血小板剂

在明确脑卒中发病机制后,医生应采取一些措施降低卒中复发风险。抗血栓药通常包括抗凝剂和抗血小板剂,其对脑卒中急性期的治疗作用尚有争议。临床医生常考虑是用抗凝剂还是抗血小板剂治疗。

1. 大量随机临床试验数据显示,使用华法林抗凝可显著减少房颤患者脑卒中复发的远期风险。然而,一些设计合理的临床试验并不支持使用肝素来预防卒中的早期复发。

2. 一些大型临床试验显示,早期使用阿司匹林可明显改善脑卒中患者的近期预后。

为了明确急性卒中患者早期应该使用抗凝剂还是抗血小板剂,美国神经病学学会(American Academy of Neurology, AAN)和美国卒中协会总结文献后认为"不同剂量的静脉内普通肝素治疗均没有证明可降低卒中早期复发的风险",也认为"尽管长期抗凝对房颤患者的脑卒中二级预防有用,但关于脑卒中后启用抗凝治疗最佳时间的资料仍有限"。并且,一项包括 21 个临床试验、23427 病例的荟萃分析显示,急性缺血性脑卒中后立即抗凝并不减少死亡率和随访结束时的致残率(OR 0.99)。

1. 基于 CAST 和 IST 试验结果,我们推荐在缺血性脑卒中急性期即用阿司匹林 162～325mg/d。

2. 关于急性期是否使用其他抗血小板剂,目前没有随机试验数据支持早期使用氯吡格雷或阿司匹林加缓释的双嘧达莫联合剂可使患者获益。2003 年,美国卒中协会就早期使用阿司匹林以外的抗血小板药的意见是:"关于其他抗血小板聚集药疗效的资料有限,不足以得出任何结论。"然而,对阿司匹林过敏或阿司匹林治疗失败的患者,可在使用 rt-PA 24h 后予氯吡格雷 75mg/d 或 Aggrenox(阿司匹林加缓释双嘧达莫制剂)。

手术和介入治疗

有些急性缺血性脑卒中患者可能需要手术治疗,包括去骨瓣减压、小脑切除术加后颅窝减压、脑室外引流、颅内血肿清除和血管重建术。

去骨瓣减压术

大脑半球大面积梗死而其他治疗无效时,去骨瓣减压术可以是救命措施。

1. 手术时,神经外科医生去除一块大骨瓣(常包括部分额骨、顶骨和颞骨),

然后打开梗死半球表面的硬脑膜。

2. 颅骨和硬脑膜上的巨大开口使水肿的脑组织向颅外膨出,防止其向下移位导致脑干受压而死亡。

3. 手术的时机尚未明确,一些资料支持早期行去骨瓣减压术。

4. 接受去骨瓣减压术的患者,其远期功能恢复并不一致。年轻患者较年老者远期预后更好。目前没有临床证据支持常规行去骨瓣减压术。

后颅窝减压联合小脑切除术

小脑梗死可导致严重水肿,从而导致脑积水或脑干受压致脑死亡。

1. 小脑梗死或出血的患者,出现任何意识水平的恶化,都应紧急行开颅减压术。

2. 神经影像学检查有助于医生明确小脑梗死且有占位效应的患者是否有手术治疗指征。

3. 病情恶化的患者更常见的影像学特征有:

(1) 第四脑室移位;

(2) 脑积水;

(3) 脑干变形;

(4) 基底池受压。

脑室外引流术

急性期应用脑室外引流通常多见于小脑梗死患者,不过一些个例报道显示对大脑半球大面积梗死的患者也可行脑室外引流。

1. 小脑梗死时,水肿可压迫第四脑室,导致脑积水而致病情快速进展。在这种情况下,紧急脑室造瘘联合外引流术可挽救患者生命。不过这些患者可能仍需进一步行后颅窝减压术。

2. 也有文献报道脑室外引流可用于大脑半球大面积梗死的患者,但这并非是常用的适应证。

颅内血肿清除术

1. 缺血性脑卒中患者常出现早期出血性转化(hemorrhagic transformation, HT)。最近一项以 CT 扫描为标准的随机临床试验发现,3%～37%未经 rt-PA 治疗的患者、10%～44%经 rt-PA 治疗的患者会在缺血性卒中后 5d 之内发生出血性转化。

2. 症状性出血转化会因占位效应和颅内高压而显著增加死亡率。NINDS 试验中,6.4%的患者在静脉 rt-PA 治疗后出现症状性出血转化,这些患者 3 个月内的死亡率达 75%。

3. 关于缺血性脑卒中后症状性出血转化患者的手术指征尚不明确。我们建议使用新鲜冰冻血浆、维生素 K、硫酸鱼精蛋白、冷沉淀物或输血小板等方法纠正凝血功能，以防出血加重。

大血管血流重建术

有症状的颅内外血管狭窄具有较高的脑卒中复发风险。大血管疾病所致的复发性卒中多发生在初次卒中后早期。一项研究表明，18％的大血管粥样硬化血栓形成的脑卒中患者，在 30d 内再发卒中。

急性脑卒中后颈动脉血流重建的时机尚有争议。早期血流重建可能导致"过度灌注综合征"，即已适应了低灌注的大脑区域产生过度血流再灌注。尽管这个综合征很少见，但某些患者可因此而出现惊厥、脑水肿和颅内出血。而另一方面，颈动脉血流重建过迟又会增加早期同侧复发性脑卒中的风险。

有症状患者早期（起病 2 周内）行颈动脉内膜剥脱术（CEA）有益。

1. 起病 2 周之内行 CEA，其预防同侧脑卒中的需治数（number needed to treat，NNT）仅为 5；而 2 周以后行 CEA，则其益处大大下降。

2. 起病 12 周以后才行 CEA，其预防同侧脑卒中的 NNT 增加到 125。

基于这些数据，我们建议对病情稳定，缺血症状为非致残性，且符合北美症状性颈动脉内膜剥脱术试验（North American symptomatic carotid endarterectomy trial，NASCET）和欧洲颈动脉手术试验（European carotid surgery trial，ECST）标准的患者，在起病 2 周内行颈动脉血流重建。

3. 有些资料还显示对轻度缺血性脑卒中的患者，1 周内行颈动脉血管成形术及支架置入术是安全可行的。

为了减少颈动脉血流重建后过度灌注综合征的风险，我们建议严格控制血压。我们并不提倡对进展性脑缺血、影像学提示占位效应或中线移位以及病情不稳定的患者行紧急 CEA。

总　结

关于急性缺血性脑卒中的治疗进展很大，正如我们所总结的急性缺血性脑卒中的治疗不仅仅是溶栓。住院患者的治疗重点应放在及时给予神经保护措施、预测并防治并发症，以及卒中的二级预防（表 4.11.4）。

表 4.11.4　急性脑卒中的处理

1. 在卒中单元或神经 ICU 内处理。
2. 严密监测血压以避免低血压。
3. 保持患者足够的液体量。
4. 皮下注射肝素、穿弹力袜和间歇充气加压装置，预防 DVT。
5. 防治褥疮。
6. 尽量不使用导尿管，即使需要也尽早拔管，以防尿路感染。
7. 严格控制血糖。
8. 防治发热。

> 9. 识别并治疗早期卒中后癫痫发作。
>
> 10. 警惕并防治呼吸机相关肺炎（VAP）。
>
> 11. 及时治疗脑水肿和颅内高压以防神经功能恶化。
>
> 12. 尽早营养支持。
>
> 13. 尽早行康复治疗以防卧床相关的并发症。
>
> 14. 尽早予抗血小板剂或抗凝剂以减少卒中复发风险。
>
> 15. 考虑早期使用他汀类。
>
> 16. 半球大面积梗死的患者可考虑早期去骨瓣减压术。
>
> 17. 小脑大面积梗死的患者可考虑行后颅窝减压术。
>
> 18. 存在脑积水的患者应尽快行脑室外引流。
>
> 19. 病情恶化的患者需考虑行颅内血肿清除术。
>
> 20. 病情稳定的患者可考虑早期行颈动脉血流重建术以减少卒中复发风险。

参考文献

Adams HP, Jr, Brott T, del Zoppo GJ, et al. Guidelines for the early management of patients with ischemic stroke: A scientific statement from the Stroke Council of the American Stroke Association. Stroke 2003;34(4): 1056-83.

Aslanyan S, Weir CJ, Diener HC, Kaste M, Lees KR, et al. Pneumonia and urinary tract infection after acute ischaemic stroke: A tertiary analysis of the GAIN International trial. Eur J Neurol 2004;11(1): 49-53.

Camilo O, Goldstein LB. Seizures and epilepsy after ischemic stroke. Stroke 2004;35 (7): 1769 -75.

Carlberg B, Asplund K, Hagg E. Factors influencing admission blood pressure levels in patients with acute stroke. Stroke 1991;22(4): 527-30.

Delashaw JB, Broaddus WC, Kassell NF, Haley EC, et al. Treatment of right hemispheric cerebral infarction by hemicraniectomy. Stroke 1990;21(6): 874-81.

Esteban A, Frutos F, Tobin MJ, Alia I, et al. A comparison of four methods of weaning patients from mechanical ventilation. Spanish Lung Failure Collaborative Group. N Engl J Med 1995;332(6): 345-50.

Ginsberg MD, Busto R. Combating hyperthermia in acute stroke: A significant clinical concern. Stroke 1998;29(2): 529-34.

Gubitz G, Counsell C, Sandercock P, Signorini D. Anticoagulants for acute ischaemic stroke. Cochrane Database Syst Rev 2000;(2): CD000024.

Heyland DK. Nutritional support in the critically ill patients. A critical review of the evidence. Crit Care Clin 1998;14(3): 423-40.

Jaillard A, Cornu C, Durieux A, Moulin T. Hemorrhagic transformation in acute ischemic stroke. The MAST-E study. MAST-E Group. Stroke 1999;30(7): 1326-32.

Kase CS, Norrving B, Levine SR, Babikian VL, et al. Cerebellar infarction. Clinical and anatomic observations in 66 cases. Stroke 1993;24(1): 76-83.

Krieger DW, De Georgia MA, Abou-Chebl A, et al. Cooling for acute ischemic brain damage (cool aid): An open pilot study of induced hypothermia in acute ischemic stroke. Stroke 2001;32(8): 1847-54.

Krinsley JS. Effect of an intensive glucose management protocol on the mortality of critically ill adult patients. Mayo Clin Proc 2004;79(8): 992-1000.

Leigh R, Zaidat OO, Suri MF, Lynch G, et al. Predictors of hyperacute clinical worsening in ischemic stroke patients receiving thrombolytic therapy. Stroke 2004;35(8): 1903-7.

Leonardi-Bee J, Bath PM, Phillips SF, Sandercock, PA, et al. Blood pressure and clinical outcomes in the International Stroke Trial. Stroke 2002;33(5): 1315-20.

Mild therapeutic hypothermia to improve the neurologic outcome after cardiac arrest. N Engl J Med 2002;346(8): 549-56.

Oliveira-Filho J, Silva SC, Trabuco CC, et al. Detrimental effect of blood pressure reduction in the first 24 hours of acute stroke onset. Neurology 2003;61(8): 1047-51.

Organised inpatient (stroke unit) care for stroke. Cochrane Database Syst Rev 2002; (1): CD 000197.

Poor nutritional status on admission predicts poor outcomes after stroke: Observational data from the FOOD trial. Stroke 2003;34(6): 1450-6.

Qureshi AI, Suarez JI. Use of hypertonic saline solutions in treatment of cerebral edema and intracranial hypertension. Crit Care Med 2000;28(9): 3301-13.

Reith J, Jorgensen HS, Pedersen PM, et al. Body temperature in acute stroke: Relation to stroke severity, infarct size, mortality, and outcome. Lancet 1996;347 (8999): 422-5.

Rothwell PM, Eliasziw M, Gutnikov SA, et al. Analysis of pooled data from the randomised controlled trials of endarterectomy for symptomatic carotid stenosis. Lancet 2003;361(9352): 107-16.

Schwab S, Steiner T, Aschoff A, Schwarz S, et al. Early hemicraniectomy in patients with complete middle cerebral artery infarction. Stroke 1998;29(9): 1888-93.

Suarez JI, Zaidat OO, Suri MF, Feen ES, et al. Impact of a specialized neurocritical care team on outcome and length of stay of critically ill acute ischemic stroke patients. J Neurol Sci 2005; 238: 205.

Suarez JI, Qureshi AI, Bhardwaj A, Williams MA, et al. Treatment of refractory intracranial hypertension with 23.4% saline. Crit Care Med 1998;26(6): 1118-22.

Tapson VF, Carroll BA, Davidson BL, Elliott CG, et al. The diagnostic approach to acute venous thromboembolism. Clinical practice guideline. American Thoracic Society. Am J Respir Crit Care Med 1999;160(3): 1043-66.

Thorsen AM, Holmqvist LW, de Pedro-Cuesta, J, von Koch L, et al. A randomized controlled trial of early supported discharge and continued rehabilitation at home after stroke: Five-year follow-up of patient outcome. Stroke 2005;36(2): 297-303.

van den Berghe G，Wouters P，Weekers F，Verwaest C. Intensive insulin therapy in the critically ill patients. N Engl J Med 2001;345(19)：1359-67.

Viitanen M，Winblad B，Asplund K. Autopsy-verified causes of death after stroke. Acta Med Scand 1987;222(5)：401-8.

Zaidat OO，Alexander MJ，Suarez JI. Early carotid artery stenting and angioplasty in patients with acute ischemic stroke. Perspect Vasc Surg Endovasc Ther 2005;17 (3)：273-4.

第十二节　脑　出　血

Katja Elfriede Wartenberg and Stephan A. Mayer

流行病学

脑出血(intracerebral hemorrhage，ICH)为急性的脑实质内出血,出血量大时可破入脑室系统或蛛网膜下腔。

1. 在美国,ICH占脑卒中的10%～15%;在亚洲可高达20%～30%。

2. 美国每年将近有3.7万～5.24万人发生ICH。

3. 全世界的发病率为10～20/10万。在45岁以上人群,每增10岁该发病率即增长1倍。

尽管在治疗和神经重症监护上有了全面提高,ICH仍是脑卒中中治疗方法最少的。因此,相对于缺血性脑卒中或蛛网膜下腔出血,ICH的致残率和死亡率是最高的。

危险因素

流行病学研究发现许多ICH的危险因素,包括:

1. 高血压(hypertension，HTN)为最常见的危险因素,占所有患者的60%～70%。

(1) 慢性高血压引起脑内小的深穿支动脉血管壁变性、断裂、纤维蛋白样坏死、脂质透明样变、微小动脉瘤形成,易致血管破裂出血。

(2) 高血压性ICH的好发部位为基底核、丘脑、脑桥、小脑和半球深部白质。

2. 淀粉样脑血管病占ICH的15%。β淀粉样蛋白在脑和软脑膜中小血管壁上沉积,可引起血管脆性增加。

(1) 出血部位主要在脑叶,多数患者年龄>70岁。

(2) 每年复发率为10.5%。

(3) 载脂蛋白E等位基因ε2、ε4的携带者,出血复发的风险增加3倍。

(4) 淀粉样血管病患者MRI梯度回波序列上显示大量的慢性出血灶,可增加ICH的复发率。

3. 高龄。

4. 血清胆固醇＜4.1mmol/L。

5. 酗酒。

6. 抗凝和抗血小板治疗。

7. 基因突变,例如编码因子Ⅷ基因。

临床表现

如患者突然出现局灶神经功能缺损,伴颅内高压症状,如意识逐渐模糊、头痛、恶心呕吐时,应考虑 ICH。其症状常在数分钟内达高峰,提示为 ICH 而非急性缺血性卒中。但 ICH 临床症状多样,可能无法简单从临床上与缺血性脑卒中鉴别。

诊 断

CT 为影像学诊断的首选(图 4.12.1)。要注意血肿的部位和大小、脑室内出血与否和脑积水等情况。出血方式和部位可提示 ICH 的原因如图 4.12.2所示:

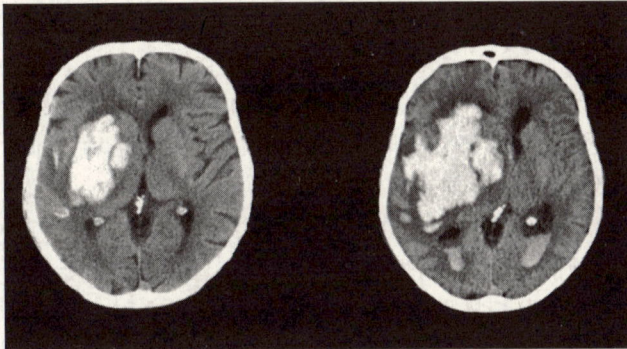

图 4.12.1 早期血肿扩大(女,48 岁,慢性高血压史)。左图.基线 CT 扫描显示中等大小的右侧壳核 ICH,此时患者昏睡伴左侧偏瘫。右图.患者病情恶化,出现昏迷伴去大脑强直时 CT 扫描显示,血肿明显扩大,并出现脑室内出血及梗阻性脑积水,24h 后脑死亡。(摘自:Mayer 和 Rincon 2005.)

1. 蛛网膜下腔血液提示动脉瘤破裂。

2. 多发的额叶下部和颞叶出血提示脑外伤。

3. 血肿内液平提示凝血功能障碍。

利用(A×B×C)×1/2 公式(将血肿在三维里的最大直径相乘,再除以 2),可在床边估算 ICH 出血量。

A 为 CT 上血肿的最大直径;

B 在 CT 上垂直于 A 的长度;

C 为出现血肿的层面总数与层厚的乘积。

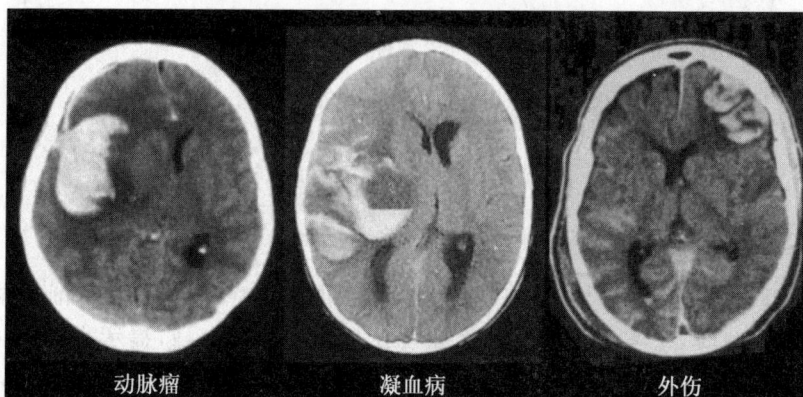

动脉瘤　　　　凝血病　　　　外伤

图 4.12.2　继发性 ICH 常见病因的 CT 表现。左图. 右侧额叶的硬膜下、邻近血肿内侧的脑沟内出现薄层线状出血,提示血液渗入蛛网膜下腔,是大脑中动脉的动脉瘤特点。中图. 出现液平提示未凝血,高度怀疑凝血障碍性出血。该患者在心脏手术时出血,当时应用抗凝药。右图. 左额叶的外伤性挫伤,表现对冲性出血,与右顶区的颅外软组织肿胀相一致。右顶和双侧枕区的脑沟内有少量的蛛网膜下腔出血。(摘自：Mayer 和 Rincon 2005.)

病理生理和血肿扩大

20 年前大家认为,脑出血在起病后数分钟内停止。现在认为,ICH 是一个动态的、复杂的过程,涉及好几个时期,如在初始症状开始后数小时内血肿的扩大期,以及血肿形成后致继发损伤的炎症过程。

回顾性观察研究发现脑出血在最初 24h 会明显扩大(图 4.12.1)。一项包括 103 名患者的前瞻性研究中,发现至少 38％患者在症状开始后 24h 内血肿增大＞33％。随后的 CT 扫描发现 26％的患者在发病 1h 内病情进展,而 12％的患者则在 1~20h 内进展。1/3 的患者在初始 CT 扫描后 1h 内神经症状恶化,25％的患者则在 1~20h 内恶化。CT 血管造影(CTA)、钆增强 MRI 和脑血管造影若显示造影液外渗,提示活动性出血。关于超早期 ICH 手术的临床试验,提示致死性术后出血与不良预后有关。

多变量分析发现以下因素增加血肿扩大和早期神经症状恶化的可能性：

➢ 症状起始至第一次 CT 扫描间隔时间更短(＜6h)
➢ 初次 CT 扫描示血肿体积＜25mm³
➢ 血肿形态不规则
➢ 急性血压增高
➢ 意识水平下降
➢ 脑梗死的病史
➢ 肝脏疾病
➢ 空腹血糖≥141mg/dL、血红蛋白 A_{1c}≥5.1％

➤ 饮酒（＞46g/d）

➤ 血清纤维蛋白原水平低（＜87mg/dL）或高（＞523mg/dL）

➤ 体温＞37.5℃

➤ 中性粒细胞数增加

➤ 脑室出血

病理学和神经影像研究提示,初始血块周围组织的继发多灶出血,导致血肿扩大。观察显示早期血肿扩大因血肿周围的充血组织渗血引起。继发出血的假说机制包括:

1. 血管内静压增加;

2. 局部组织压力增加致机械性损伤;

3. 脑血流减少;

4. 血浆蛋白诱导的继发炎症和液体外渗。

多年来,研究者一直担心血肿周围缺血半暗带的发展将导致继发损伤和细胞毒性水肿。然而,正电子发射体层摄影（positron emission tomography, PET）和弥散加权成像（diffusion-weighted imaging, DWI）的多个试验均未显示在最初血肿周围的低灌注脑组织为真正缺血。在动物和临床研究发现了炎症反应,是由富含凝血酶的血浆和凝血过程中释放的其他凝血终产物诱导。炎症过程包括细胞毒性因子和炎症介质的激活和表达、基质金属蛋白酶激活、白细胞聚集和血脑屏障破坏。相比而言,抗凝药、抗纤溶剂或凝血酶抑制剂等使用时出现的 ICH,不能凝结成块,其周围脑组织水肿和组织损伤减少。

在发病后的几天,血肿周围的水肿可能会引起占位效应、颅内高压和脑疝。

1. 血肿周围水肿是发病 12h 后神经症状恶化的首要原因。

2. 传统认为,脑水肿在 72h 达高峰。

3. 神经影像学研究显示,脑水肿在发病后早期以及迟至两周后均可进展,并使中线移位,不过迟发的水肿可能对临床影响不大。

4. 脑血肿周围的水肿形成机制:包括实质内微循环受压、炎症、血肿形成后代谢产物释放引起的血管收缩、血浆自受损血管壁渗出而引发神经炎症反应。

预后及预测因素

ICH 的平均死亡率在 30%～50%。1997 年统计,35%～52% 的 ICH 患者在病后 1 个月死亡,10% 患者在 1 个月后独立生活,20% 在病后 6 个月独立生活。ICH 的早期死亡率较缺血性梗死高,但存活患者很可能恢复独立生活的功能。

30d 和 1 年死亡率的独立预测因素包括:

➤ 大的 ICH 血肿

> 意识水平降低

> 老龄

> 脑室出血(intraventricular hemorrhage，IVH)

> 幕下出血

> 相对水肿量

Broderick 认为血肿量是 ICH 后 30d 死亡率的最强预测因子。ICH 评分是一临床等级量表，包括了预测 ICH 长期预后的多项独立指标(表 4.12.1)，可预测入院患者的 30d 死亡率。然而，对不良预后需谨慎评估，因为研究显示医生经常低估了良好结局的可能性；而不良预后可能对患者形成自我暗示。加利福尼亚的一项研究显示，患者在 24h 内签署不予抢救医嘱(do-not-resuscitate，DNR)是死亡的最重要决定因素。将患者收在神经重症监护室，经由专家的标准化治疗，早期康复锻炼，可降低 ICH 死亡率。

表 4.12.1　ICH 评分

项　目	分　值	总　分	30d 的死亡率(%)
Glasgow 昏迷评分量表			
3~4	2	5 或以上	100
5~12	1		
13~15	0	4	97
血肿体积(mL)			
≥30	1	3	72
<30	0		
脑室内出血		2	26
是	1		
否	0	1	13
年龄(岁)			
≥80	1	0	0
<80	0		
幕下血肿			
是	1		
否	0		

（摘自：Hemphill JC 3rd, Bonovich DC, Besmertis L, Manley GT, Johnston SC. The ICH score: a simple, reliable grading scale for intracerebral hemorrhage. Stroke,2001;32：891-897.）

急诊处理

ICH 治疗首先要处理气道、呼吸和循环,评估意识水平。实验室辅助检查应包括:

> ➤ 全血细胞计数
> ➤ 代谢指标
> ➤ 凝血功能
> ➤ 肌钙蛋白 I
> ➤ 尿液毒理学筛选
> ➤ 心电图
> ➤ 胸片

气道

患者意识水平降低后,因缺少了保持呼吸道开放的反射,很难维持呼吸道通畅,故可导致误吸、低氧血症或高碳酸血症,从而扩张脑血管,增加颅内压。在这种情况下,需要气管插管和机械通气。

1. 快速插管时需应用咪达唑仑、静脉或局部利多卡因、异丙酚或依托咪酯以及非去极化神经肌肉阻断剂罗库溴铵、维库溴铵或阿曲库铵。这些药均不增高颅内压。

2. 调整初始呼吸速率和潮气量,直至 PCO_2 为 35mmHg。

3. 不推荐早期过度通气将 PCO_2 降至 25mmHg 以下,因为这可导致血管过度收缩,加重缺血。

血　压

对 ICH 急性期的最佳血压值仍有争议。根据非随机化试验结果,ICH 治疗指南推荐平均动脉压在 90～130mmHg。现有的证据显示,血肿周围并无真正的缺血半暗区,且血压升高强烈预示了早期血肿扩大和不良预后。如此看来,早期降压治疗可能较合理。

1. 最近一项非随机化研究显示,在 ICH 发病 6h 内静脉给予拉贝洛尔或肼屈嗪降低血压<160/100mmHg 是安全可行的,且可减少血肿扩大,使患者在 1 个月时达到独立生活水平。

2. 近来国立卫生研究院专家共识将发病后 3h 内平均动脉压(MAP)控制在 100～120mmHg 之间。

3. 颅内压监测的患者,应将脑灌注压(平均动脉压减去颅内压)维持在 60mmHg 以上。

4. 慢性高血压患者的脑血流自动调节仅适应于更高的血压;而血肿周边区的脑血流自动调节能力已下降,在正常血压范围时,就导致了脑灌注和脑组织氧合的降低。

5. 开颅手术的患者 MAP 应维持在 100mmHg。

6. 多数患者在治疗高血压时需动脉置管以监测动脉压。

7. 在急诊室可每隔 10min 静脉给拉贝洛尔,剂量从 20~80mg。在 ICU 可持续给拉贝洛尔、艾司洛尔或尼卡地平(表 4.12.2)。

表 4.12.2　急性 ICH 的静脉降血压药

药　物	机　制	剂　量	副作用
拉贝洛尔	α_1、β_1、β_2 受体拮抗剂	每 10min 快速注射 20~80mg,最大剂量 300mg;0.5~2.0mg/min 滴注	心动过缓、充血性心衰、支气管痉挛
艾司洛尔	β_1 受体拮抗剂	快速注射 0.5mg/kg,50~300μg/(kg·min)	心动过缓、充血性心衰、支气管痉挛
尼卡地平	L 型钙通道阻滞剂(二氢吡啶)	注射 5~15mg/h	严重主动脉狭窄、心肌缺血
依那普利	ACE 抑制剂	快速注射 0.625mg,每 6h 1.25~5mg	反应多变、高肾素状态下血压急剧下降
非诺多泮	多巴胺-1 受体激动剂	0.1~0.3μg/(kg·min)	心动过速、头痛、恶心、潮红、青光眼、门静脉高压
硝普钠*	硝基血管舒张剂(动脉和静脉)	0.25~10μg/(kg·min)	颅内高压、反应多变、心肌缺血、硫氰酸盐和氰化物毒性

* 硝普钠可能升高颅内压,不建议在急性 ICH 时使用。

治疗颅内高压

对急性昏迷或临床提示脑疝的患者首先要控制颅内压。在神经外科手术前需用以下措施快速、有效地降低颅内压。

1. 头抬高至 30°。

2. 快速注射 20%甘露醇(1~1.5g/kg)。

3. 过度通气,使 PCO_2 达 28~35mmHg。

4. 高张盐水(23.4%),剂量为 0.5~2mL/kg,在低血压时可替代甘露醇,但需经中心静脉输注。

➤ ICH 动物模型发现,23.4%的高张盐水治疗小脑天幕疝较 10%盐水或甘露醇好。

5. 治疗颅内高压的神经外科手术包括开颅血肿清除术、脑室引流术治疗脑积水、去骨瓣减压术。

6. 颅内压监测可指导治疗。

止血治疗

重组活性因子Ⅶa(recombinant activated factor Ⅶ，rFⅦa，NovoSeven，丹麦)促进止血，可治疗血友病 A 和血友病 B 患者的自发出血和手术出血，已被批准用于治疗对因子Ⅷ抵抗的血友病患者。证据显示，rFⅦa 即使在没有凝血病的情况下也能促进局部止血。

1. 一项 399 名患者的随机双盲、安慰剂对照研究发现，ICH 起病 4h 后分别给 rFⅦa 40、80、160μg/kg，可减少血肿扩大近 50%。

2. 安慰剂组的血肿扩大百分比为 29%，而 rFⅦa 40、80、160μg/kg 治疗组分别为 16%、14%、11%($P=0.011$，rFⅦa 组 vs 安慰剂组)。死亡率下降 38%(P 值$=0.025$，rFⅦa 组 vs 安慰剂组)。尽管动脉血栓栓塞发生率增加了 5%，但 90d 后的神经功能结局明显改善。然而，一项更大型的临床三期试验中，rFⅦa 20μg/kg 和 80μg/kg 治疗组的死亡率和 90d 后的严重致残率较安慰剂组无变化。

3. 另一项抗纤溶剂的试验发现 6-氨基己酸并无止血疗效。

4. 一项大规模的三期试验结果还未正式发表。不过最近报告说初始结果是阴性的，虽然超早期的 rFⅦa 治疗能减少血肿扩大，其对长期临床预后和 90d 后的死亡率并无作用。

逆转抗凝治疗

1. 华法林抗凝治疗使自发性 ICH 的危险较一般人群高 5~10 倍。

2. 华法林增加出血风险，使 ICH 患者的死亡率翻倍。

3. 抗凝相关的 ICH 患者若国际标准化比率(international normalized ratio，INR)>1.4，其神经功能恶化和死亡的风险增加。

应用华法林的患者发生 ICH 后，在凝血结果报告出来前就应立刻输新鲜冰冻血浆(fresh frozen plasma，FFP)或凝血酶原复合物(prothrombin-complex concentrate，PCC)和 Vit K(表 4.12.3)。

1. 应用 FFP 或 Vit K 后几个小时 INR 才正常化。

2. FFP 增加容量负荷，可能会加重心脏或肾脏疾病患者的充血性心衰。

3. PCC 是 Vit K 依赖凝血因子Ⅱ、Ⅶ、Ⅸ 和 Ⅹ 的复合物，小量使用则能快速使 INR 正常化，但有诱发弥散性血管内凝血的风险。

4. rFⅦa 能加速逆转抗凝。

(1) 单次剂量的 rⅦa 即可在数分钟内使 INR 正常化，剂量越大则 INR 控制的时间越长。

(2) rⅦa 剂量从 10~90μg/kg 治疗抗凝相关的 ICH，都能促进止血，取得较好的临床结果，特别是在准备神经外科治疗时。

(3) rFⅦa 半衰期较短(2.3h)，应与 FFP 和 Vit K 联合应用以持续逆转抗凝。

 5. 鱼精蛋白硫酸盐能逆转普通肝素或低分子肝素所致出血。

 6. 单剂去氨基精加压素（desmopressin，DDAVP）和输注血小板用于治疗血小板功能障碍或血小板减少。

表 4.12.3   凝血障碍患者 ICH 的紧急治疗

情 况	试 剂	剂 量	备 注	证据等级
华法林	新鲜冰冻血浆	15mL/kg	需 24h 以上使 INR 正常	Ⅱ
	凝血酶原复合物和静脉输 Vit K	15~30U/kg 10mg	每次 4 ~ 6 U（200mL），比 FFP 起效快，但有 DIC 的风险	Ⅱ
华法林和急诊神经外科手术	同上＋rFⅦa	20~80μg/kg	急性血栓栓塞疾病禁用	Ⅲ
普通或低分子肝素*	鱼精蛋白硫酸盐	1mg/100U 肝素或 1mg 依诺肝素	可引起潮红、心动过缓、低血压	Ⅲ
血小板功能障碍或血小板减少症	输注血小板 去氨基精加压素（DDAVP）	6U 0.3μg/kg	4~8U（根据血肿大小）直至血小板＞10 万	Ⅲ

通常应立刻停用抗凝药，发病约两周后可再安全启用。

 Ⅰ级＝基于一个或以上高质量随机对照试验；Ⅱ级＝基于 2 个或以上高质量的前瞻性或回顾性队列研究；Ⅲ级＝病例报告和专家意见。

 *鱼精蛋白对达那肝素疗效甚微。

 DIC：弥散性血管内凝血；INR：国际标准化比率。

重症监护

患者体位

床头调高到 30°以降低颅内压，减少非气管插管患者的误吸风险，并可减少机械通气患者肺炎的风险。

颅高压治疗

脑出血量大时，常伴颅高压，占位效应引起脑组织移位，脑室内出血还可引起梗阻性脑积水。为能有效解决这些问题，所有昏迷患者（Glasgow 昏迷评分≤8）应行颅内压监测或脑室外引流（external ventricular drain，EVD）。脑积水、脑室内出血、即将脑疝的患者安置 EVD 后可存活。不过安置 EVD 的 ICH 患者的脑室大小变化与意识水平的关系尚不明确。

 1. 应维持颅内压＜20mmHg、脑灌注压＞60mmHg。

 2. 监测颅内压时，应使用标准化治疗方案（表 4.12.4）。

 3. 皮质激素（如地塞米松）治疗 ICH 无效，且易并发高血糖、免疫抑制、伤口无法愈合和蛋白分解等。

表 4.12.4 颅内高压患者在 ICP 监测下的分级治疗方案

1. 手术减压：复查 CT,考虑外科介入或脑室引流。
2. 镇静：静脉用药以保持平静状态。
3. 脑灌注压最优化：若 CPP<70mmHg,升压治疗,若 CPP>110mmHg,则降血压。
4. 渗透疗法：甘露醇 0.25~1.5g/kg 或 23.4%高渗盐水 0.5~2.0mL/kg(按需每 1~6h 重复给药)。
5. 过度通气：PCO_2 目标值 26~30mmHg。
6. 大剂量戊巴比妥治疗：剂量 5~20mg/kg,速度 1~4mg/(kg·h)。
7. 低温：中心体温降至 32~33℃。

摘自 Mayer SA, Chong J. Critical care management of increased intracranial pressure. J Int Cre Med 2002;17: 55-67.

补液

1. 放置中心静脉导管,便于大剂量输液、监测机械通气或颅内压监控患者的中心静脉压。

2. 对于颅内高压或有明显血肿周围占位效应的 ICH 患者,标准静脉输液治疗包括等张液如 0.9%的生理盐水,或高张盐水[2%~3%的氯化钠或醋酸,1mL/(kg·h)]。

(1) 输高张盐水,维持血浆渗透压在 300~320mOsm/L 及高钠血症(150~155mmol/L),以减少细胞水肿和颅内压升高。

(2) 停用高张盐水后,应避免渗透压大幅下降,从而触发反跳性水肿和颅内压增高。

(3) 24h 内血钠浓度下降不应超过 6~8mmol/L。肾衰和严重充血性心衰患者慎用高张盐水。

3. 由于血管内和脑实质的渗透梯度,0.45%的盐水或 5%的右旋糖中的自由水会加剧脑水肿,增高颅内压。

4. 评估液体出入量、CVP 和体重,保持患者液体出入平衡。

抗惊厥治疗

8%~12%的 ICH 患者在发病后 30d 有明显的癫痫发作,其中将近一半发生在最初 24h 内。1%~2%的患者进展为惊厥性癫痫持续状态,5%~20%的 ICH 存活患者发展为慢性癫痫。脑叶出血可独立预测早期癫痫发作。出血后非惊厥性的发作与神经功能恶化有关,并加重中线移位,也可能导致不良的预后。

1. 急性癫痫发作的治疗首先静脉给劳拉西泮(0.05~0.1mg/kg),继之静脉磷苯妥英或苯妥英(15~20mg/kg)、丙戊酸(15~45mg/kg)或苯巴比妥(15~20mg/kg)。

2. 预防性抗惊厥治疗可能有益,尤其是幕上大的 ICH 和意识水平降低的患者,但未经随机对照试验证实。不过有证据显示,预防用苯妥英可减少严重外伤性脑损伤后 1 周内的发作频率(从 14% 降到 4%)。

3. 一项研究显示,脑叶 ICH 经抗惊厥治疗后,发作频率减少。故 AHA 指南推荐,对部分患者在 ICH 后 1 月内可应用抗惊厥治疗。

4. 连续脑电图监测(continuous electroencephalographic,cEEG)对持续昏迷的 ICH 患者可能有用。

(1) 一项研究发现,cEEG 可检测出 28% 昏迷 ICH 患者的非惊厥性发作或癫痫持续状态。

(2) 我们对所有昏迷的 ICH 患者应用 cEEG 至少 48h。一旦检测出非惊厥发作,可静脉注射咪达唑仑[起始量 0.2mg/(kg·h)]。

发热

颅内出血后常出现发热,尤其是脑室内出血后更常见。ICH 后持续高热对死亡率和预后都有不良影响。在实验模型中,即使体温轻度升高,也可加重神经元损伤和死亡。

1. 发热应积极治疗,所有体温持续超过 38.3℃(101 ℉)的患者,应使用对乙酰氨基酚和冰毯。

2. 近来推出的体表冷却系统(Medivance Inc.)和血管内热交换导管(Innercool Therapies)可能对维持正常体温更有效,但它们对 ICH 的预后作用有待进一步研究。

营养

1. 入院 48h 内予肠内营养以防营养不良。小的鼻饲管可减少误吸的风险。

2. 因为高血糖可能会恶化脑损伤,应避免输含葡萄糖或右旋糖的溶液。若持续高血糖,应用胰岛素维持治疗。

预防深静脉血栓

ICH 患者在较长一段时间都无法活动,因此患深静脉血栓和肺栓塞的风险很大。

1. 空气压缩装置和弹力袜能减少神经外科术后患者的血栓栓塞事件,可在入院时应用。

2. ICH 后 48h 开始小剂量皮下肝素治疗有预防作用,且不增加颅内出血发生率。也可选用低分子肝素(依诺肝素)。

ICH 的外科治疗

对紧急血肿清除术一直有争议。许多小样本的对照和非对照试验显示,早期开颅术对幕上脑出血的预后有潜在益处,但也增加了再出血的发生率。要综合考虑发病前情况、意识水平、出血部位和既往疾病史等来决定是否对 ICH 患者进行手术。最近,一项大型随机试验(STICH试验)对比1033名ICH患者早期血肿清除术和保守治疗的疗效后发现,两者对病后6个月的结局和死亡率无明显差异。

1. 时间窗为72h,且由于有20%患者开始随机分到保守治疗组而最终接受了外科治疗,因而有高度的组间交叉。

2. 入选STICH的条件基于临床平衡:只有当研究者不确定是手术还是保守治疗更有效时才入选。因此,STICH的结论可能对符合外科治疗指征的患者并不适用,比如年轻患者、脑叶的大出血患者以及因占位效应致早期恶化的患者。

3. 在STICH试验中,75%的手术组患者采用开颅血肿清除。

非对照的单中心和小型的多中心报告显示,微创立体定向手术伴或不伴使用rt-PA、链激酶或尿激酶溶栓,效果均较好。但在STICH试验中,微创立体定向手术的治疗效果比开颅清除术差。

脑室内溶栓治疗

CT显示一侧或双侧脑室内注射rt-PA(3mg/12h)或尿激酶(2.5万U/12h)可加速脑室内血块的清除。一项小样本的前瞻性随机双盲对照试验显示,对12名ICH患者脑室内给尿激酶,可将血块半衰期降低44%。但遗憾的是,此操作有很高的颅内出血风险。需进一步研究确定小剂量多次给药的疗效。

小脑出血的外科治疗

小脑出血后2周内水肿可引起梗阻性脑积水和脑干受压,导致突发的严重的神经症状恶化。当CT上显示第四脑室不对称、环池消失、早期脑积水时,需要严密监护,并考虑外科手术治疗。临时放置EVD对脑积水治疗有效。因为患者可立刻恶化至昏迷或死亡,所以对大量脑出血患者的外科手术治疗不宜采用观望态度。

1. 枕骨下去骨瓣减压手术对多数直径>3cm的小脑出血患者有益。

2. 文献提示该手术可逆转脑疝患者的昏迷。

展 望

目前,新的治疗措施尚在研究中,如强效降血压、脑室内溶栓治疗和微创神经外科技术等,旨在预防神经症状恶化、改善长期预后,相信在不久的将来可适用。rFⅦa治疗联合早期血肿清除可降低术后出血,改善预后。目前,积极、密切的重症监护是改善该病预后的最有效措施。

参考文献

Broderick JP, Adams HP, Jr, Barsan W, et al. Guidelines for the management of spontaneous intracerebral hemorrhage: A statement for healthcare professionals from a special writing group of the Stroke Council, American Heart Association. Stroke 1999;30

(4): 905-15.

Broderick JP, Brott T, Tomsick T, Miller R, Huster G. Intracerebral hemorrhage more than twice as common as subarachnoid hemorrhage. J Neurosurg 1993;78 (2): 188-91.

Broderick JP, Brott TG, Duldner JE, Tomsick T. Huster G. Volume of intracerebral hemorrhage. A powerful and easy to use predictor of 30 day mortality. Stroke 1993;24(7): 987-93.

Brott T, Broderick J, Kothari R, et al. Early hemorrhage growth in patients with intracerebral hemorrhage. Stroke 1997;28(1): 1-5.

Brott T, Thalinger K, Hertzberg V. Hypertension as a risk factor for spontaneous intracerebral hemorrhage. Stroke 1986;17(6): 1078-83.

Chong J, Mayer SA. Critical care management of increased intracranial pressure. J. Intensive Care Med 2002;17: 55-67.

Claassen J, Mayer SA, Kowalski RG, Emerson RG, Hirsch LJ. Detection of electrographic seizures with continuous EEG monitoring in critically ill patients. Neurology 004;62(10): 1743-8.

Diringer MN, Edwards DF. Admission to a neurologic/neurosurgical intensive care unit is associated with reduced mortality rate after intracerebral hemorrhage. Crit Care Med 2001;29(3): 635-40.

Eckman MH, Rosand J, Knudsen KA, Singer DE, Greenberg SM. Can patients be anticoagulated after intracerebral hemorrhage? A decision analysis. Stroke 2003;34 (7): 1710-16.

Fujii Y, Takeuchi S, Sasaki O, Minakawa T, Tanaka R. Multivariate analysis of predictors of hematoma enlargement in spontaneous intracerebral hemorrhage. Stroke 1998; 29(6): 1160-6.

Gebel JM, Jr, Jauch EC, Brott TG, et al. Relative edema volume is a predictor of outcome in patients with hyperacute spontaneous intracerebral hemorrhage. Stroke 2002;33 (11): 2636-41.

Gujjar AR, Deibert E, Manno EM, Duff S, Diringer MN. Mechanical ventilation for ischemic stroke and intracerebral hemorrhage: Indications, timing, and outcome. Neurology 1998;51(2): 447-51.

Hedner U. Recombinant activated factor Ⅶ as a universal haemostatic agent. Blood Coagul Fibrinol 1998;9(Suppl 1): S147-52.

Hemphill JC, 3rd, Bonovich DC, Besmertis L, Manley GT, Johnston SC. The ICH score: A simple, reliable grading scale for intracerebral hemorrhage. Stroke 2001; 32: 891-7.

Hemphill JC, 3rd, Newman J, Zhao S, Johnston SC. Hospital usage of early do not resuscitate orders and outcome after intracerebral hemorrhage. Stroke 2004;35 (5): 1130-4.

Juvela S. Risk factors for impaired outcome after spontaneous intracerebral hemorrhage. Arch Neurol 1995;52(12): 1193-200.

Kidwell CS, Chalela JA, Saver JL, et al. Comparison of MRI and CT for detection of acute intracerebral hemorrhage. JAMA 2004;292(15): 1823-30.

Kothari RU, Brott T, Broderick JP, et al. The ABCs of measuring intracerebral hemorrhage volumes. Stroke 1996;27(8): 1304-5.

Mayer SA, Brun·NC, Begtrup K, et al. Recombinant activated factor Ⅶ for acute intracerebral hemorrhage. N Engl J Med 2005;352(8): 777-85.

Mayer SA, Lignelli A, Fink ME, et al. Perilesional blood flow and edema formation in acute intracerebral hemorrhage: A SPECT study. Stroke 1998;29(9): 1791-8.

Mayer SA, Rincon F. Treatment of intracerebral hemorrhage. Lancet Neurol 2005;4: 662-72.

Mendelow AD, Gregson BA, Fernandes HM, et al. Early surgery versus initial conservative treatment in patients with spontaneous supratentorial intracerebral haematomas in the International Surgical Trial in Intracerebral Haemorrhage (STICH): A randomised trial. Lancet 2005;365(9457): 387-97.

Morgenstern LB, Demchuk AM, Kim DH, Frankowski RF, Grotta JC. Rebleeding leads to poor outcome in ultra early craniotomy for intracerebral hemorrhage. Neurology 2001;56(10): 1294-9.

Ott KH, Kase CS, Ojemann RG, Mohr JP. Cerebellar hemorrhage: Diagnosis and treatment. A review of 56 cases. Arch Neurol 1974;31(3): 160-7.

Powers WJ, Zazulia AR, Videen TO, et al. Autoregulation of cerebral blood flow surrounding acute (6 to 22 hours) intracerebral hemorrhage. Neurology 2001; 57 (1): 18-24.

Qureshi AI, Mohammad YM, Yahia AM, et al. A prospective multicenter study to evaluate the feasibility and safety of aggressive antihypertensive treatment in patients with acute intracerebral hemorrhage. J Intensive Care Med 2005;20(1): 34-42.

Qureshi AI, Safdar K, Weil J, et al. Predictors of early deterioration and mortality in black Americans with spontaneous intracerebral hemorrhage. Stroke 1995;26 (10): 1764-7.

Qureshi AI, Tuhrim S, Broderick JP, Batjer HH, Hondo H, Hanley DF. Spontaneous intracerebral hemorrhage. N Engl J Med 2001;344(19): 1450-60.

Qureshi AI, Wilson DA, Hanley DF, Traystman RJ. No evidence for an ischemic penumbra in massive experimental intracerebral hemorrhage. Neurology 1999; 52 (2): 266-72.

van den Berghe G, Wouters P, Weekers F, et al. Intensive insulin therapy in the critically ill patients. N Engl J Med 2001;345(19): 1359-67 First trial to demonstrate the impact of strict glucose control on mortality and long—term outcome in critically ill patients.

Zazulia AR, Diringer MN, Derdeyn CP, Powers WJ. Progression of mass effect after intracerebral hemorrhage. Stroke 1999;30(6): 1167-73.

Zhu XL, Chan MS, Poon WS. Spontaneous intracranial hemorrhage: Which patients need diagnostic cerebral angiography? A prospective study of 206 cases and review of the literature. Stroke 1997;28(7): 1406-9.

第十三节　蛛网膜下腔出血

Katja Elfriede Wartenberg and Stephan A. Mayer

流行病学和危险因素

蛛网膜下腔出血(subarachnoid Hemorrhage，SAH)，常由于颅内动脉瘤破裂引起，年发病率为 10/10 万，占所有脑卒中病例的 2％～5％。约 10％～20％的 SAH 患者未发现颅内动脉瘤，预后良好。美国每年有 21000～33000 人罹患蛛网膜下腔出血。位于脑底部的囊状动脉瘤是引起蛛网膜下腔出血的最主要病因。

1. SAH 好发于 40～60 岁年龄组。

2. 女性发病率比男性高 1.6 倍，黑种人发病率比白种人高 10 倍。

3. 在出血的患者中，约 12％在就诊前死亡，约 25％住院期间死亡。

脑动脉瘤首次破裂的危险因素包括：

➢ 动脉瘤大小(较大动脉瘤容易出血)

➢ 年龄

➢ 已有不同部位动脉瘤致 SAH 的病史

➢ 位于基底动脉顶端和后交通动脉的动脉瘤

➢ 吸烟

➢ 动脉瘤引起头痛或者颅神经压迫

➢ 嗜酒

➢ SAH 家族史

➢ 女性(尤其是绝经后)

➢ 多发性脑动脉瘤

➢ 高血压

➢ 滥用可卡因或其他拟交感神经药物

➢ 与颅内动脉瘤有关的结缔组织病，如多囊肾、Ehlers-Danlos 综合征Ⅳ型、弹力纤维性假黄瘤、纤维肌肉发育不良等。

临床表现

SAH 患者常表现为骤发"劈裂样"头痛，接着颈项强直及背部疼痛，畏光，恶心呕吐，意识障碍和抽搐发作。

1. 超过 1/3 的患者在发病前数天到数周，少量血液从动脉瘤渗漏而出现"前哨性头痛"症状，该症状持续几分钟到几小时。

2. 突然出现的颈项强直和克氏征提示 SAH。但是,这些症状并不是每个患者都会出现,有时意识模糊和腰背痛比头痛更为明显。

3. 多达 25% 患者出现视网膜前或透明膜下出血(位于视网膜表面较大的边缘光滑的出血)。

SAH 可以发生在包括睡眠在内的任何时间,运动或体力劳动时最易发生。SAH 患者首诊误诊率将近 15%,症状轻微的患者尤易误诊。首诊误诊原因包括:缺乏影像学资料(占 73%)和/或未行腰椎穿刺术或其结果解释有误(23%),这些常导致治疗的延误,发生再出血或神经功能恶化,患病率和死亡率增加。

诊 断

头颅 CT 是目前诊断 SAH 的首选检查方法。

1. 头颅 CT 最常见的表现是大脑基底池弥漫性出血(图 4.13.1);严重时,血液流入外侧裂、半球间裂以及脑室内。

2. 头颅 CT 也可表现为局部脑实质血肿、硬膜下血肿、脑积水、较大的血栓性动脉瘤、局部或全脑水肿、脑血管痉挛引致的梗死等。

3. 头颅 CT 对 SAH 的敏感性为:24h 内 90%~95%,3d 内 80%,1 周内 50%。

4. 头颅 CT 上脑实质出血的部位对预测动脉瘤位置有一定帮助。

磁共振断层扫描对 SAH 初步诊断也非常有用,在血管造影结果为阴性的情况下能发现完全血栓化的动脉瘤。

疑诊 SAH 的患者头颅 CT 结果阴性时,应行腰椎穿刺术。

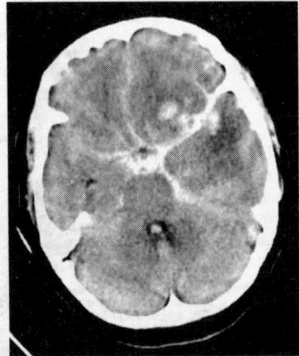

图 4.13.1 头颅 CT 平扫示大脑外侧裂、前间裂、鞍上池和环池的高密度影,提示急性动脉瘤破裂后 SAH。左外侧裂出血明显,提示为大脑中动脉区动脉瘤。

1. 脑脊液(cerebrospinal Fluid,CSF)需连续放液,共收集四管。

2. CSF 离心后黄变(肉眼呈淡黄色)提示 SAH,需与穿刺损伤出血鉴别。CSF 黄变多在动脉瘤破裂出血后 12h 后出现,CSF 中红细胞数增多,且并不逐管减少。

3. CSF 压力增高,蛋白含量升高。

4. 最初,CSF 中白细胞与红细胞比值和外周血相同,约为 1:700;几天后血红蛋白引起无菌性脑膜炎,而导致反应性淋巴细胞增多和糖含量降低。

5. 通常 2 周后红细胞和 CSF 黄变消失,除非再次出血。

6. 分光光度计检测 CSF 也可评估蛛网膜下腔出血,敏感性为 100%,特异性只有 75.2%。

　　脑血管造影仍然是确诊颅内动脉瘤,并明确其解剖位置的主要方法(图
4.13.2)。CT和MRI血管造影技术应用的增多和图像质量的提高(其敏感性
和特异性与脑血管造影已具有可比性)大大减少了有创性检查作为首诊检查方
法的应用。当上述检查结果为阴性时,一般应做四血管造影检查(双侧颈内动
脉和椎动脉)。另外,动脉瘤栓塞术中或手术夹闭后行脑血管造影,能发现较小
的CT和MRI可能遗漏的继发性动脉瘤,可评估动脉瘤手术的完整性。脑血管
痉挛、局部血栓形成或者操作技术问题等均可导致血管造影的假阴性。因此,
当患者首次动脉造影结果为阴性时需要在1～2周后复查,5%的病例复查可发
现动脉瘤。"中脑周围SAH"没有再出血风险,因此患者不需随访血管造影。

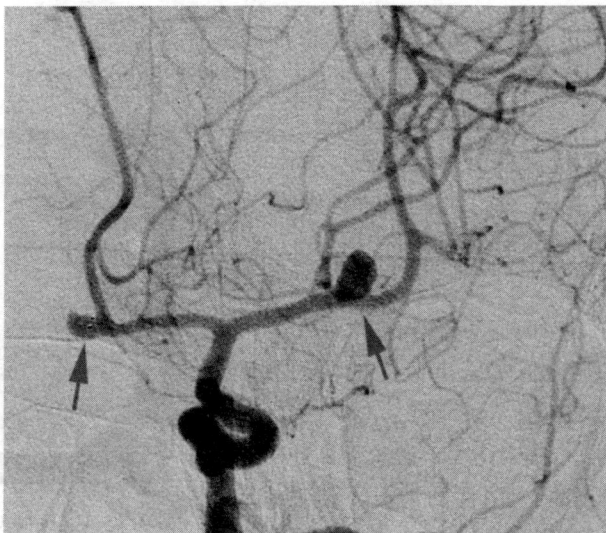

图4.13.2　左颈内动脉造影前后位示:左侧大脑中动脉
分支处巨大动脉瘤,以及前交通动脉瘤(箭头处)。

动脉瘤特点

　　囊状动脉瘤常起源于Willis环,尤其是动脉分叉处,由于颅内脑动脉管壁
的弹力层和中层缺陷所致。瘤壁由血管的内层和外膜组成,因此很容易破裂而
引起SAH。破裂点常位于动脉瘤顶部。

　　1. 大部分动脉瘤位于前循环(85%～90%),40%位于颈内动脉和后交通动
脉的连接处,30%位于前交通动脉,20%位于大脑中动脉的分叉处。

　　2. 后循环动脉瘤常常位于基底动脉尖或者椎动脉和小脑后下动脉的
连接处。

　　3. 大约20%的患者具2个或以上的动脉瘤,有时可在双侧同一动脉对称
性发生,因此称为"镜像动脉瘤"。另外,有20%的动脉瘤患者有家族史。

颅内动脉瘤还常伴发动静脉畸形、多囊肾、主动脉狭窄、纤维肌肉发育不良、马方综合征、烟雾病、Ehlers-Danlos综合征、弹力纤维性假黄瘤和垂体瘤等。

预　后

SAH就诊前死亡率为12%,住院期间死亡率为20%～25%。在存活的2/3患者中,近50%的患者由于神经认知功能缺损而导致永久性残疾,多达80%的患者伴有焦虑及抑郁。很多患者不能正常工作而提前退休,社会交往也受影响。影响预后最重要的因素是患者就诊时根据Hunt和Hess分级量表(表4.13.1)评定的神经功能情况。影响SAH预后的其他因素有:

➢ 年龄
➢ 较大的动脉瘤(>10mm)
➢ 动脉瘤再出血
➢ 血管痉挛引起的迟发性脑缺血
➢ 发热、贫血和高血糖

表 4.13.1　动脉瘤 SAH 的 Hunt 和 Hess 分级量表

分级	临床表现	住院病死率(%)*	
		1968 年	1997 年
Ⅰ	无症状或轻微头痛	11	1
Ⅱ	中—重度头痛或动眼神经麻痹	26	5
Ⅲ	意识模糊、嗜睡或轻度局灶性症状	37	19
Ⅳ	浅昏迷(对疼痛能定位)	71	42
Ⅴ	深昏迷(对疼痛没有反应)	100	77
总计		35	18

*:该数据为1968年Hunt和Hess对275名患者、1997年Oshiro等对214名患者进行分析而得到,不包括院外患者的死亡。

急诊处理和重症监护

SAH患者急诊处理首先要保持呼吸道通畅,注意呼吸与循环功能,接着评估意识水平。并进行血常规、代谢、凝血谱、肌钙蛋白Ⅰ、尿毒理学筛选、心电图、胸部平片等检查。我们对SAH患者的处理方案见表4.13.2。

1. 早期降压对预防再出血的作用并不确定。

2. 再出血和持续高血压有关:

(1) 收缩压>140～160mmHg需要控制血压,直到动脉瘤处理完毕。

(2) 静脉内持续输注降压药包括拉贝洛尔和尼卡地平。

3. 对于 SAH 患者是否应用皮质类固醇还有争议。

为缓解术中脑牵拉损伤和头痛,可在围手术期应用地塞米松 4～6mg 静脉注射每 6h 一次,7～10d 内逐渐减量。但该方法未经对照试验证实。

表 4.13.2　急性 SAH 患者处理方案(哥伦比亚大学医学中心)

血压	➤ 控制术前收缩压 <140 mmHg,可静脉推注拉贝洛尔或尼卡地平,以预防再出血。
术前准备	➤ 氨基己酸 4g 快速静脉推注,接着 1g/h 静脉维持以预防再出血,有全身血栓栓塞和冠心病史者除外。
补液	➤ 术前:生理盐水 80～100mL/h。 ➤ 术后:生理盐水 80～100mL/h,若 CVP≤5mmHg 每 2h 一次 5% 白蛋白 250mL。
实验室检查	➤ 反复检查全血细胞计数;情况稳定的红细胞压积<21% 的患者或有症状性血管痉挛的红细胞压积<30% 的患者需要输血。 ➤ 反复检查电解质,及时发现低钠血症。 ➤ 连续心电监测,并检查入院时肌钙蛋白 I 水平以评估心脏损害情况,若心电监测或者肌钙蛋白 I 异常,及时行超声心动图检查。
预防惊厥	➤ 磷苯妥英或苯妥英静脉注射负荷量 15～20mg/kg,术后第 2d 停用,除非患者发生惊厥或者情况不稳定。
预防血管痉挛	➤ 尼莫地平,每 4h 口服 60mg,共用药 21d。
维持内环境稳定	➤ 冰毯,全身体表降温,或静脉内热交换导管,以维持体温≤37.5℃。 ➤ 胰岛素滴注维持血糖≤120mg/dL。
脑室引流	➤ 留置脑室外引流管后第 3d 开始夹管并监测。
血管痉挛的诊断	➤ SAH 后 8d 内每 1～2d 行经颅超声多普勒检查。 ➤ 高危人群 SAH 后 4～8d 行 CT 或 MRI 灌注成像。
血管痉挛对症治疗	➤ 患者呈垂头仰卧位(头低脚高位)。 ➤ 输注 5% 白蛋白 50mL(15min 输完)。 ➤ 若症状持续,用苯肾上腺素或多巴胺升高收缩压,最高可达 200～220mmHg,直到症状改善。 ➤ 若 CVP≤8mmHg 或 PADP≤14mmHg,可以每 2h 用 5% 白蛋白 250mL。 ➤ 若上述治疗无效,可以放置肺动脉导管,并加用米力农或多巴酚丁胺以维持心脏指数≥4.0L/(min·m²) ➤ 若患者对上述处理反应不佳,可急诊行血管造影并可能行脑血管成形术和(或)动脉内注射维拉帕米。

脑积水的处理

急性脑积水的形成主要与脑室内容积以及基底池蛛网膜下腔出血量有关。

1. 15%～25% SAH 患者并发明显脑积水。

2. 脑积水的临床表现包括:嗜睡、精神运动迟缓、短期记忆受损、上视受限、外展神经麻痹、下肢反射亢进等。

3. 当梗阻性脑积水导致颅内压(intracranial pressure,ICP)增高时,患者出现昏睡或昏迷,伴脑干受压症状。

脑室外引流(extraventricular Drain,EVD)能拯救生命,较快改善临床症状如意识状态等,但是并发感染的风险增高(达到 15%)。如果 36~48h 内未见改善,且颅内压低,很可能是急性出血引起的原发性脑损伤所致。颅内压控制 48h 后或间断夹闭引流管监测颅内压稳定后可以终止脑室外引流。当脑室外引流需延长留置时间或需反复开放时,若基底池通畅,可选择换用多次腰椎穿刺或者留置腰椎穿刺引流管。

SAH 后迟发脑积水所致的临床症候群与正常颅压脑积水很难鉴别,并且这与脑室外引流时间延长有关,其症状包括痴呆、步态不稳、分流术反应性尿失禁。大约 20% SAH 患者因为顽固性脑积水需要行脑室腹腔分流术。

输液治疗

对于评分较差的动脉瘤性 SAH,需要留置中心静脉导管,以便大容量输液及监测中心静脉压(central venous pressure, CVP)。

1. 等张液如 0.9%生理盐水 1~1.5mL/(kg·h)。

2. 如果 CVP≤5mmHg 可每 2h 一次快速补充 250mL 晶体液(生理盐水)或胶体液(5%白蛋白)。

3. 患者持续颅内高压或者颅内占位效应明显时,除了生理盐水也可选择用高渗盐溶液〔2%或 3%氯化钠或醋酸盐,1mg/(kg·h)〕,调整并维持血钠水平在 155mmol/L 和血浆渗透压在 320mOsm/L。

癫痫发作

SAH 患者的癫痫发作率为 6%~25%,不过其中很多可能表现为姿势性强直。近 5%患者在住院期间癫痫发作,7%患者在出院后一年内反复癫痫发作。癫痫发作最重要的危险因素是由于局灶病变,如蛛网膜下腔较大的血块、硬膜下血肿或脑梗死。在 SAH 时的抽搐发作并不预示发生癫痫的风险增加。

1. 推荐在 SAH 早期,静脉内使用抗癫痫药物苯妥英或磷苯妥英来预防与再出血相关的抽搐发作。

2. 若患者情况稳定,且无癫痫发作,术后第 2d 可停用抗癫痫治疗。

3. 在高危患者的危险期,一些临床医生会持续预防性抗癫痫治疗。

4. 除非患者在住院期间癫痫发作,通常出院后不需要抗癫痫治疗,因为抗癫痫药物如苯妥英等长期应用,会有认知功能受损等副作用。

5. 对于评分很差的昏睡或昏迷 SAH 患者,推荐应用连续脑电图监测(continuous electroencephalographic,cEEG)。

(1)评分很差的 SAH 患者中,cEEG 能发现 8%~13%的非惊厥性癫痫发作或非惊厥性癫痫持续状态。

（2）非惊厥性癫痫持续状态的一线治疗药物是咪达唑仑,静脉滴注 0.2mg/（kg·h）至放电抑制。

ICU 处理

发热和高血糖对 SAH 患者的死亡率和预后都有不利影响,需要及时治疗。预防深静脉血栓很重要,但在动脉瘤处理之前不宜皮下使用肝素。

处理 SAH 时需要特别注意的问题

脑水肿

SAH 后脑水肿十分常见,尤其是评分较差的患者。多达 12% 的 SAH 患者出现全脑水肿,可能是血压过高致脑自动调节功能紊乱,其与突发意识丧失有关,预后较差。巨大动脉瘤出血周围可出现局部脑水肿,致占位效应,继发脑疝形成。

再出血

首次动脉瘤破裂出血后 24h 为再出血危险高峰（4%）,4 周内再出血发生率每天为 1%～2%（图 4.13.3）。未治疗患者再出血的累积危险度较高（2 周内 20%,1 月内 30%,6 月内 40%）,但是 6 个月后下降到每年 2%～4%。再出血危险性增加与以下因素有关:

➢ 临床分级较差
➢ 突发意识丧失
➢ 巨大动脉瘤
➢ 脑室引流

再出血患者预后较差:再出血者 50% 立即死亡,30% 死于再出血导致的并发症。因此,SAH 早期治疗需以处理动脉瘤为目标,以预防再出血。

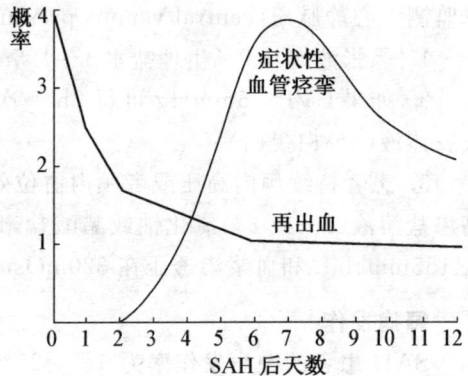

图 4.13.3　SAH 后发生症状性血管痉挛（细线）或再出血（粗线）的每日概率。第 0 天表示 SAH 的当日。（摘自:Mayer SA,et al. 2005）

开颅动脉瘤夹闭术

显微技术下开颅夹闭动脉瘤,保存载瘤动脉及其分支,是动脉瘤治疗的金标准。

1. 发病后 48～72h 早期夹闭动脉瘤及显微外科处理,在术中或术后血管造影证实 90% 的患者其动脉瘤永久闭塞,其致残率和死亡率低,约 5%～15%（不包括巨大动脉瘤）。

2. 当动脉瘤较大或位于基底动脉时外科手术的风险最高。

血管内弹簧圈栓塞

随着电解可脱性微弹簧圈应用于动脉瘤血管内栓塞治疗,弹簧栓塞已经成为除了开颅动脉瘤夹闭术外的主要方法,能栓塞80%~90%的窄颈动脉瘤,其并发症发生率为9%。选择动脉瘤夹闭术还是血管内栓塞术需要根据临床和放射学表现来决定,如:

1. 患者临床情况。

2. 根据解剖定位预测外科手术难度。

3. 血管的解剖因素(迂曲度、动脉硬化范围)。

4. 动脉瘤颈部相对于顶部和载瘤动脉的宽度(宽颈动脉瘤很难用弹簧圈完全栓塞,因为弹簧圈间可能滑移,并且弹簧圈本身也能成为栓子)。

目前先进的技术包括球囊重塑技术、弹簧圈通过液体栓塞材料和血管内支架填充整个动脉瘤,可用以治疗宽颈动脉瘤。

据 ISAT(International Subarachnoid Hemorrhage Aneurysm Trial)实验证明,弹簧圈栓塞术比动脉瘤夹闭术短期预后好。

1. ISAT 实验包括 2134 名评分较好的患者,绝大多数为位于前循环<10mm 的小动脉瘤,随机分成动脉瘤夹闭手术治疗组或弹簧栓塞组。

2. 第一年死亡及生活受限率分别为 23.7%(弹簧栓塞组)和 30.6%(手术动脉瘤夹闭组),可能是因栓塞患者脑牵拉伤或再出血的发生率较手术患者低所致,以往和随访的研究均证实了这一结论。

3. 血管内治疗的主要问题就是数年后可能再出血,原因是弹簧圈收缩,以及动脉瘤在残余的颈部再生。所以,在目前尚未有长期随访的资料可鉴之前,建议每 6~24 月行一次血管造影术随访。

电解质紊乱

据报道,5%~30%的 SAH 患者出现低钠血症。低钠血症常常由于抗利尿激素分泌不当(syndrome of inappropriate secretion of antidiuretic hormone,SIADH)以及脑耗盐综合征(即心房钠尿肽增加导致水潴留和/或肾脏钠排泄过度)。

1. 血容量不足和盐缺失可能增加血管痉挛期脑缺血的风险。

2. 应用大量等张晶体液、限制水摄入以预防低血容量和水潴留。

3. 留置中心静脉导管或肺动脉导管,以维持正常心脏充盈压,预防低血容量。

神经源性心脏和肺部并发症

评分较差的 SAH 患者可能由于儿茶酚胺作用,进一步并发心脏功能异常和肺水肿,导致神经源性"心肌顿挫"和神经源性肺水肿。心脏功能异常伴发一过性心电图异常、肌钙蛋白增高、超声心动图上可逆性室壁运动异常、低血压和心输出量减少。神经源性肺水肿是由于肺血管通透性增加引起,可单独发生,也可与神经源性心脏受损同时发生。颅内高压或血管痉挛的情况下,低血压、心输出量减少和低氧血症可降低脑血流灌注。

血管痉挛

血管痉挛引起的迟发性脑缺血是 SAH 不良预后的独立危险因素。

1. 血管造影显示 50%～70% SAH 患者动脉变细,19%～46%可引起迟发性脑缺血(图 4.13.4)。

2. 血管痉挛在 SAH 后第 3d 开始出现,5～14d 达到高峰,第 21d 下降。

3. 入院 CT 发现较厚的蛛网膜下腔积血及严重脑室出血者,发生血管痉挛的风险大(表 4.13.3)。

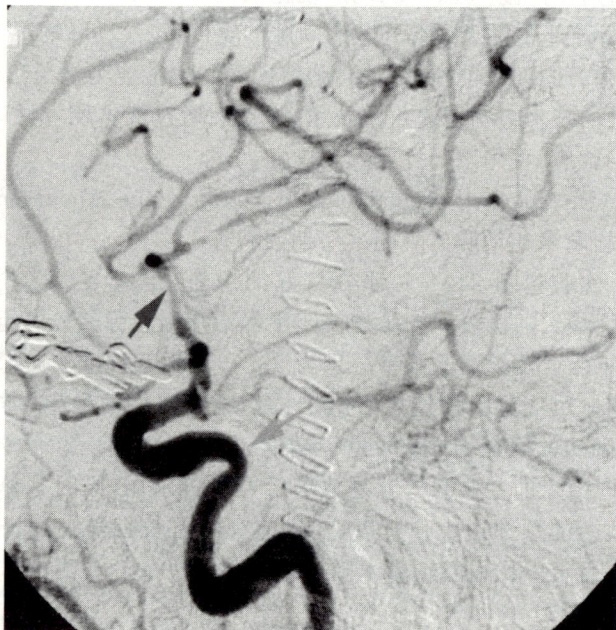

图 4.13.4　脑血管造影提示大脑中动脉(黑色箭头)血管痉挛。

表 4.13.3　预测血管痉挛的改良 Fisher CT 分级

评分	评 分 标 准	出 现 频 率		
		患者比率(%)	DCI(%)	梗死(%)
0	无 SAH 或 IVH	5	0	0
1	极少/薄层 SAH,无两侧脑室 IVH	30	12	6
2	极少/薄层 SAH,伴两侧脑室 IVH	5	21	14
3	厚层 SAH,无两侧脑室 IVH	43	19	12
4	薄层 SAH,伴两侧脑室 IVH	17	40	28
	总计	100	20	12

注: 厚层 SAH 指蛛网膜下腔积血厚度>5mm,完全填满至少一个池或裂。
DCI(迟发性脑缺血)定义为:血管痉挛所致的症状恶化或脑梗死,或两者兼有。
上述数据源于哥伦比亚大学医学中心的一项包括 276 名患者的前瞻性研究(Classen et al,2001)。

血管痉挛的病理生理机制包括血管内膜下水肿和白细胞浸润动脉壁,这是由于蛛网膜下腔中的血液成分释放各种化学物和炎症介质所致,如氧化血红蛋白(具内源性血管收缩性)、过氧化氢、白三烯、自由基、前列腺素、血栓素 A_2、5-羟色胺、内皮素、血小板源生长因子等。

意识水平下降和局灶症状如失语、轻偏瘫等需要临床医生紧急处理。经颅多普勒(transcranial doppler,TCD)超声检查为无创检查方法,可用于诊断颅内大动脉痉挛。

1. 大脑中动脉(middle cerebral artery,MCA)平均流速(Vm)高于120cm/s 提示血管痉挛,Vm 高于200cm/s 提示严重血管痉挛。此外,平均流速的动态改变如流速增加2倍对于诊断血管痉挛更为敏感。

2. 总的来说,TCD 动态监测预测血管痉挛并不可靠,因其依赖于操作者的主观判断和其他全身情况。

SAH 后第1d 应用钙离子拮抗剂尼莫地平口服,预防血管痉挛,并能改善神经症状,但尼莫地平并不改变动脉直径,其机制推测与神经保护作用有关。急性血管痉挛的治疗包括扩容、升压和增加心输出量,使血流通过痉挛而没有自主调节能力的动脉,改善脑循环。

1. 晶体或胶体溶液扩容以维持 CVP＞8mmHg 或肺动脉舒张压＞14mmHg。

2. 用血管升压药(开始常用苯肾上腺素)提高 SBP 至180～220mmHg。

3. 出现心脏功能异常时,输注多巴酚丁胺或米力农以维持足够的心脏输出(测定心脏指数)。所谓的"3H"治疗包括高血压、高血容量、血液稀释可使约70％的患者症状改善。

4. 如果最大化的 3H 治疗仍难以控制症状,脑血管造影和/或动脉内给予罂粟碱、尼卡地平或维拉帕米可能缓解病情恶化。

治疗前景

治疗动脉瘤新的血管内技术包括:生物活性弹簧圈和支架、动脉内血管扩张剂和主动脉球囊反搏术来治疗血管痉挛;新的神经外科技术,如脑池内注射溶栓剂以降低血栓负荷,尚在研究中。在 SAH 后第1d 应用他汀类药物或者人血白蛋白可能降低血管痉挛的风险,改善预后。改善 ICU 治疗,包括持续控制高血糖和发热,可促进远期的神经功能恢复。

参考文献

Broderick JP, Brott TG, Duldner JE, Tomsick T, Leach A. Initial and recurrent bleeding are the major causes of death following subarachnoid hemorrhage. Stroke 1994;25(7):1342-7.

Broderick JP, Viscoli CM, Brott T, et al. Major risk factors for aneurysmal subarachnoid hemorrhage in the young aremodifiable. Stroke 2003;34(6): 1375-81.

Claassen J, Bernardini GL, Kreiter K, et al. Effect of cisternal and ventricular blood on risk of delayed cerebral ischemia after subarachnoid hemorrhage: The Fisher scale revisited. Stroke 2001;32(9): 2012-20.

Claassen J, Carhuapoma JR, Kreiter KT, Du EY, Connolly ES, Mayer SA. Global cerebral edema after subarachnoid hemorrhage: Frequency, predictors, and impact on outcome. Stroke 2002;33(5): 1225-32.

Claassen J, Peery S, Kreiter KT, et al. Predictors and clinica impact of epilepsy after subarachnoid hemorrhage. Neurology 2003;60(2): 208-14.

Edlow JA, Caplan LR. Avoiding pitfalls in the diagnosis of subarachnoid hemorrhage. N Engl J Med 2000;342(1): 29-36.

Fisher CM, Kistler JP, Davis JM. Relation of cerebral vasospasm to subarachnoid hemorrhage visualized by computerized tomographic scanning. Neurosurgery 1980; 6 (1): 1-9.

Hunt WE, Hess RM. Surgical risk as related to time of intervention in the repair of intracranial aneurysms. J Neurosurgery 1968;28: 14-20.

Janjua N, Mayer SA. Cerebral vasospasm after subarachnoid hemorrhage. Curr Opin Crit Care 2003;9(2): 113-19.

Kassell NF, Torner JC, Haley EC, Jr, Jane JA, Adams HP, Kongable GL. The International Cooperative Study on the Timing of Aneurysm Surgery. Part 1: Overall management results. J Neurosurg 1990;73(1): 18-36.

Subarachnoid hemorrhage 221 Kassell NF, Torner JC, Jane JA, Haley EC, Jr, Adams HP. The International Cooperative Study on the Timing of Aneurysm Surgery. Part 2: Surgical results. J Neurosurg 1990;73(1): 37-47.

Klopfenstein JD, Kim LJ, Feiz-Erfan I, et al. Comparison of rapid and gradual weaning from external ventricular drainage in patients with aneurismal subarachnoid hemorrhage: A prospective randomized trial. J Neurosurg 2004;100 (2): 225-9.

Kowalski RG, Claassen J, Kreiter KT, et al. Initial misdiagnosis and outcome after subarachnoid hemorrhage. JAMA 2004;291(7): 866-9.

Kreiter KT, Copeland D, Bernardini GL, et al. Predictors of cognitive dysfunction after subarachnoid hemorrhage. Stroke 2002;33(1): 200-8.

Latchaw RE, Silva P, Falcone SF. The role of CT following aneurysmal rupture. Neuroimaging Clin N Am 1997;7(4): 693-708.

Mack WJ, King RG, Ducruet AF, et al. Intracranial pressure following aneurismal subarachnoid hemorrhage: Monitoring practices and outcome data. Neurosurg Focus 2003; 14(4): e3. This review evaluates management of hydrocephalus and increased intracranial pressure after subarachnoid hemorrhage. Mayberg MR, Batjer HH, Dacey R, et al. Guidelines for the management of aneurysmal subarachnoid hemorrhage. A statement for healthcare professionals from a special writing group of the Stroke Council, American Heart Association. Circulation 1994;90(5): 2592-605.

Mayer SA, Bernadini GL, Solomon RA, Brust JCM. Subarachnoid hemorrhage. In LP Rowland (ed.), Merritt's textbook of neurology, 11th edition, chapter 46. Lippincott Williams & Wilkins 2005 (1271 pages)

Molyneux A, Kerr R, Stratton I, et al. International Subarachnoid Aneurysm Trial (ISAT) of neurosurgical clipping versus endovascular coiling in 2143 patients with ruptured intracranial aneurysms: A randomised trial. Lancet 2002;360 (9342): 1267-74.

Naidech AM, Kreiter KT, Janjua N, et al. Phenytoin exposure is associated with functional and cognitive disability after subarachnoid hemorrhage. Stroke 2005; 36 (3): 583-7.

Oshiro EM, Walter KA, Piantadosi S, Witham TF, Tamargo RJ. A new subarachnoid hemorrhage grading system base on the Glasgow Come Scale: A comparison with the Hunt—Hess Scale and World Federation of Neurological Surgeons Scales in a clinical series. Neurosurgery 1997; 41(1): 140-7.

Petruk KC, West M, Mohr G, et al. Nimodipine treatment in poor—grade aneurysm patients. Results of a multicenter double—blind placebo—controlled trial. J Neurosurg 1988;68(4): 505-17.

Qureshi AI, Suarez JI, Bhardwaj A, Yahia AM, Tamargo RJ, Ulatowski JA. Early predictors of outcome in patients receiving hypervolemic and hypertensive therapy for symptomatic vasospasm after subarachnoid hemorrhage. Crit Care Med 2000;28(3): 824-9.

Qureshi AI, Suri MF, Yahia AM, et al. Risk factors for subarachnoid hemorrhage. Neurosurgery 2001;49(3): 607-12; discussion 12-3.

Rinkel GJ, Djibuti M, Algra A, van Gijn J. Prevalence and risk of rupture of intracranial aneurysms: A systematic review. Stroke 1998;29(1): 251-6.

Schievink WI. Intracranial aneurysms. N Engl J Med 1997;336(1): 28-40.

Schievink WI, Michels VV, Piepgras DG. Neurovascular manifestations of heritable connective tissue disorders. A review. Stroke 1994;25(4): 889-903.

Treggiari MM, Walder B, Suter PM, Romand JA. Systematic review of the prevention of delayed Ischemic neurological deficits with hypertension, hypervolemia, and hemodilution therapy following subarachnoid hemorrhage. J Neurosurg 2003;98 (5): 978-84.

Tseng MY, Czosnyka M, Richards H, Pickard JD, Kirkpatrick PJ. Effects of acute treatment with pravastatin on cerebral vasospasm, autoregulation, and delayed ischemic deficits after aneurysmal subarachnoid hemorrhage: A phase II randomized placebo—controlled trial. Stroke 2005;36 (8): 1627-32.

Wartenberg KE, Schmidt JM, Claassen J, et al. Impact of medical complications on outcome after subarachnoid hemorrhage. Crit Care Med 2006;34(3): 617-23.

Wermer MJ, Greebe P, Algra A, Rinkel GJ. Incidence of recurrent subarachnoid hemorrhage after clipping for ruptured intracranial aneurysms. Stroke 2005; 36(1): 2394-9.

Wiebers DO, Whisnant JP, Huston J, 3rd, et al. Unruptured intracranial aneurysms: Natural history, clinical outcome, and risks of surgical and endovascular treatment. Lancet 2003;362 (9378): 103-10.

第十四节　硬脑膜和脑静脉窦血栓形成

James S. Caste and Romergryko G. Geocadin

　　脑静脉血栓形成(cerebral venous thrombosis,CVT)比较少见,在美国仅占脑血管疾病死亡病例的 1%～9%。CVT 是由于颅内静脉系统的血流阻塞所致,其病因复杂,发生的部位及临床症状和体征也较多变,因此诊断十分困难。由于静脉系统病变少见,对于出现的神经症状,多考虑为常见的脑动脉和实质性的病变而忽略了静脉性的疾病。与一般的认识相反,CVT 的预后并不一定差,治疗也有效,因此,快速诊断并及时作出处理显得尤为重要。

　　本节从解剖、病理生理、临床表现、诊断方法和治疗等方面对 CVT 做一综述。

静脉系统解剖概述

　　大脑的静脉回流由浅部和深部两组静脉系统组成(图 4.14.1),大脑浅静脉将脑表面的血液引流至大脑深静脉,再一起汇入静脉窦,最终汇入颈内静脉。其中与临床联系较密切的静脉窦主要有:

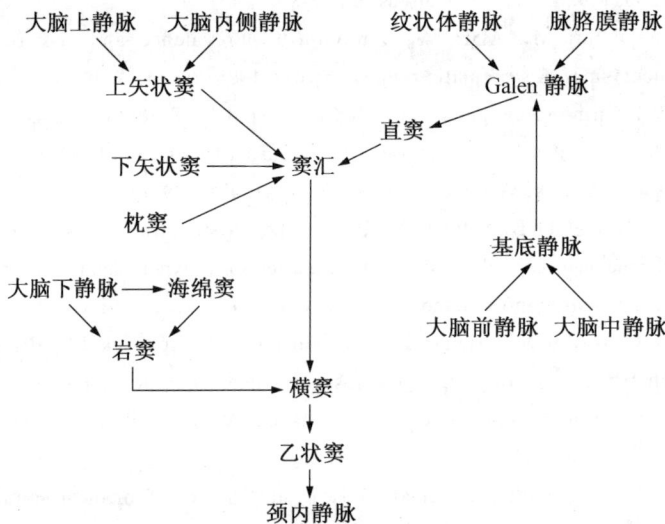

图 4.14.1　脑部静脉血流示意图

1. 上矢状窦

(1) 沿着中间矢状线在颅顶向后走行。

(2) 流入窦汇(窦汇位于颅骨中线的最后面)。

2. 下矢状窦

(1) 沿着中线在大脑镰底部向后走行。

(2) 收集大脑镰和大脑半球正中部位的血流,最终汇入直窦。

3. 直窦

(1) 沿着大脑镰和小脑幕的相交线向后走行,注入窦汇。

(2) 接受来自 Galen 静脉、下矢状窦和小脑上静脉的血液回流。

4. 横窦

(1) 始于窦汇(沿着小脑幕走行;成对,左右各一支)。

(2) 其中一支显著大于另一支,较大的一支主要收集上矢状窦的血液回流。另一支主要收集直窦的血液回流。

(3) 另外,横窦还收集岩上窦的血液,并走行至脑基底部,穿过颈静脉孔后移行为颈内静脉。

5. 枕窦

(1) 始于枕骨大孔,流入窦汇。

(2) 有侧支与脊髓静脉相连。

6. 海绵窦

(1) 两边各一,收集眼静脉、部分脑静脉和蝶顶窦的血流。

(2) 通过岩窦汇入横窦,并与另一侧的海绵窦通过环窦形成侧支。

(3) 海绵窦内有颈内动脉,第三、四、六对脑神经,以及三叉神经的眼支和上颌支通过,因此在临床上颇为重要。海绵窦的病损常可导致这些神经的瘫痪。

7. 岩下静脉

(1) 颅骨的两侧各有一支,收集内耳、脑干和小脑的静脉回流。

(2) 汇入横窦,最终汇入颈内静脉。

8. 导静脉数量众多,它们能够穿过颅骨,参与颅内、颅外间循环的交通,与临床的关系也很密切。

症状和体征

CVT 的受累人群的年龄分布很广,平均发病年龄约 30 岁,女性的发病率较高(女:男=1.5~5:1)。头痛是最常见的症状,但表现各异(表 4.14.1)。

1. 头痛的产生是由于颅内压的升高和/或硬脑膜上的痛觉敏感纤维因静脉窦扩张而局部受刺激所致。

2. 需要特别注意的是,CVT 与脑假瘤有许多相似的临床症状,比如这两种疾病均多见于女性和肥胖的人群,因此在诊断脑假瘤之前必须先排除 CVT。

3. CVT 引起的头痛常会被误诊为偏头痛、紧张性头痛或鼻窦病变所致的疼痛等相对良性的疾病,因头颅 CT 看似正常,从而使临床医生错误地排除了器质性疾病。

4. 头痛的患者,特别是存在局灶性神经功能缺损或出现头痛性质的显著变化时,需考虑 CVT 可能。

5. 除头痛以外,CVT 还可首先表现为局灶性神经功能缺损、癫痫或精神状态的改变。

表 4.14.1 CVT 表现的头痛及其他症状

症 状	出现比例(%)
头痛	77～86
局灶神经功能缺损	53～54
癫痫发作	35～40
意识改变	24～30
头痛的性质	
急性(<48h)	39～45
亚急性(48h～1 月)	40～50
慢性(>1 月)	11～15
局灶性	67～75
弥漫性	25～33
轻度	11～15
中度	37～45
重度	40～52
持续性	69～78
恶心呕吐	57
止痛片有效	17

(摘自:Agostoni 2004 Neurol Sci and Lurlaro et al. 2004 Neurol Sci.)

病因学

通常,CVT 的病因可分为感染性和非感染性两类,其中绝大多数是由非感染因素所致。在感染性引起的血栓病例中,感染往往始于邻近的组织,多见于颅骨静脉窦、眼眶周围及耳部。因此,感染性 CVT 在神经症状和体征出现前几天,常有鼻窦、眼眶周围、耳部的感染史。

非感染性血栓的常见病因与体静脉血栓形成的危险因素相似,见表 4.14.2。

表 4.14.2 非感染性血栓形成的可能病因

妊娠或近期妊娠史	癌症
口服避孕药	化疗药物
凝血功能障碍	他莫昔芬
蛋白 C 或蛋白 S 异常	左旋天冬酰胺酶
肾病综合征	血液系统疾病
高同型半胱氨酸血症	真性红细胞增多症,运动员使用的兴
抗磷脂抗体综合征	奋剂
抗凝血酶Ⅲ缺乏	脱水
活化蛋白 C 抵抗	阵发性睡眠性血红蛋白尿症
凝血因子 V 基因突变	镰状细胞病
凝血酶原 G20210 突变	疟疾感染
凝血因子Ⅷ水平升高	近期创伤史
亚甲基四氢叶酸还原酶(MTHFR)基	近期腰穿
因突变	颅内低压:与 CVT 的关系尚不明确
脂蛋白(a)升高	合成类固醇的使用
自身免疫性疾病	大剂量应用糖皮质激素;尤其是甲强龙的
炎症性肠病	剂量超过 500mg 时
Bechets 综合征	
抗磷脂抗体综合征	
韦格纳肉芽肿	

诊 断

放射学诊断检查

CT

头颅 CT 平扫是诊断 CVT 的基本影像学检查,其主要表现有:

1. 脑实质与动脉分布不相符的低密度灶。

2. 脑实质高密度灶,尤其是无危险因素的患者,如严重高血压、淀粉样血管病、肿瘤、近期使用过违禁药物、出血倾向等(图 4.14.2),这些出血灶与原发性动脉出血不同,是由于静脉闭塞引起毛细血管压增加导致红细胞渗出所致。

3. 蛛网膜下腔出血。

但是,头颅 CT 对 CVT 诊断的敏感性不高,约为 70%。而增强 CT 则可显示静脉窦的空三角征(Delta 征),即含有造影剂的血液流经腔内血栓形成一个三角形低密度灶,类似于希腊字母的"δ",故此得名。目前,CT 静脉造影已被广泛用于 CVT 的诊断。

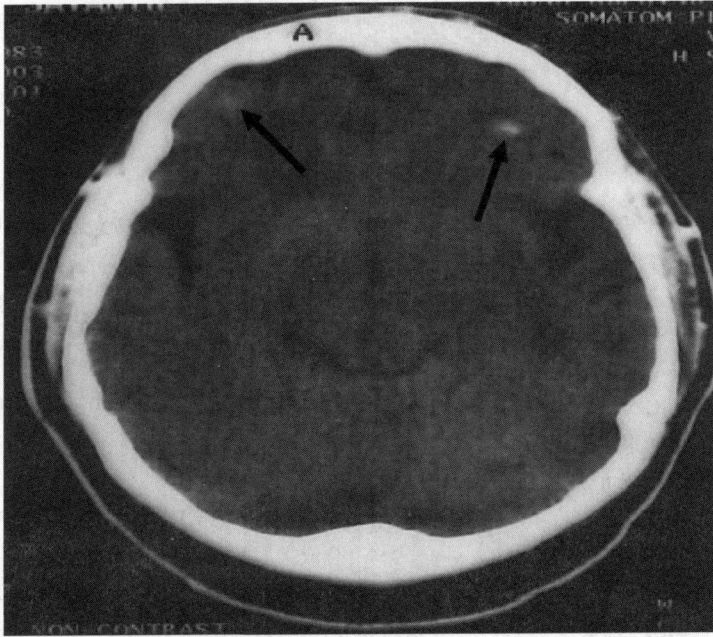

图 4.14.2 **CVT 患者的头颅 CT 平扫示双侧额叶高密度灶（箭头所示），提示脑实质内急性出血。**（摘自：Murphy K. Interventional neuroradiology. John Hopkins Hospital.）

脑血管造影

脑血管造影是诊断 CVT 的金标准（图 4.14.3，4.14.4）。当其他检查手段不能进行或无法作出诊断时，传统的血管造影对血栓的定位诊断就显得非常重要。但是，考虑到可能发生的中风、动脉夹层、造影剂诱发的肾病等并发症的风险，血管造影已逐渐被 MRI 所取代。

MRI

MRI 静脉造影是诊断 CVT 的可靠手段（图 4.14.5）。另外，MRI 成像还可帮助判断 CVT 发生的时间。

1. 急性闭塞的静脉窦表现为 T1 等信号，T2 低信号。

2. 亚急性病灶 T1、T2 相均为高信号。

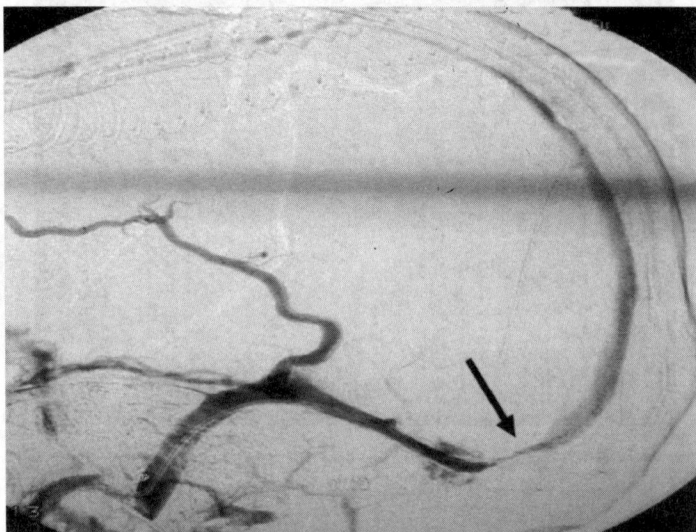

图 4.14.3 传统的血管造影的静脉相示：下矢状窦充盈缺损，窦汇内血流减少（箭头示）。（摘自：Murphy K. Interventional neuroradiology. John Hopkins Hospital and Dr. Richard Berger）

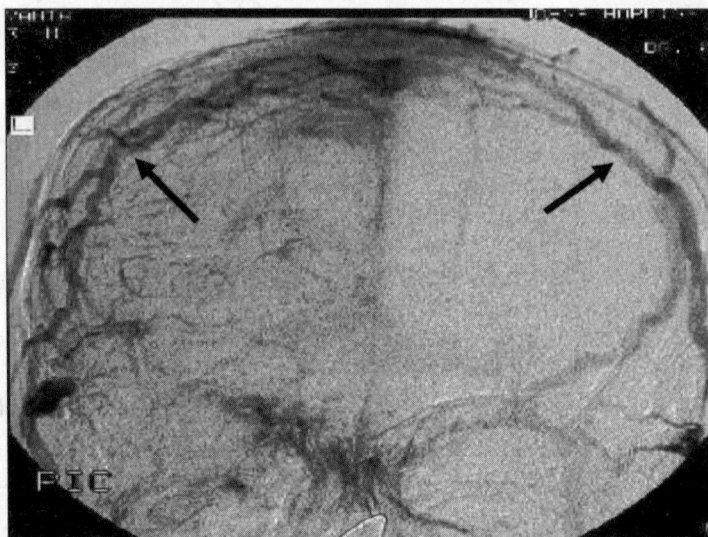

图 4.14.4 传统的血管造影的静脉相示：两侧乙状窦内造影剂缺如，伴丰富的侧支血流（箭头示），提示为慢性血栓形成。（摘自：Murphy K. Interventional neuroradiology. John Hopkins Hospital）

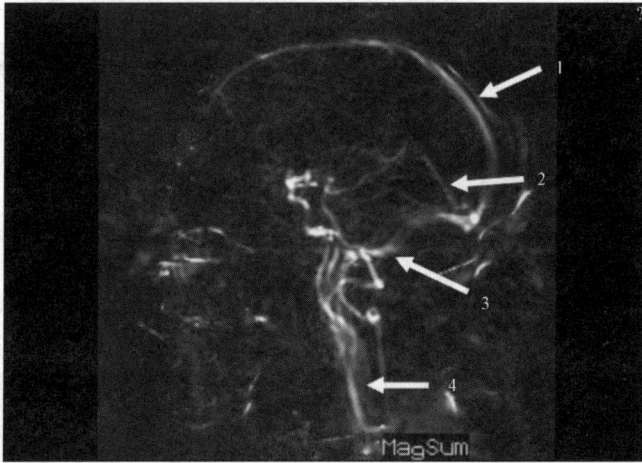

图 4.14.5　MRI 静脉成像（MRV）：上矢状窦（箭头 1），直窦（箭头 2），横窦和乙状窦（箭头 3），颈内静脉（箭头 4）。

3. T2* 成像可反映凝血块中的血红蛋白转化为去氧血红蛋白,表现为受累的静脉或静脉窦的信号减弱。

其他诊断方法

1. 血清 D-二聚体：<500ng/mL 提示 CVT 的可能性小,其阴性预测值为 95%,敏感性为 83%。

2. 腰穿可发现：脑脊液压力升高,蛛网膜下腔出血,如红细胞计数增多（需对比两管脑脊液以利鉴别）、黄变和脑脊液胆红素升高。

高凝状态的检查

当患者存在前述的危险因素,根据临床怀疑 CVT 的可能性,可选择以下检查进行 CVT 病因筛查。

1. 血常规,ESR,ANA,ANCA。

2. 抗磷脂抗体筛查（PT、APTT、狼疮抗凝物、抗心磷脂抗体、β_2 糖蛋白 1）。

3. 蛋白 C,蛋白 S,抗凝血酶Ⅲ,活化蛋白 C 抵抗,凝血因子 V 基因突变,凝血酶原 G20210A 基因转换突变,同型半胱氨酸,凝血因子Ⅷ,脂蛋白 a 水平,亚甲基四氢叶酸还原酶（MTHFR）基因突变。

4. 血红蛋白电泳以排除镰状细胞。

5. 在血栓形成前使用过肝素的患者需排除肝素诱导的血小板减少症。

6. 恶性肿瘤的筛查。

7. 尿 β-HCG。

8. 上述检查可发现 41%～75%异常。

9. 抽血应在任何抗凝剂使用前进行。

治 疗

抗凝剂

Cochrane 系统评价和美国胸科医师协会（American College of Chest Physicians，ACCP)均推荐抗凝剂是治疗 CVT 的一线用药。其中 ACCP 对肝素的推荐级别为 1B(随机对照试验的非一致结果证明益处远大于风险)，对华法林的推荐级别为 1C(观察性研究证明益处远大于风险)。但很少有随机对照研究支持这些推荐。

1. CVT 的推荐用药为肝素或低分子肝素。

2. 颅内出血并不是禁忌证。

3. 目标 APTT 应维持在 80～100s。

4. 长期治疗时，应口服抗凝剂 3～6 个月，并使 INR 稳定在 2.0～3.0。

5. 对于治疗的最佳疗程，目前尚没有形成共识。有些资料表明，血管再通只可能发生在治疗的前 4 个月。但是，如果患者存在持续性的凝血性疾病，延长疗程也许更有益。

溶栓

目前并没有随机对照研究显示溶栓对 CVT 有益。虽然有一些已发表的病例报告认为溶栓有一定疗效，但也有一些文章报道了相反的结果。局部应用纤溶酶仅适用于经正规抗凝剂治疗但病情仍恶化的患者。近期令人关注的是，机械性碎栓与静脉溶栓相结合的治疗方法已成为可能，许多患者已经从此项技术中获益，神经功能恢复良好且并发症发生率低。

CVT 并发症的治疗

对于神经症状有可能加重的患者，应在 ICU 进行监护，根据不同的临床表现选择个体化的治疗。由颅内压增高所导致的症状和体征应进行相应处理。

1. 当存在局灶性占位效应，并将导致神经症状加重时，应积极治疗，包括采用气管插管以保障呼吸，特别是对意识受损的患者，应提供足够的氧，急性期过度通气，保持 PCO_2 于 25～35mmHg(通常只在几小时内有效)。值得一提的是，预防性过度通气有害而无益。

2. 当颅内压持续性升高，或存在明显的占位效应时，可考虑甘露醇静脉注射或高渗盐水推注，并请神经外科医生进行颅内压监测和/或脑脊液分流。

3. 可使用乙酰唑胺，尤其是在急性期后可用于减少脑脊液的生成;但是在急性期，还是应采取更积极的治疗方法。

4. 即使在没有局灶性占位效应的病例中，若即将出现视力缺失，仍需考虑进行腰穿、脑脊液分流和视神经减压术。

5. 对于来源于局部感染灶的感染性血栓,应立即请神经外科和/或耳鼻喉科会诊,并应用合适的抗生素。

6. 对于 CVT 所致的癫痫发作或皮层病变患者,可使用抗癫痫药来控制和预防癫痫发作。苯妥英钠(负荷剂量 20mg/kg)是住院患者抗癫痫的经典一线用药。在紧急情况下,应静脉应用负荷量的磷苯妥英。快速静脉应用苯妥英钠可致低血压、心脏传导阻滞和静脉刺激。

预 后

许多研究对 CVT 患者的预后做了统计,结果表明:若积极治疗,CVT 可完全治愈。64%～82%的患者可完全康复,不到 10%的患者死于该病。预后不良的因素包括局灶性神经功能缺损、癌症、脑病和/或昏迷。颅内压与预后相关。

结 论

CVT 临床表现复杂多变并且可与其他多种疾病相混淆,必须高度怀疑才能作出诊断。神经影像学的发展为医生诊断 CVT 提供了很大的参考。对于确诊为 CVT 的患者,抗凝剂仍是治疗的首选。积极的支持治疗也必不可少。总之,如果及时发现、正确治疗并积极支持,CVT 患者的预后还是不错的。

参考文献

Agostoni E. Headache in cerebral venous thrombosis. Neurol Sci 2004;25(Suppl 3):S206-10.

Albers GW. Antithrombotic and thrombolytic therapy for ischemic stroke: The Seventh ACCP Conference on Antithrombotic and Thrombolytic Therapy. Chest 2004;126(Suppl 3):483-512.

Baumgartner RW, Studer A, Arnold M, Georgiadis D. Recanalisation of cerebral venous thrombosis. J Neurol Neurosurg Psychiatry 2003;74(4):459-61.

Berroir S, Grabli D, Heran F, Bakouche P, Bousser MG. Cerebral sinus thrombosis in two patients with spontaneous intracranial hypotension. Cerebrovasc Dis 2004;17(1):9-12.

Bousser MG. Cerebral venous thrombosis: Nothing, heparin, or local thrombolysis? Stroke 1999;30:481-3.

Bradley W, Daroff R, Fenichel G, Jankovic J. Neurology in clinical practice, 4th edition. Massachusetts: Butterworth Heinemann, 2000.

Breteau G, Mounier-Vehier F, Godefroy O, et al. Cerebral venous thrombosis 3 year clinical outcome in 55 consecutive patients. J Neurol 2003;250(1):29-35.

Cakmak S, Derex L, Berruyer M, et al. Cerebral venous thrombosis: Clinical outcome and systematic screening of prothrombotic factors. Neurology 2003;60(7):1175-8.

Cantu C, Alonso E, Jara A, et al. Hyperhomocysteinemia, low folate and vitamin B12 concentrations, and methylene tetrahydrofolate reductase mutation in cerebral venous thrombosis. Stroke 2004;35(8): 1790-4.

Crassard I, Bousser MG. Cerebral venous thrombosis. J Neuroophthalmol 2004;24 (2): 156-63.

Einhaupl K, Villringer A, Meister W, et al. Heparin treatment in sinus venous thrombosis. Lancet 1991;338(8767): 597-600.

Fernandes A, Ribeiro C, Marques C, Reis J. Venous cerebral thrombosis. Mechanical and chemical thrombolysis. Acta Med Port 2003;16(3): 213-15.

Ferro JM, Lopes MG, Rosas MJ, Ferro MA, Fontes J. Long term prognosis of cerebral vein and dural sinus thrombosis. Results of the VENOPORT study. Cerebrovasc Dis 2002; 13(4): 272-8.

Gray H. Anatomy. Descriptive and surgical, 15th edition. USA: Barnes and Noble Books, 1995.

Iurlaro S, Beghi E, Massetto N, et al. Does headache represent a clinical marker in early diagnosis of cerebral venous thrombosis? A prospective multicentric study. Neurol Sci 2004;25(Suppl 3): S298-9.

Juhl S, Shorsh K, Videbaek H, Binzer MN. Concomitant arterial and venous thrombosis in a body builder with severe hyperhomocysteinemia and abuse of anabolic steroids. Ugeskr Laeger 2004;166(40): 3508-9.

Kieslich M, Porto L, Lanfermann H, Jacobi G, Schwabe D, Bohles H. Cerebrovascular complications of L-aspariginase in the therapy of acute lymphoblastic leukemia. J Pediatr Hematol Oncol 2003;25(6): 484-7.

Krishnan A, Karnad DR, Limaye U, Siddharth W. Cerebral venous and dural sinus thrombosis in severe Falciparum Malaria. J Infect 2004;48(1): 86-90.

Lalive PH, de Moerloose P, Lovblad K, Sarasin FP, Mermillod B, Sztajzel R. Is measurement of d-dimer useful in the diagnosis of cerebral venous thrombosis? Neurology 2003;61(8): 1057-60.

Marcucci R, Liotta A, Cellai A, et al. Increased plasma levels of lipoprotein(a) and the risk of idiopathic and recurrent venous thromboembolism. Am J Med 2003;115 (8): 601-5.

Masjuan J, Pardo J, Callejo JM, Andres MT, Alvarez-Cermeno JC. Tamoxifen: A new high risk factor for cerebral venous thrombosis. Neurology 2004;62(2): 334-5.

Masuhr F, Mehraein S, Einhaupl K. Cerebral venous and sinus thrombosis. J Neurol 2004;251(1): 11-23.

Mouraux A, Gille M, Dorban S, Peeters A. Cortical venous thrombosis after lumbar puncture. J Neurol 2002;249(9): 1313-15.

Oshiro S, Motomura K, Fukushima T. Systemic lupus erythematosus manifesting as subarachnoid hemorrhage induced by cortical venous thrombosis and followed by medial medullary infarction. No To Shinkei 2003;55(9): 791-5.

Rogers LR. Cerebrovascular complications in cancer patients. Neurol Clin 2003;21 (1): 167-92.

Rosenstingl S, Ruivard M, Melon E, Schaeffer A, Gouault-Heilmann M. Cerbral-vein thrombosis: Retrospective study of twenty-seven cases. Rev Med Intern 2002; 23 (12): 973-82.

Selim M. Radiological and laboratory diagnosis of cerebral venous thrombosis. The diagnosis and management of dural sinus and cerebral venous thrombosis. San Francisco, CA: Education Program Syllabus American Academy of Neurology Meeting, 2004.

Stam J, de Bruijn SF, de Veber G. Anticoagulation for cerebral sinus thrombosis (Cochrane review), issue 2. The Cochrane Library, 2005.

Stolz E, Klotzsch C, Schlachetzki F, Rahimi A. High-dose corticosteroid treatment is associated with an increased risk of developing cerebral venous thrombosis. Eur Neurol 2003;49: 247-8.

Torbey M. Cerebral venous thrombosis: A guide to clinical diagnosis. The diagnosis and management of dural sinus and cerebral venous thrombosis. San Francisco, CA: Education Program Syllabus American Academy of Neurology Meeting, 2004.

第五章　会诊所见的脑卒中

第十五节　围手术期脑卒中

Viktor Szeder，Magdy H. Selim，and Michel T. Torbey

随着老年患者手术需求的日益增加，神经专科医生越来越多地被邀会诊以评估脑卒中风险或治疗围手术期发生卒中的患者。

脑卒中的风险评估一预测

术后脑卒中风险与手术类型相关（表 5.15.1）。一些研究小组通过建立预测模型的方法来评估术中脑卒中的风险。

表 5.15.1　不同手术发生围手术期脑卒中的风险

手　术	脑卒中风险（%）
普通手术	0.2
普通手术伴或不伴颈动脉血管杂音	0.5
普通手术伴脑卒中史	2.9
普通手术伴颈动脉狭窄并出现血管杂音或症状	3.6
CABG 回顾性研究	1.4
CABG 前瞻性研究	2.0
脑卒中后或 TIA 后的 CABG 手术	8.5
CABG 手术＋瓣膜手术	4.2～13.0
CABG 手术＋单侧＞50%的颈动脉狭窄	3.0
CABG 手术＋双侧＞50%的颈动脉狭窄	5.0
CABG 手术＋颈动脉闭塞	7.0
手术伴症状性椎基底动脉狭窄	6.0

注：CABG：冠状动脉搭桥；TIA：短暂性脑缺血发作。（摘自：Blacker 等.2004.）

1. Fortescue 等对 9498 例冠状动脉搭桥术（coronary artery bypass graft，

CABG)患者研究发现：不良预后的发生率为 7.2％,其中 2.2％死亡,2.2％发生脑卒中。

(1) 作者建立了一个基于多个变量的预测模型,每个术前危险因素都给予一个分值(表 5.15.2)。

(2) 最高风险总值为 73 分。

(3) 不良预后的发生率从 2.2%(积分低者)至 22.3%(积分最高者)不等。

2. Charlesworth 等对 33062 例行冠脉搭桥术的患者回顾分析发现,其脑卒中的发生率为 1.61％。

(1) 作者提供了一个脑卒中的风险评估系统(表 5.15.3)。

(2) 临床风险分值为 5 分者发生脑卒中的可能性大约为 1％。得分为 8、9、10 分者发生脑卒中的相应可能性分别为 2％、3％和 10％。

表 5.15.2　CABG 术后重要并发症及脑卒中风险预测

预测因子	分值	预测因子	分值
术前肌酐≥3.0mg/dL	12	年龄 60～69 岁	5
年龄≥80 岁	11	术前肌酐 1.5～3.0 mg/dL	5
心源性休克	10	脑卒中或 TIA 病史	4
急救手术	9	射血分数 30％～49％	3
年龄 70～79 岁	8	COPD 病史	3
曾有 CABG 手术史	7	女性	3
射血分数≤30％	6	高血压史	2
肝病史	6	紧急手术	2

总分值	0～5	6～10	11～15	16～20	21～25	≥26
重要并发症风险(％)	2.2	4	5.9	10.9	17	22.3
死亡风险(％)	0.4	1	2	3.5	5.5	11.6

[摘自：参考文献(1)]

表 5.15.3　CABG 患者术前脑卒中风险评估

变量	分值	变量	分值
年龄 55～59 岁	1.5	糖尿病	1.5
年龄 60～64 岁	2.5	血管疾病	2
年龄 65～69 岁	3.5	肾衰竭或肌酐≥2 mg/dL	2
年龄 70～74 岁	4	射血分数≤40％	1.5
年龄 75～79 岁	4.5	紧急手术	1.5
年龄≥80 岁	5.5	急救手术	2.5

(摘自：Charlesworth 等.2003.)

围手术期脑卒中的预防

围手术期脑卒中的发生,一方面与人群中遗传性的脑和周围血管病变有关,另一方面则为特殊手术过程增加脑卒中风险而致。

围手术期抗血小板治疗

抗血小板治疗无疑是预防脑卒中的重要方法。阿司匹林和氯吡格雷是围手术期用药中研究最多的。与阿司匹林有关的出血风险仍存在争议。

CABG 患者

1. CABG 术后 1h 即应用阿司匹林 325mg/d,有助于移植的隐静脉通路开放。

2. 美国胸科医师协会(ACCP)建议 CABG 手术的患者终身阿司匹林治疗。术后 6h 即应开始使用阿司匹林 325mg/d,持续 1 年。

3. 存在脑卒中高危因素的患者,可能需术前阿司匹林维持治疗,或术后应用。

颈动脉内膜切除术(CEA)患者

阿司匹林预防 CEA 患者的围手术期脑卒中作用是明显的。

1. 小剂量阿司匹林 75mg/d,可减少术后一周内的脑卒中发生率,且不会明显增加术中出血。

2. 另一临床随机试验于术前分别给予 CEA 手术的患者每天 81mg、325mg、650mg、1300mg 的阿司匹林,连服 3 个月,比较各组 30d 和 3 个月发生脑卒中、心肌梗死和死亡的风险,结果发现服用 81mg 或 325mg 的患者上述事件的发生率低于服用 650mg 或 1300mg 的患者。

氯吡格雷通过选择性抑制 ADP 诱导的血小板聚集而达到抗血小板作用。目前,一般是氯吡格雷与阿司匹林合用以减少冠脉疾病患者栓塞事件的发生率。虽然氯吡格雷预防脑卒中有明确的疗效,但在手术时如何使用该药尚不清楚。停用氯吡格雷约 7d 后血小板的功能才能恢复正常。

1. 对于已予氯吡格雷和阿司匹林治疗,并将要进行 CABG 手术的急性冠脉综合征患者,若术前停药超过 5d,那么术后出血的风险并不会增加。但若术前停药少于 5d,那么出血的风险则高于阿司匹林组。

2. 在 CURE 试验中,比较各组心血管死亡、心肌梗死、脑卒中的发生率,阿司匹林组和氯吡格雷合用阿司匹林组上述事件的发生率分别为 16.2% 和 14.5%。但是合用组的出血风险更高。

3. 应用经颅多普勒监测 CEA 手术患者的脑栓子,从术后 3h 内发生栓塞的数量来看,使用阿司匹林 150mg 加氯吡格雷 75mg 的患者的栓塞发生率(2.2%)显著低于使用 150mg 阿司匹林加安慰剂的患者(18.5%),相对风险

(relative risk，RR)值减少约 10 倍。但是，氯吡格雷治疗患者的手术时间显著延长，不过术中出血或输血量无增加。

表 5.15.4 总结了围手术期抗血小板药物的推荐用法。目前尚没有明确的证据表明阿司匹林和氯吡格雷联用优于阿司匹林单用，故两者至少等效。

表 5.15.4　围手术期抗血小板药物的推荐用法

	CEA	CABG
阿司匹林		
术前	81～325mg/d	75～325 mg/d
术中	继续使用	术前停药至少 5d
术后	81～325mg/d	术后 6h 恢复 75～325 mg/d
	或者	
阿司匹林加氯吡格雷		
术前		
阿司匹林	4 周前开始 150mg/d	75～325 mg/d
氯吡格雷	术前 12h 使用 75mg	负荷量 300mg＋维持量 75mg/d
术中	继续使用	术前停药至少 5d
术后		
阿司匹林	150mg/d	术后 6h 恢复 150 mg/d
氯吡格雷	75mg/d	术后 6h 恢复 75 mg/d

围手术期抗凝治疗

尽管房颤患者和机械瓣膜置换患者需要依赖抗凝剂来减少血栓栓塞的风险，但是在围手术期，抗凝剂所带来的出血风险可能大于其益处。

1. 目前尚缺少设计完善的研究或大样本报告，不能对手术患者暂时停用抗凝剂造成的风险提供准确的量化。

2. 一项综合 31 项研究的系统回顾发现，长期口服抗凝剂的患者在围手术期发生脑卒中的风险为 0.4%。

3. 因内镜操作而停用华法林的房颤患者，其术后 30d 内脑卒中的风险增加至 1.06%。

4. 有些操作，例如结肠镜或一些小手术，可在服用华法林的同时进行，但需维持 INR 在 1.5～2.0 之间。

5. 突然停用华法林也存在风险，可导致高凝状态并发生血栓栓塞。美国心脏病协会实践指南与美国胸科医师协会联合推荐：大部分需暂时中断华法林治疗的患者可考虑用肝素或低分子肝素(low molecular weight heparin，LMWH)进行续接抗凝治疗。

术前抗凝治疗仍是必要的,因其能够减少术后并发症。

1. 对于接受华法林治疗并控制 INR 于 2.0～3.0 的患者,术前 5d 停用华法林可确保手术时的 INR 在正常范围内。

2. 老年患者停用华法林后,INR 转为正常的时间可能会延长。

3. 若目标 INR 为 2.5～3.5,应在术前 6d 停用华法林。

4. 术前 1d 应检测 INR,以确认其在正常范围内。

5. 若术前 1d,INR>1.5,可口服小剂量维生素 K(1～2mg),确保手术当天 INR 能达到正常范围。

6. 术后何时恢复使用华法林需视具体手术类型而定。

围手术期脑卒中的治疗

溶栓剂

静脉内 rt-PA:急性缺血性脑卒中是心脏和血管手术后的严重并发症。虽然静脉应用 rt-PA 已被批准用于 3h 内的急性缺血性脑卒中,但术后使用仍是禁忌。

动脉内 rt-PA:动脉内溶栓相对较安全。心脏手术 12d 以内发生的脑卒中,在症状出现 6h 内进行动脉内溶栓,38％的患者可有神经功能的改善。

将动脉内 rt-PA 治疗有选择性地应用于 CEA 术后的患者是安全的。一项研究表明,接受血栓切除术和尿激酶治疗的所有患者,其症状改善都相当显著。

虽然研究围手术期溶栓治疗的报告较少,但就现有资料看来,动脉途径给药对部分患者是安全的。

经动脉取栓术

这是一项新兴的很有潜能的技术,对溶栓剂无效的栓塞患者较有用。

1. 在一项研究中,机械性取栓术作为首选治疗,在 5 例患者中成功地用血管圈套术取出了栓子,该手术安全、可重复。

2. 在另一项研究中,Kerver 等对 5 例溶栓失败的患者使用圈套治疗,其中有 4 例患者成功再通,并相继获得神经功能改善。因此该技术可能成为围手术期患者较为实用的治疗选择。

预防性应用神经保护剂

尽管围手术期治疗有进展,但围手术期脑卒中的发生率仍然没有明显的下降,从而使预防性应用神经保护剂颇具吸引力。

β-肾上腺素受体(β-AR)阻滞剂

该类药物已被证实在心脏和非心脏手术中应用有益,可降低心肌梗死和术后心律失常的发生率。

使用 β-AR 阻滞剂还可有效减少术后神经系统并发症的发生。

他汀类

Kertai 等证明他汀类药物与 β 受体阻滞剂合用于腹部动脉瘤手术患者可减少围手术期死亡率。另外,短期应用阿托伐他汀可显著降低血管手术后心血管事件的发生率。

CEA 或 CEA 联合 CABG 手术患者术前一周以上应用他汀类(阿托伐他汀、辛伐他汀、巴伐他汀、洛伐他汀、氟伐他汀),可使围手术期脑卒中发生率减少 3 倍,死亡率减少 5 倍。

这些研究表明,神经保护的观念也许更适合于围手术期治疗,应加强研究。

颈动脉狭窄和特殊手术

脑卒中专科医生常被咨询的问题是:"一个颈动脉狭窄的患者,手术前是否应先处理颈动脉的问题?"明确的回答是,应视具体手术而定。

颈动脉狭窄和普通手术

1. 在全麻下实施普通手术的围手术期脑卒中发生率低于 0.5%。
2. 颈动脉狭窄患者的脑卒中发生率为 3.6%。
3. 狭窄程度的增加并不会增加脑卒中风险。
4. 没有证据支持应为普通手术行预防性 CEA 术。
5. 颅内血管成形术和支架置入术的脑卒中发生率和死亡率为 4%~40%。

颅内血管成形术和支架置入术的脑卒中风险超过了有症状和无症状患者在普通手术围手术期发生脑卒中的风险。

➤ 表 5.15.5 总结了推荐策略。

表 5.15.5 颈动脉狭窄患者实施普通手术前的建议

不管是颅外还是颅内狭窄,只要没有症状,都没有术前行 CEA 术或支架植入术的指征。 若为颅外狭窄,有症状,则有术前行 CEA 术或支架植入术的指征。 若为颅内狭窄,有症状,则手术应推迟 1 个月进行,且术中应避免出现低血压。

(摘自:Kerber 等 2002.)

颈动脉狭窄和 CABG 手术

研究表明,症状性颈动脉狭窄患者在 CABG 术中出现脑卒中的风险较高。但是,无症状性颈动脉狭窄是否是围手术期脑卒中发生的病因尚无定论(表 5.15.6)。

1. 无症状患者围手术期脑卒中的发生率随着狭窄程度的增加而增加。
2. 首次进行 CABG 手术的患者,其脑卒中的发生率随着狭窄程度的增加而增加,可从零(无狭窄者)到 3.2%(狭窄＞70%者)和 27.3%(颈动脉闭塞者)。

表 5.15.6　颈动脉狭窄患者 CABG 术前的推荐策略(建议)

当冠状动脉和颅外颈动脉同时狭窄时,首先治疗出现症状的疾病。
若两处病灶均出现症状时,可联合处理,考虑置入颈动脉支架。
单侧且无症状的颈动脉狭窄(≤75%狭窄),不应联合处理。
单侧且无症状的颈动脉狭窄(≤80%狭窄),最佳处理方法尚不明确。

〔摘自:Gavaghan 等(1991)和 Kerber 等(2002)〕

对于无症状患者在 CABG 术前行 CEA 术的潜在益处并没有形成共识,显示最好疗效的数据仍有争议。

1. Hines 等在一项回顾性分析中发现预防性 CEA 或 CEA 联合 CABG 并不增加脑卒中的风险,颈动脉狭窄 80%～99%术前行 CEA 或 CEA 联合 CABG 可降低术后脑卒中的风险。

2. Bilfinger 等进行的一项前瞻性研究表明,CEA 联合 CABG 患者的术后脑卒中风险高于单独行 CABG 的风险。

参考文献

Barkhoudarian G, Ali MJ, Deveikis J, Thompson BG. Intravenously administered abciximab in the management of early cerebral ischemia after carotid endarterectomy: Case report. Neurosurgery 2004;55: 709.

Bilfinger TV, Reda H, Giron F, et al. Coronary and carotid operations under prospective standardized conditions: Incidence and outcome. Ann Thorac Surg 2000;69: 1792-8.

Blacker DJ, Flemming KD, Link MJ, Brown RD, Jr. The preoperative cerebrovascular consultation: Common cerebrovascular questions before general or cardiac surgery. Mayo Clin Proc 2004;79: 223-9.

Bonow R, Carabello B, De Leon A, et al. ACC/AHA guidelines for the management of patients with valvular heart disease. A report of the American College of Cardiology/ American Heart Association Task Force on Practice Guidelines (Committee on Management of Patients with Valvular Heart Disease). JACC 1998;32: 1558-65.

Cartier R, Hamani I, Leclerc Y, Hebert Y. Influence of carotid atheroma on the neurologic status after myocardial revascularization. Ann Chir 1997;51: 894-8.

Charlesworth DC, Likosky DS, Marrin CA, et al. Northern New England Cardiovascular Disease Study Group. Development and validation of a prediction model for strokes after coronary artery bypass grafting. Ann Thorac Surg 2003;76: 436-43.

Chimowitz MI. Angioplasty or stenting is not appropriate as first-line treatment of intracranial stenosis. Arch Neurol 2001;58: 1690-2.

Douketis J. Perioperative anticoagulation management in patients who are receiving oral anticoagulant therapy: A practical guide to clinicians. Thromb Res 2003;108: 3-13.

Dunn AS, Turpie AG. Perioperative management of patients receiving oral anticoagulants: A systematic review. Arch Intern Med 2003;163: 901-8.

Durazzo AE, Machado FS, Ikeoka DT, et al. Reduction in cardiovascular events after vascular surgery with atorvastatin: A randomized trial. J Vasc Surg 2004;39: 967-75; discussion 975-6.

Evans BA, Wijdicks EF. High-grade carotid stenosis detected before general surgery: Is endarterectomy indicated? Neurology 2001;57: 1328-30.

Fortescue EB, Kahn K, Bates DW. Development and validation of a clinical prediction rule for major adverse outcomes in coronary bypass grafting. Am J Cardiol 2001;88: 1251-8.

Gavaghan TP, Gebski V, Baron DW. Immediate postoperative aspirin improves vein graft patency early and late after coronary artery bypass graft surgery. A placebocontrolled, randomized study. Circulation 1991;83: 1526-33.

Gerraty RP, Gates PC, Doyle JC. Carotid stenosis and perioperative stroke risk in symptomatic and asymptomatic patients undergoing vascular or coronary surgery. Stroke 1993;24: 1115-18.

Greer DM, Buonanno FS. Perioperative stroke risk assessment and management. In KL Furie, PJ Kelly (eds), Current clinical neurology: Handbook of stroke prevention in clinical practice. Totowa, NJ: Humana, 2002: 243-53.

Hines GL, Scott WC, Schubach SL, et al. Prophylactic carotid endarterectomy in patients with high-grade carotid stenosis undergoing coronary bypass: Does it decrease the incidence of perioperative stroke? Ann Vasc Surg 1998;12: 23-7.

Kerber CW, Barr JD, Berger RM, Chopko BW. Snare retrieval of intracranial thrombus in patients with acute stroke. J Vasc Interv Radiol 2002;13: 1269-74.

Kertai MD, Boersma E, Westerhout CM, et al. A combination of statins and betablockers is independently associated with a reduction in the incidence of perioperative mortality and nonfatal myocardial infarction in patients undergoing abdominal aortic aneurysm surgery. Eur J Vasc Endovasc Surg 2004;28: 343-52.

Lindblad B, Persson NH, Takolander R, Bergqvist D. Does low-dose acetylsalicylic acid prevent stroke after carotid surgery? A double-blind, placebo-controlled randomized trial. Stroke 1993;24: 1125-8.

Mangano DT, Layug EL, Wallace A, Tateo I. Effect of atenolol on mortality and cardiovascular morbidity after noncardiac surgery. Multicenter Study of Perioperative Ischemia Research Group. N Engl J Med 1996;335: 1713-20.

McGirt MJ, Perler BA, Brooke BS, et al. 3-hydroxy-3-methylglutaryl coenzyme A reductase inhibitors reduce the risk of perioperative stroke and mortality after carotid endarterectomy. J Vasc Surg 2005;42: 829-36.

Moazami N, Smedira NG, McCarthy PM, et al. Safety and efficacy of intraarterial thrombolysis for perioperative stroke after cardiac operation. Ann Thorac Surg 2001;72: 1933-7; discussion 1937-9.

Parikh S, Cohen JR. Perioperative stroke after general surgical procedures. NY State J Med 1993;93: 162-5.

Payne DA, Jones CI, Hayes PD, et al. Beneficial effects of clopidogrel combined with aspirin in reducing cerebral emboli in patients undergoing carotid endarterectomy. Circulation 2004;109: 1476-81.

Taylor DW, Barnett HJ, Haynes RB, et al. Low-dose and high-dose acetylsalicylic acid for patients undergoing carotid endarterectomy: A randomised controlled trial. ASA and Carotid Endarterectomy (ACE) Trial Collaborators. Lancet 1999;353: 2179-84.

Wallace A, Layug B, Tateo I, et al. Prophylactic atenolol reduces postoperative myocardial ischemia. McSPI Research Group. Anesthesiology 1998;88: 7-17.

Wikholm G. Transarterial embolectomy in acute stroke. AJNR Am J Neuroradiol 2003; 24: 892-4.

Winkelaar GB, Salvian AJ, Fry PD, et al. Intraoperative intraarterial urokinase in early postoperative stroke following carotid endarterectomy: A useful adjunct. Ann Vasc Surg 1999;13: 566-70.

Yusuf S, Zhao F, Mehta SR, et al. Effects of clopidogrel in addition to aspirin in patients with acute coronary syndromes without ST-segment elevation. N Engl J Med 2001; 345: 494-502.

第十六节 妇产科疾病与脑卒中

Ann K. Helms

脑卒中虽然在妊娠期间比较少见,但仍然是一种十分严重的并发症,因为它不仅关系到母亲的长期预后,而且影响胎儿。另外,对妊娠妇女如何选择安全有效的诊断和治疗方法,这对临床医生也具有特殊挑战性。本节旨在介绍妊娠期及围生期所发生的脑卒中类型和病因,以及诊断和治疗的选择。

妊娠相关的缺血性脑卒中

脑卒中的各种类型,包括缺血性脑卒中、颅内出血(ICH)、蛛网膜下腔出血(SAH)、颅内静脉血栓形成,在妊娠期间及其分娩后均可发生。幸运的是,妊娠期间及产褥期的脑卒中并不常见。早期流行病学研究报道:每10万例分娩妇女发生3～5例缺血性脑卒中,值得关注的是,将近一半发生在产后,其余的集中在妊娠后半期。新近有研究表明,实际上妊娠期间缺血性脑卒中的发生率并没有超过年轻女性脑卒中的基线发生率。但是,产后前几周脑卒中的风险明显高于普通年轻女性。

妊娠相关的出血性脑卒中

相比之下,颅内出血在妊娠期间发生更多,与缺血性脑卒中发生率相近,而非妊娠脑卒中患者则是脑梗死占大部分。颅内出血发生率在产后更高。SAH也在产褥期和产后更常见。

以下情况出血性卒中的发生率增加：

1. 妊娠高血压致颅内出血。
2. 由于血管畸形如动静脉畸形和动脉瘤的出血率增加，导致 ICH 或 SAH。
3. 妊娠期间动静脉畸形（arteriovenous malformation，AVMs）出血率增加。
4. AVMs 静脉端的出血可能与血容量增加有关。
5. 动脉瘤在妊娠后半期出血率增加。

妊娠相关脑卒中的病因

妊娠本身并不导致脑卒中，阐明这一点十分重要。事实上，大部分发生在妊娠期间及产褥期的脑卒中，其病因并不是妊娠特异的，而与非妊娠年轻患者的脑卒中病因相似（表 5.16.1）。另外需要强调的是，妊娠期间发生的脑卒中，不管是否由妊娠特异的病因引起，其临床表现通常与普通人群的脑卒中无明显差异。

表 5.16.1　年轻人脑卒中的病因

出血性	非出血性	
	缺血性	非缺血性
妊娠无关	妊娠无关	子痫
高血压	传统高危因素	产后脑血管病
出血倾向	心源性栓塞	
动脉瘤	卵圆孔未闭（PFO）	
动静脉畸形/血管畸形	高凝状态	
药物滥用：安非他明，可卡因	遗传性	
	高同型半胱氨酸血症	
妊娠相关	镰状细胞病	
子痫	获得性	
绒毛膜癌	抗磷脂抗体综合征	
产后脑血管病	血管炎	
脑静脉血栓形成	血管创伤/夹层	
高血压		
动脉瘤	妊娠相关	
动静脉畸形/血管畸形	心源性栓塞	
	卵圆孔未闭（PFO）	
	围产期	
	心肌病	
	空气栓塞	
	羊水栓塞	
	子痫	

妊娠期间凝血功能、血流动力学和激素的变化

妊娠期间部分脑卒中类型增多,而产后所有卒中类型均增多,这提示了代谢改变可致脑卒中。众多凝血因子水平的改变引起妊娠期间的轻度高凝状态(表5.16.2)。

表 5.16.2　妊娠期间凝血因子的改变

凝血因子	
凝血因子Ⅰ,Ⅴ,Ⅶ,Ⅷ,Ⅸ,Ⅹ	增加
血管性血友病因子(von Willebrand factor, vWF)	增加
纤维蛋白原	增加
凝血酶	增加
抗凝因子	
蛋白S	减少
纤溶因子	
组织型纤溶酶原激活物(tissue plasminogen activator, t-PA)	增加
纤溶酶原激活抑制物	增加
组织因子途径抑制物	增加

另外,激素改变可能引起某些患者产生获得性活化蛋白C抵抗。血流动力学改变,包括血容量增加,可致静脉压升高和心输出量增加,而引起某些妊娠相关脑卒中。这些改变在分娩后几周内会恢复至正常,这也是脑卒中风险在围生期较高的原因。某些妊娠相关的并发症,包括高血压、脱水、感染以及剖腹产也可增加脑卒中的风险。

妊娠相关脑卒中独特的病因

只有少数引起脑卒中的原因是妊娠和产后期所特有的,很多其他原因并非仅见于妊娠,只是在妊娠及产褥期更多见(表5.16.1)。对任何一位妊娠或产后的脑卒中患者,均应首先考虑这些与妊娠相关的病因,尽管这些较罕见。妊娠特异的和妊娠无关的病因所引起的脑卒中的临床表现并无差异,不过处理上两者却十分不同。

子痫前期与子痫

子痫前期与子痫在很多系列研究中被认为是妊娠相关脑卒中最常见的病因。子痫前期的特点是:妊娠20周后出现高血压($>140/90mmHg$)和蛋白尿($>300mg/24h$)。子痫前期的发生率在所有妊娠妇女中为$5\%\sim8\%$,而在初孕妇中为$14\%\sim20\%$。当出现昏迷或惊厥时可诊断为子痫。神经功能症状,包括

头痛、精神状态改变、局灶症状（主要为视力障碍）均可见。缺血性和出血性脑卒中有时均会引起永久性功能缺陷。

子痫前期与子痫的影像学

以往研究把妊娠期间缺血性脑卒中的高发率归因于子痫前期和子痫。值得关注的是大部分患者神经症状短暂。新近研究发现，这些患者的弥散加权MRI成像正常，所以，这代表了血管源性水肿，归类于可逆性脑白质病而非脑卒中。小部分存在永久性缺损的患者 MRI 上表现弥散受限，这部分则归类于缺血性脑卒中。

1. 子痫前期——妊娠 20 周后出现高血压和蛋白尿。

2. 子痫——子痫前期基础上出现昏迷或癫痫。

3. 常见可逆性神经症状——表现为 MRI T2 像为高信号，DWI 像阴性。

4. 缺血性脑卒中罕见——表现为 T2 像高信号，DWI 像阳性。

5. 颅内出血——可见 CT 或 MRI 有出血表现。

子痫是妊娠期间及产褥期颅内出血最常见的病因，其血管病理改变与非妊娠患者慢性高血压引起的一致。

子痫前期与子痫的治疗

1. 最有效的治疗是胎儿及胎盘的娩出。

2. 支持治疗包括控制血压直至分娩。

（1）有助于预防颅内出血。

（2）美国妇产科医学学会（American College of Obstetrics and Gynecology，ACOG）推荐：保持舒张压<105～110mmHg。

（3）静脉用拉贝洛尔或肼苯达嗪。

（4）产后持续监测，因为其危险持续至产后数周。

对于收缩压上限的控制没有相关推荐，虽然近期有一项研究发现 100％女性的出血前监测显示收缩压≥155mmHg，故该研究的作者建议治疗上应维持收缩压低于 155mmHg。

心源性栓塞是妊娠相关脑卒中最常见的病因

多数发生在妊娠期间及产后的心源性脑卒中有其本身存在的基础疾病，例如人工心脏瓣膜、心律失常或风湿性心瓣膜病，这在世界各地仍很常见。经胸心脏超声应该对妊娠不会引起危险，不过应用盐水微泡来评估右向左分流可能有争议，有学者担心微泡的进入会导致胎盘栓塞并危及胎儿。就我们所知，目前未有报道证实盐水微泡对妊娠有害。我们中心已经进行了若干例盐水微泡的经颅多普勒超声检查，来评估妊娠女性有否存在卵圆孔未闭，未见副反应。经食道心脏超声已经可以在妊娠期间安全操作，并已替代荧光方法来作妊娠妇女的心脏检查。

反常性栓塞

通过卵圆孔产生的反常性栓塞在非妊娠年轻患者中也可见。然而,静脉栓塞、妊娠及分娩过程中胸内压的改变增加了妊娠及分娩过程中右向左分流的可能,表现为深静脉来的血栓通过未闭的卵圆孔形成反常性栓塞导致缺血性脑卒中。另外,空气或羊水也可偶尔通过此途径引起栓塞。

空气或羊水栓塞

空气栓塞是产科罕见的而又严重的并发症,在剖腹产、宫腔镜检查和终止妊娠中均有见报道。也有关于性生活,特别是妊娠期间口交性生活造成致死性空气栓塞的报道。

> ➢ 空气通过静脉循环进入。
> ➢ 可发生反常性栓塞进入动脉循环。
> ➢ 最常见的表现是血流动力学异常。
> ➢ 神经功能障碍在脑栓塞时出现,很少单独发生。
> ➢ 首先要稳定患者的血流动力学。
> ➢ 尽早使用高压氧治疗。

羊水栓塞较空气栓塞多,但仍十分少见。它在分娩中或分娩后短期内较常见,在剖腹产和人工流产中也有报道,较罕见的也可见于腹部创伤或子宫破裂。

1. 差异很大,每 8000～80000 例妊娠可发生 1 例。
2. 高死亡率,可达 61％～86％。
3. 通常表现为呼吸窘迫或心血管衰竭。
4. 也可见凝血障碍或癫痫发作。
5. 局灶神经功能缺陷由低灌注、血栓形成或出血引起。
6. 神经功能缺陷通常不单独出现。
7. 排除其他诊断。
8. 治疗方法包括心血管和呼吸支持,以及纠正凝血异常。

围产期心肌病

围产期心肌病是一种与妊娠特异相关的心力衰竭综合征,它会引起射血分数下降、心腔内血栓形成,使高达 10％ 的患者发生栓塞性脑卒中。主要特征如下:

> ➢ 无法解释的心力衰竭。
> ➢ 出现在妊娠最后 1 个月或产后前 5 个月。
> ➢ 病因未明,可能是病毒感染后自身免疫引起。
> ➢ 每 3000～4000 名妊娠者中可发生 1 例。
> ➢ 在海地较常见,为妊娠者的 1/350。
> ➢ 高死亡率,调查显示在美国可高达 18％。

> ➢ 大约一半患者可恢复至正常功能（EF>50％）。
> ➢ 高达10％患者需心脏移植。
> ➢ 再次妊娠时复发率高。

围产期心肌病的处理主要为支持治疗：

1. 监测心律失常。患者可能需要起搏器或除颤器。
2. 当射血分数持续较低时给抗凝治疗（INR 2～3）以预防再栓塞。
3. 仅因产科因素而分娩，而分娩并不能提高射血分数。
4. 不鼓励再次妊娠，因存在高复发率。

产后脑血管病

产后脑血管病机制尚不明，而且罕见，引起妊娠相关的脑梗死和颅内出血。有学者认为它是可逆性节段性脑血管收缩综合征的一个亚型。

1. 血管病变累及脑大、中血管。
2. 病因未明。溴隐亭、麦角胺、拟交感药可为诱发因素。
3. 一项尸解显示有血管内膜非炎性增生。
4. 通常在产后几周内出现。
(1) 头痛通常突发而剧烈；
(2) 高血压；
(3) 癫痫；
(4) 视野缺损；
(5) 梗死或出血引起的局灶症状。
5. 血管造影显示节段性狭窄有助于诊断。
6. MRI显示T2高信号不伴弥散受限，类似子痫表现。
7. 脑脊液正常或有中度白细胞增多。
8. 与其他形式的脑血管病相比其过程是良性的。
(1) 经治疗后很少复发；
(2) 恶化的病例也已有报道。
9. 治疗上尚未达成共识。
(1) 类固醇和镁剂已被应用；
(2) 患者很少需要免疫抑制治疗；
(3) 控制高血压以预防出血。
10. 必须排除其他原因的血管炎：需做抗核抗体（ANA）、血沉（ESR）、人类免疫缺陷病毒（HIV）、肝炎指标、补体水平、抗心磷脂抗体、狼疮抗凝因子检测。

绒毛膜癌

绒毛膜癌是一种人类绒毛膜的促性腺分泌激素肿瘤，由滋养层细胞（通常是胚胎起源）恶性转化所形成。它常与葡萄胎妊娠有关，但正常妊娠时也可见，在妊娠期间或数年后出现。肿瘤细胞转移至脑部会导致蛛网膜下腔出血或颅内出血。经血管转移可形成动脉瘤。

➢ 每 2 万~5 万妊娠者中可发生 1 例
➢ 在年轻的或年长的妊娠女性中更常见
➢ 2%~19%的葡萄胎妊娠女性可发展为绒癌
➢ 脑转移的发生率 3%~28%
➢ 通常表现为阴道出血或转移症状
➢ 可因缺血或出血而表现神经功能缺损
➢ 治疗为化疗和/或手术切除肿瘤

垂体梗死

垂体的缺血性坏死,或称 Sheehan 氏综合征,可发生于分娩中或分娩后大出血和低血压的产后妇女。垂体前叶在妊娠期间增大使其在低血容量休克时更易于出现梗死。该综合征与妊娠无关者极罕见:

1. 严重产后出血的妇女中发生率不到 1%。
2. 临床表现常较迟出现。
3. 最常见的表现为无乳汁和月经不恢复。
4. 导致不同程度的垂体功能失调,包括:
(1) 甲状腺功能减退;
(2) 性腺功能减退;
(3) 低血压和低钠血症;
(4) 体重下降,恶心,腹痛,食欲减退;
(5) 尿崩症。
5. 若不治疗可致命。
6. 可见垂体激素水平降低和下丘脑释放因子水平升高。
7. MRI 显示空泡蝶鞍。
8. 垂体激素替代支持治疗。

垂体腺瘤内明显出血即出现垂体卒中。虽然妊娠期间垂体增大使其较非妊娠女性更易发生垂体卒中,但因需同时存在垂体腺瘤,故其发生极为罕见。临床表现有头痛、眼肌麻痹和垂体功能低下。

鉴别诊断

对于有脑卒中症状的患者,均需与类似脑卒中的表现相鉴别,包括代谢紊乱如低血糖或高血糖、电解质紊乱、偏头痛及精神疾病。癫痫发作不仅本身能引发局灶神经功能缺陷,也可以是脑卒中的继发反应。对于接受过硬膜外或脊髓麻醉的患者,脊髓或周围神经病变也需要考虑。

妊娠期脑影像

对疑似脑卒中妊娠妇女的首次影像学检查,推荐 MRI 多于 CT,而且都是到必需时才能应用。虽然新的 MRI 序列探查颅内出血与 CT 同样敏感,对于可疑出血的病例比较倾向于 CT 检查。应该避免使用造影剂,因其可通过胎盘且对胎儿的影响尚不明了。

MRI 与 CT 对妊娠期可疑脑卒中的初始评估比较:

1. CT

(1) 对胎儿的电离辐射风险有限但可量化。

① 头颅 CT 时对子宫辐射<1mrad;

② 担心致畸性和致癌性。

(2) 检测早期缺血的能力不如 MRI。

(3) 检测出血优于或等同于 MRI。

2. MRI

(1) 检测早期缺血和后颅窝疾病具有优势;

(2) 可鉴别非缺血性改变(子痫)和脑卒中;

(3) 无电离辐射;

(4) 在妊娠中期和晚期无明显的致畸性;

(5) 理论上(基于动物实验数据)若在妊娠早期使用可有眼部畸形和低出生体重的危险。

妊娠期血管成像

对妊娠期卒中者,也可考虑血管成像。若有可能,应用颈动脉超声和经颅多普勒来评估颅内和颈部血管。如果这些检查不能确定,比如有可疑动脉瘤或血管炎时,血管造影可能就很必要。

1. 磁共振血管造影(MRA)

(1) 无需造影剂;

(2) 理论上与 MRI 有相同的风险;

(3) 其分辨力局限于 Willis 环的大血管,无法发现血管炎,可能会遗漏小的动脉瘤或动静脉畸形。

2. CT 血管造影(CTA)

(1) 电离辐射同上述,与数字减影血管造影剂量相似;

(2) 妊娠晚期使用造影剂有引起胎儿甲状腺功能减退的小风险,该病可治疗;

(3) 其分辨力局限于 Willis 环的大血管,无法发现血管炎,可能会遗漏小的动脉瘤或动静脉畸形。

3. 数字减影血管造影(DSA)

(1) 如果成像的时间短,对胎儿的辐射剂量与头颅 CT 一样;

(2) 妊娠晚期使用造影剂有引起胎儿甲状腺功能减退的小风险,该病可治疗;

（3）分辨力最高，对诊断血管炎、小动脉瘤或末梢动静脉畸形很有必要；

（4）多数病例首选磁共振血管成像（MRA），如果存在 MRI 的禁忌证或怀疑血管炎，应首选数字减影血管造影（DSA）。

妊娠相关缺血性脑卒中的治疗

一般来说，妊娠患者的缺血性脑卒中治疗与非妊娠患者类似，但有必要注意的是关于溶栓和抗栓药物的选择。溶栓治疗在妊娠期间需额外小心。尽管有报道 rt-PA 可成功应用于妊娠妇女，以治疗包括脑卒中在内的一些疾病，但妊娠期间使用 rt-PA 的安全性尚未证实。动脉溶栓剂量要小且是局部给药可能会更安全，但也未被临床实践证实。然而，rt-PA 不能仅仅因为妊娠而被否定，但其风险和益处应该仔细权衡和讨论。目前来说，选择经静脉还是经动脉途径应基于临床指南，以及疾病的时机和当时的条件。

抗栓药物

对于妊娠期间是否抗血栓以预防脑卒中尚未达成共识。在心脏瓣膜置换术中，脑卒中的高风险要求其预防性抗凝。不幸的是，妊娠期间使用华法林与 6.4% 的先天性畸形相关，妊娠 6～12 周皮下注射肝素替代可减少但不能消除上述风险。在美国，通常的做法是：在整个孕期使用皮下肝素或低分子肝素替代，或者妊娠早期使用上述治疗而在其他孕期使用华法令。对于血栓栓塞高风险的妇女，如心脏瓣膜置换或凝血障碍，建议以下 3 种选择之一：

1. 在妊娠全过程监测 APTT，及时调整普通肝素的剂量。

2. 在妊娠全过程监测凝血因子 Ⅹa，调整低分子肝素的剂量。

3. 使用普通肝素或低分子肝素直至妊娠 13 周，接着使用华法林直至妊娠第三阶段的中期，之后即重新使用普通肝素或低分子肝素直至分娩。

对于其他有脑卒中病史的妊娠患者，需要在抗凝治疗和胎儿不宜接触阿司匹林的风险之间找到一个平衡点。关于脑卒中治疗，ASA 建议对于处于低风险状态下的孕妇，应在妊娠早期（妊娠的头 3 个月）使用普通肝素或低分子肝素，之后的妊娠期间内使用小剂量阿司匹林。

1. 阿司匹林

（1）怀孕药物危害等级 D；

（2）妊娠早期使用会增加神经管缺陷、腹裂、腭裂的发生风险；

（3）在妊娠中期和晚期使用剂量<150mg/d 可能是安全的；

（4）关注母亲和胎儿出血。

2. 氯吡格雷

（1）在妊娠期间使用尚未很好地研究；

（2）怀孕药物危害等级 B；

（3）有一例关于氯吡格雷使用后成功妊娠的报道；

（4）关注母亲和胎儿出血。

3．Aggrenox（阿司匹林和缓释双嘧达莫的联合制剂）

（1）在妊娠期间使用尚未很好地研究；

（2）因有阿司匹林成分，属怀孕药物危害等级 D；

（3）关注母亲和胎儿出血。

4．华法林

（1）怀孕药物危害等级 X；

（2）妊娠早期使用与胎儿华法林综合征相关：鼻发育不全、X 线表现点状软骨、视神经萎缩、白内障、生长和精神发育迟滞和小头畸形；

（3）在妊娠后两期已观察到引起生长迟滞和脑畸形；

（4）剂量<5mg/d 使胎儿的风险降低；

（5）关注母亲和胎儿出血。

5．肝素

（1）怀孕药物危害等级 C；

（2）无致畸性；

（3）关注母亲和胎儿出血。

6．低分子肝素

（1）怀孕药物危害等级 B；

（2）关注母亲和胎儿出血。

妊娠相关出血性脑卒中的治疗

对妊娠或非妊娠患者颅内出血的处理应该相同。多数作者建议治疗脑动静脉畸形应完全基于神经外科，一般没有必要剖腹产分娩，除非有产科因素需要。对于因动脉瘤破裂引起的蛛网膜下腔出血的治疗，可行手术，但是新近的研究更提倡血管内介入治疗。对于伴有不稳定动脉瘤的患者，其分娩应考虑剖腹产，并同时或者产后治疗动脉瘤。

预 后

妊娠相关脑卒中的预后对母亲和婴儿来说都是不确定的。有一项研究显示，存活者中有半数完全恢复健康，半数有轻度到中度的缺陷。不过，该项研究中胎儿死亡率 12％，35％的婴儿早产，65％的孕妇需要剖腹产分娩。

结 论

脑卒中可以是妊娠和产褥期的并发症，及时诊断和合理治疗可以降低母子的死亡率。恰当评估和正确诊断其病因也十分必要，因其影响患者的治疗、未来脑卒中风险的预防，以及对再次妊娠的建议。

参考文献

American College of Obstetricians and Gynecologists. Diagnosis and management of preeclampsia and eclampsia. ACOG practice bulletin no. 33. Obstet Gynecol 2002; 99: 159-67.

Anonymous. Low dose aspirin in pregnancy and early childhood development: Follow up of the Collaborative Low Dose Aspirin Study in Pregnancy. CLASP Collaborative Group. BJOG 1995;102: 861-8.

Batman PA, Thomlinson J, Moore VC, Sykes R. Death due to air embolism during sexual intercourse in the puerperium. Postgrad Med J 1998 Oct;74(876): 612-3.

Brenner B. Haemostatic changes in pregnancy. Thromb Res 2004;114: 409-14.

Brick JF. Vanishing cerebrovascular disease of pregnancy. Neurology 1988; 38 (5): 804-6.

Chan WS, Anand S Ginsberg J. Anticoagulation of pregnant women with mechanical heart valves: A systematic review of the literature. Arch Intern Med 2000;160: 191-6.

Cross JN, Castro PO Jennett WB. Cerebral strokes associated with pregnancy and the puerperium. BMJ 1968;3: 214-18.

Davies S. Amniotic fluid embolus: A review of the literature. Can J Anesth 2001;48: 88-98.

De Wilde JP, Rivers AW, Price DL. A review of the current use of magnetic resonance imaging in pregnancy and safety implication for the fetus. Prog Biophys Mol Biol 2005;87: 335-53.

Dietrich MF, Miller KL, King SH. Determination of potential uterine (conceptus) doses from axial and helical CT scans. Health Phys 2005;88(Suppl 1): S10-13.

Elkayam U, Akhter MW, Singh H Khan, S Bitar F, Hameed A, Shotan A. Pregnancy-associated cardiomyopathy. Clinical characteristics and a comparison between early and late presentation. Circulation 2005;222: 2050-5.

Elkayam U, Tummala PP, Rao K, Akhter MW, Karaalp IS, Wani OR, Hameed A, Gviazda I Shotan A. Maternal and fetal outcomes in women with peripartum cardiomyopathy. NEJM 2001;344: 1567-71.

Fett JD. Peripartum cardiomyopathy. Insights from Haiti regarding a disease of unknown etiology. Minn Med 2002;85: 46-8.

Filkins J, Kaleklkar MB, Chambliss MJ. Unexpected death due to gestational choriocarcinoma: A report of two cases. Am J Forensic Med Pathol 1998;19: 387-90.

Finnerty JJ, Chisholm CS, Chapple H, Login IS, Pinkerton JV. Cerebral arteriovenous malformation in pregnancy: Presentation and neurologic, obstetric, and ethical significance. Am J Obstet Gynecol 1999;181: 296-303.

Fleyfel M, Bourzoufi K, Huin G, Subtil D Puech F. Recombinant tissue type plasminogen activator treatment of thrombosed mitral valve prosthesis during pregnancy. Can J Anaesthesia 1997;44: 735-8.

Ford RF, Barton JR O'Brien JM, Hollingsworth PW. Demographics, management, and outcome of peripartum cardiomyopathy in a community hospital. Am J Obstet Gynec 2000; 182: 1036-8.

Fox MW, Harms RW, Davis DH. Selected neurologic complications of pregnancy. Mayo Clin Proc 1990;65: 1595-618.

Geocadin RG, Razumovsky AY, Wityk RJ, Bhardwaj A Ulatowski JA. Intracerebral hemorrhage and postpartum cerebral vasculopathy. J Neurol Sci 2002;205: 29-34.

Granier I, Garcia E, Geissler A, Boespflug, Gasselin J. Postpartum cerebral angiopathy associated with administration of sumatriptan and dihydroergotamine - a case report. Intensive Care Med 1999;23: 532-4.

HeinrichsWL, Fong P, Flannery M. Midgestational exposure of pregnant BALB/c mice to magnetic resonance imaging conditions. Magn Reson Imaging 1988;6: 305-11.

Hellgren M. Hemostasis during normal pregnancy and peurperium. Semin Thromb Hemost 2003;29: 125-30.

Hunt H, Shifrin B, Suzuki K. Ruptured berry aneurysms and pregnancy. Obstet Gynecol 1974;43: 827-36.

Imperiale TF, Stollenwerk-Petrulis A. A meta-analysis of low dose aspirin for the prevention of pregnancy-induced hypertensive disease. JAMA 1991;266: 260-4.

Jaigobin C Silver FL. Stroke and pregnancy. Stroke 2000;31: 2948-51.

Janssens E, Hommel M, Monier-Vehier M, Lecterc, Masgent B Leys D. Postpartum cerebral angiopathy possibly due to bromocriptine therapy. Stroke 1995;26: 128-30.

Jeng J-S, Tang S-C, Yip P-K. Stroke in women of reproductive age: Comparison between stroke related and unrelated to pregnancy. J Neurol Sci 2004;221: 25-9.

Kaiser RT. Air embolism death of a pregnant woman secondary to orogenital sex. Acad Emerg Med 1994 Nov-Dec;1(6): 555-8.

Kittner SJ, Stern BJ, Feeser BR, Hebel JR, Nagey DA, Buchholz DW, Earley CJ, Johnson CJ, Macko RF, Sloan MA, Wityk RJ, Wozniak MA. Pregnancy and the risk of stroke. N Engl J Med 1996;335: 768-74.

Klinzing P, Markert UR, Liesaus K, Peiker G. Case report: Successful pregnancy and delivery after myocardial infarction and essential thrombocythemia treated with clopidrogel. Clin Exp Obstet Gynecol 2001;28(4): 215-16.

Konstantinopoulos PS, Mousa S, Khairallah R, Mtanos G. Postpartum cerebral angiopathy: An important diagnostic consideration in the postpartum period. Am J Obstet Gynecol 2004: 191: 375-377.

Kovacs K. Sheehan syndrome. Lancet 2003: 361(9356): 520-2.

Koz˜ elj M, Novak-Antolic˜ Z, Grad A Peternel P. Patent foramen ovale as a potential cause of paradoxical embolism in the postpartum period. Eur J Obstet Gynecol Reprod Biol 1999;84: 55-7.

Kozer E, Nikfar S, Costei A, Boskovic R, Nulman I Koren G. Aspirin consumption during the first trimester of pregnancy and congenital anomalies: A meta-analysis. Am J

Obstet Gynecol 2002;187: 1623-30.

Lanska DJ, Kryscio. Risk factors for peripartum and postpartum stroke and intracranial venous thrombosis. Stroke 2000;31: 1274-82.

Lidegaard O. Oral contraception and risk of a cerebral thromboembolic attack: Results of a case-control study. BMJ 1993;306: 956-63.

Martin JN, Thigpen BD, Moore RC, Rose CH, Cushman J May W. Stroke and severe preeclampsia and eclampsia: A paradigm shift focusing on systolic blood pressure. Obstet Gynecol 2005;105: 246-54.

Momma F, Beck H, Miyamoto T, Nagao S. Intracranial aneurysm due to metastatic choriocarcinoma. Surg Neurol 1986;25: 74-6.

Mushkat Y, Luxman D, Nachum Z, David MP Melamed Y. Gas embolism complicating obstetric or gynecologic procedures. Case reports and review of the literature. Eur J Obstet Gynecol Reprod Biol 1995;63(1): 97-103.

Picone O, Castaigne V, Ede C Fernandez H. Cerebral metastatses of a choriocarcinoma during pregnancy. Obstet Gynecol 2003;102: 1380-3.

Piotin M, de Souza Filho CB, Kothimbakam R, Moret J. Endovascular treatment of acutely ruptured intracranial aneurysms in pregnancy. Am J Obstet Gynecol 2001;185: 1261-2.

Rankin SC. CT angiography. Eur Radiol 1999;9: 297-310.

Sacco RL, Adams A, Albers G, Alberts MJ, Benavente O, Furie K, Goldstein LB, Gorelick P, Halperin J, Harbaugh R, Johnston SC Katzan, I, Kelly-Hayes, M, Kenton EJ, Marks M, Schwamm LH Tomsick T. Guidelines for prevention of stroke in patients with ischemic stroke or transient ischemic attack: A statement for healthcare professionals from the American Heart Association/American Stroke Association Council on Stroke. Stroke 2006;37;577-617.

Sadasivan B, Malik G, Lee C Ausman J. Vascular malformations and pregnancy. Surg Neurol 1990;305-313.

Salonen RH, Lichtenstein P, Bellocco R Petersson, Cnattingius S. Increased risks of circulatory diseases in the late pregnancy and puerperium. Epidemiology 2001;12 (4): 456-60.

Salvatore De Santo L, Romano G Della Corte A, Tizzano F, Petraio A, Amarelli C, De Feo M, Dialetto G, Scardone M, Cotrufo M. Mitral mechanical replacement in young rheumatic women: Analysis of long-term survival, valve-related complications, and pregnancy outcomes over a 3707-patient-year follow-up. J Thorac Cardiovasc Surg 2005;130: 13-19.

Sánchez-Luceros A, Meschengieser SS, Marchese C, Votta RC, Casais PD, Woods AI, Nadal MV, Salviu MJ Lazzari MA. Factor Ⅷ and von Willebrand factor changes during normal pregnancy and puerperium. Blood Coagul Fibrinolysis 2003;14: 647-51.

Schaefer PW. Diffusion-weighted imaging as a problem-solving tool in the evaluation of patients with acute strokelike syndromes. Top Magn Reson Imaging 2000;11: 300-9.

Schumacher B, Belfort MA, Card RJ. Successful treatment of acute myocardial infarction during pregnancy with tissue plasminogen activator. Am J Obstet Gynecol 1997;

176：716-19.

Schwartz RB. Neuroradiographic imaging：Techniques and safety considerations. Adv Neurol 2002;90：1-8.

Semple PL，Denny L，Coughlan M Soeters R. & Van Wijk L. The role of neurosurgery in the treatment of cerebral metastases from choriocarcinoma：A report of two cases. Int J Gynecol Cancer 2004;14：157-61.

Shah AK，Whitty JE. Brain MRI in peripartum seizures：Usefulness of combined T2 and diffusion weighted MR imaging. J Neurol Sci 1999;166：122-5.

Sharshar T，Lamy C，Mas JL. Incidence and causes of strokes associated with pregnancy and puerperium. A study of public hospitals of Ile de France. Stroke in Pregnancy Study Group. Stroke 1995;26：930-6.

Singhal AB. Postpartum angiopathy with reversible posterior leukoencephalopathy. Arch Neurol 2004;61：411-16.

Tyndall DA，Sulik KK. Effects of magnetic resonance imaging on eye development in the C57BL/6J mouse. Teratology 1991;43：263-75.

Weatherby SJ，Edwards NC，West R，Heafield MTE. Good outcome in early pregnancy following direct thrombolysis for cerebral venous sinus thrombosis. J Neurol 2003;250：1372-3.

Weinmann H，Brasch RL，Press W，Wesbey GE. Characteristics of gadolinium-DTPA complex：A potential NMR contrast agent. AJR 1984;142：619-624.

Wiebers DO，Whisnant JP. The incidence of stroke among pregnant women in Rochester，Minn，1955 through 1979. JAMA 1985;254：3055-7.

Wilterdink JL，Feldman E. Intracranial hemorrhage. Adv Neurol 2002;90：63-74.

Witlin AG，Mattar F，Sibai BM. Cerebrovascular disorders complicating pregnancy - beyond eclampsia. Am J Obstet Gynecol 2000;183：83-8.

第十七节　儿童脑卒中

Marta Lopez Vicente，
Santiago Ortega-Gutierrez，and Michel T. Torbey

脑卒中是引起儿童死亡和残疾的重要原因之一,是儿童 10 大死亡原因之一。儿童脑卒中的发病率为 1.3～13/10 万。

1. 儿童中,脑卒中的比率男性高于女性,非洲裔美国人高于高加索人。

2. 大部分脑卒中发生在大脑中动脉分布区。

病　因

小儿脑卒中的病因与成人相比更加多种多样(表 5.17.1)。镰状细胞病(sickle cell disease，SCD)、烟雾病和高同型半胱氨酸血症是最常见的。

表 5.17.1　儿童脑卒中的病因

缺　血　性	出　血　性
心脏疾病	遗传性血管病
先天性心脏病	动静脉畸形
风湿性心脏病	颅内动脉瘤
心肌病	血管瘤
心内膜炎/心肌炎	Ehlers-Darlos 综合征
心律失常	神经皮肤疾病
血液疾病	Moyamoya 综合征
血红蛋白病(SCD)	肌纤维发育不良
红细胞增多症	Fabry 病
血小板增多症	血液疾病
白血病/淋巴瘤	血红蛋白病
凝血障碍	血小板疾病
蛋白 C/S 缺陷	凝血病
抗凝血酶Ⅲ缺乏	低纤维蛋白原血症
抗心磷脂抗体	创伤
狼疮抗凝物	高血压
凝血因子Ⅴ基因发生突变	先天性肾上腺增生
弥散性血管内凝血(DIC)	兴奋性药物使用
口服避孕药	主动脉狭窄
代谢性	
线粒体病	
同型半胱氨酸尿症/高同型半胱氨酸血症	
Fabry 病	
血脂异常	
血管病变	
Moyamoya 综合征	
肌纤维发育不良	
神经皮肤疾病	
血管炎	
结缔组织病	
过敏性紫癜	
结节性多动脉炎	
川崎病	
高血压	
感染	
脑膜炎、水痘	
特发性	

SCD

这是一种常染色体隐性遗传疾病,继发于 β-珠蛋白链的第六位突变,使缬氨酸取代谷氨酸。临床表现因年龄而异:

➤ 缺血性脑卒中更常发生于 2～5 岁的儿童。

➤ 出血性脑卒中更常发生于 20～30 岁的成人。

烟雾病

这是一种进行性的颅内血管病变,会导致颈内动脉末端和大脑前、大脑中动脉起始部狭窄或闭塞,从而减少脑灌注。

1. 病因未明。

2. 10％病例为家族性。

3. 该疾病涉及 3p、17q25 和 6 号染色体。

4. 与特定的种族人群有关,如日本。

5. 与其他遗传性疾病如 21 三体或镰状细胞病共存。

6. 具有不同的地理疾病模式:

(1) 在亚洲,烟雾病多为原发性疾病。

(2) 在美国和欧洲,它往往与其他疾病相关(表 5.17.2)。

表 5.17.2　与 moyamoya 病相关的疾病

染色体疾病	心脏畸形
Down 综合征	二叶主动脉瓣
Noonan 综合征	主动脉狭窄
William 综合征	代谢性疾病
Alagille 综合征	糖尿病
先天成骨不全	高磷酸酶症
血液疾病	同型半胱氨酸尿症
镰状细胞病	糖原累积症 Ia 型
范康尼氏贫血	原发性草酸盐贮积症
阵发性睡眠血红蛋白尿(PNH)	神经皮肤疾病
遗传性球形红细胞症	神经纤维瘤病
地中海贫血	结节性硬化症
高凝状态	面部血管瘤
蛋白 C/S 缺陷	小头畸形
狼疮抗凝物	初始低身高 2 型伴有咖啡牛奶斑
凝血因子 V 基因发生突变	网状青斑　抗心磷脂抗体
血友病 A	
纤溶酶原缺乏	
自身免疫性疾病	
系统性红斑狼疮	
Grave 甲状腺功能亢进	
溃疡性结肠炎	

高同型半胱氨酸血症

典型的同型半胱氨酸血症是一种常染色体隐性遗传的甲硫氨酸代谢疾病。最常见的酶缺陷是胱硫醚合成酶。编码 5,10 -甲烯四氢叶酸还原酶的基因活性降低导致同型半胱氨酸转化为甲硫氨酸过程中所需的 5 -甲基四氢叶酸缺乏,从而引起高同型半胱氨酸血症。

➢ 同型半胱氨酸水平升高是脑卒中的一个危险因素。
➢ 补充维生素可能降低同型半胱氨酸水平。

病理生理学

小儿脑卒中可以是缺血性或出血性。虽然 44％～61％的脑卒中是缺血性的,但是出血性脑卒中在儿童中比在成年中更常见。

1. 儿童急性缺血性脑卒中的机制包括:
(1) 颅内或颅外血管来源或者心脏来源(更常见)的血栓栓塞;
(2) 急性、短暂性或者进行性的动脉病变;
(3) 其他罕见原因。
2. 出血性脑卒中与血管畸形、凝血障碍、肿瘤和创伤有关。

临床表现

儿童脑卒中的临床表现根据年龄、病因和脑卒中部位而不同。

1. 年长儿童中急性缺血性脑卒中最常见的表现是局灶神经功能缺失,40％～100％的患者有偏瘫。
2. 出生第一年,典型的表现是癫痫发作(20％～30％)、嗜睡和/或呼吸暂停,通常无局灶神经功能缺失。
3. 出血性脑卒中最常见的表现是头痛、呕吐和不同程度的意识改变。

诊　断

在儿童中确立脑卒中的诊断十分困难,因为其临床表现往往不明确。在大多数情况下,应详细询问家族史和出生史以评估危险因素,如先天性心脏病、高凝状态、镰状细胞性贫血,或既往动静脉畸形史。评估应该包括以下问题:任何头颅或颈部创伤史,无法解释的发热,近期有感染(近 12 个月内患过水痘),血管炎,使用违禁药物,血液疾病,以及相关的头痛。表 5.17.3 回顾了儿童脑卒中的鉴别诊断。

表 5.17.3　儿童脑卒中鉴别诊断

偏瘫型偏头痛
脑脓肿
脑炎
创伤性硬膜外或硬膜内血肿
脑肿瘤

续　表

> 癫痫
> 诈病/转化性疾病
> 多发性硬化
> 急性播散性脑脊髓炎

实验室筛查

1. 应该包括全血细胞计数、铁和叶酸含量、血清电解质、尿液药物筛查、血沉和抗核抗体。

2. 对可疑高凝状态疾病的儿童应筛查其凝血有无异常：

(1) PT、PTT、INR、蛋白 C 和蛋白 S、抗凝血酶Ⅲ、肝素辅助因子Ⅱ；

(2) 纤溶酶原、Ⅷ因子相关抗原、凝血因子Ⅷ、Ⅻ、Ⅴ；

(3) 活性蛋白 C 抵抗、凝血酶原 20210 基因、高同型半胱氨酸；

(4) LP(a)脂蛋白和抗磷脂抗体，如狼疮促凝物和心磷脂抗体。

3. 对可疑有代谢性疾病的儿童应测其血清和脑脊液中的乳酸和丙酮酸水平、尿液中有机酸水平、血清氨基酸和血氨水平。

4. 没有明确脑卒中病因时需更广泛的实验检查，如血脂、HIV 检测、血红蛋白电泳(表 5.17.4)。

表 5.17.4　小儿脑卒中的诊断性评估

第一线项目：住院 24～48h 内	
⇨头颅 CT/MRI	⇨肝功能检查
⇨全血细胞计数	⇨胸片
⇨PT/PTT	⇨ESR，ANA
⇨电解质、血钙、血镁、血磷、血糖、肾功能	⇨尿液分析，尿液药物筛查
	⇨心电图
第二线项目：48h 后	
	筛查代谢性疾病
超声心动图	血清氨基酸，尿液有机酸
24h 动态心电图	血清乳酸/丙酮酸
经颅超声多普勒和/或颈动脉超声	血氨水平
磁共振血管成像(MRA)	血脂
脑电图(EEG)	尿液和血清同型半胱氨酸
高凝状态评估	血培养
抗凝血酶Ⅲ活性分析	血红蛋白电泳
蛋白 C 和 S 活性分析	补体分析
凝血因子Ⅴ突变	梅毒血清试验(VDRL)
抗磷脂抗体	HIV 检测
抗心磷脂狼疮促凝物	风湿因子
	腰椎穿刺

神经影像

计算机体层成像(CT)/磁共振成像(MRI)

1. 虽然 CT 应作为快速筛查的首选手段,但是诊断脑卒中最有效的影像学方法是 MRI。

2. 明确评估脑血管系统的金标准是脑血管造影术。

(1) 对于任何有不明原因梗死或出血,且无法经 MRI 或 MRA 排除血管炎或血管畸形的儿童均建议行脑血管造影。

(2) 脑血管造影可明确诊断 Moyamoya 病,典型表现包括双侧颈内动脉狭窄和烟雾状血管网形成。

经颅超声多普勒(TCD)

1. 用于诊断镰状细胞病为 I 级推荐。

2. 在正常儿童中,大脑中动脉的平均血流速度接近 90cm/s。在镰状细胞病患儿中,其血流速度范围为 130～140cm/s。

(1) 血流速度＞170cm/s 与脑卒中风险增高相关。血流速度＞200cm/s 时脑卒中风险＞10%/年。

(2) 目前推荐应用 TCD 定期评估 2～16 岁的 SCD 患儿,并对有 TCD 高流速的患儿开始予长期输血治疗(图 5.17.1)。

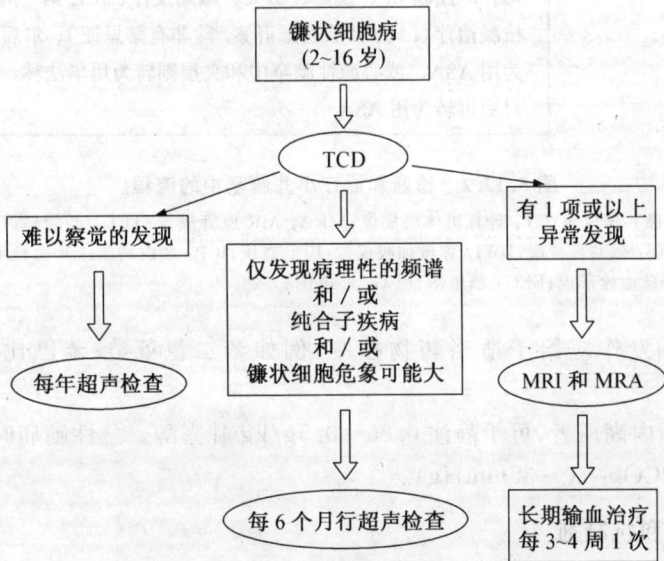

图 5.17.1 镰状细胞病初级预防的流程图

治疗

脑卒中的治疗目标是减少梗死范围、改善预后和预防复发。对脑卒中儿童的紧急处理包括评估气道和心血管功能,积极治疗感染、发热、低血压或高血压、低血容量、低血糖或高血糖(图5.17.2)。

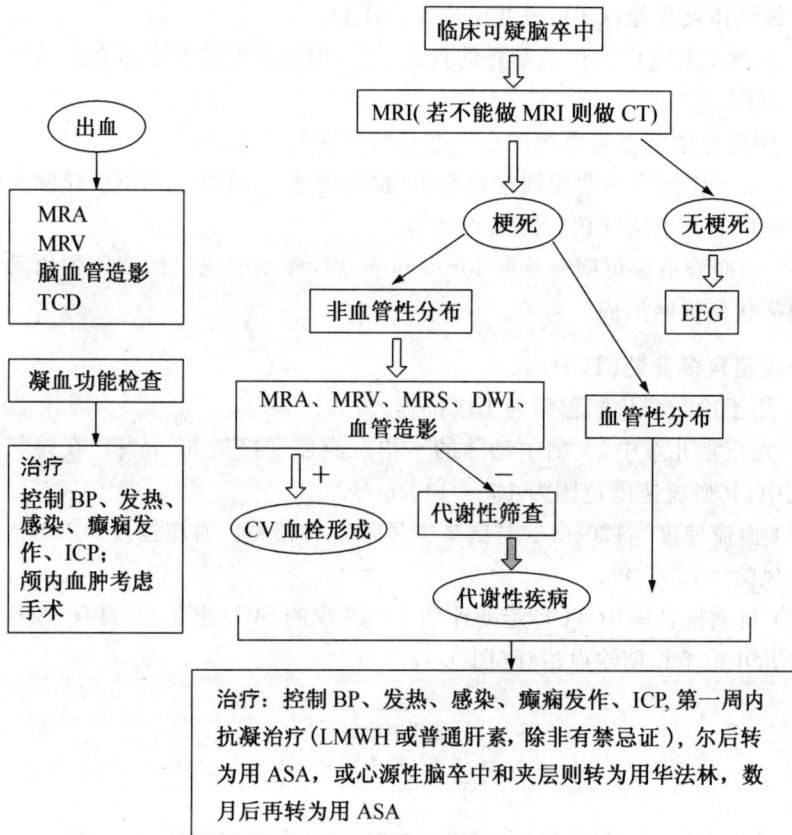

图 5.17.2 诊断和治疗小儿脑卒中的流程。

MRI:磁共振成像;CT:计算机体层成像;MRA:MR 血管成像;TCD:经颅超声多普勒;MRS:磁共振波谱;DWI:弥散加权成像;BP:血压;ICP:颅内高压;CV 血栓形成:颅内静脉血栓形成;EEG:脑电图;ECG:心电图。

1. 癫痫发作应给予适当药物控制,例如苯二氮䓬类、苯巴比妥或苯妥英钠。

2. 对颅内高压者,可予静注 0.25～0.5g/kg 甘露醇。急性脑疝时可予轻度过度通气(PCO_2:30～35mmHg)。

抗栓药和抗凝剂

长期的临床实践提示抗栓和抗凝药物可安全用于儿童,不过需更多研究来提供关于药物指征、药效和剂量的信息(表5.17.5)。

表 5.17.5　小儿脑卒中的用药

药　物	剂　量	监　测
抗血小板药		
阿司匹林（ASA）	急性 3～5mg/(kg·d)	可选择。PFA-100
	预防 1～3mg/(kg·d)	
抗凝药物		aPTT,血小板计数,
普通肝素	20U/(kg·h)(>1 岁)	抗凝血因子 Xa 分析
LMWH	28U/(kg·h)(<1 岁)	INR: 2～3
华法林	1.0mg/(kg·h)(>1 岁)	若为人工机械心脏瓣膜,
	1.5mg/(kg·h)(<1 岁)	INR: 2.5～3.5
	剂量个体化	
溶栓		
rt-PA	0.11～0.5mg/kg(Ⅳ)	

1. 低分子肝素（LMWH）抗凝越来越成为急性缺血性脑卒中患儿急性期治疗的首选。

(1) 适应证：动脉夹层、凝血障碍、心源性卒中以及非脑出血所致的进行性神经功能缺陷的患儿。

(2) 出血是 LMWF 潜在的副反应,但是至今尚无儿童中用药后出血的相关病例报道。

(3) 1 岁以上的小儿静脉肝素的负荷剂量为 75U/kg,随后以 20U/(kg·h)维持;不足 1 岁的婴儿则以 28U/(kg·h)维持,目标 PTT 为 60～85s。

(4) 儿童 LMWH 可经皮下分两次给予,单次剂量 1mg/kg（或新生儿每 12h 给予 1.5mg/kg）。

2. 长期华法林抗凝治疗适用于先天性或获得性心脏病、严重高凝状态、动脉夹层和复发性急性缺血性脑卒中,或在阿司匹林治疗中仍出现短暂性脑缺血发作者。INR 应控制在 2～3。

3. 虽然阿司匹林（aspirin, ASA）和双嘧达莫是儿童中最常用的抗血小板药,但尚无关于 ASA 或其他抗血小板药物应用的对照试验。

(1) 服用 ASA 的儿童发生 Reye 综合征的风险增高,尚无相关病例报道。

(2) 每日 ASA 剂量 2～3mg/kg 可产生抗血小板效应,但尚不清楚该剂量是否在临床上有效。

溶栓药物

对小儿脑卒中是否应行溶栓治疗存在争议。大多数儿童诊断为脑卒中时均已超过成人脑卒中所定的溶栓时间窗（起病 3h 内）,所以不适合溶栓治疗。

一些研究表示,即使 rt-PA 剂量低于成人,其对儿童脑卒中仍有效。需要更多关于儿童脑卒中溶栓治疗有效性的研究,不过有选择性地应用于某些小儿患者可能是安全的。

针对 SCD 的治疗方法

1. 急诊换血疗法仍然是 SCD 患者急性脑卒中的主要治疗方法。该治疗改善组织灌注和氧化,还可减少 HbS 的比例。

2. SCD 患者脑卒中的复发率是 47%～93%。防止 SCD 患者脑卒中复发最有效的方法是每 3～4 周输血一次的长期输血治疗。该治疗使复发率降低至 13%。

3. 推荐标准:急性发病后前 3 年内维持 HbS 比例<30%。

4. 与长期输血相关的潜在并发症是铁超载。当血清铁水平超过 5618pmol/L 时,通常建议使用铁螯合剂去铁敏。初始剂量是 $50mg/(kg \cdot d)$,使用数天至数周。

5. 对于长期输血治疗效果不佳的患者,可选用羟基脲(hydroxyurea,HU)。

(1) HU 可诱导 HbF,改善红细胞的变形性,减少不可逆性镰状细胞的比例,而且改善红细胞存活。

(2) 开始剂量 $15～20mg/(kg \cdot d)$,若可耐受,每 8 周逐步增加剂量 $5mg/(kg \cdot d)$,直至最大剂量 $30mg/(kg \cdot d)$。

(3) 治疗 6 个月后才达到 HU 的最大效应。

(4) 虽然 HU 治疗逐步增加至最大可耐受剂量,但仍需继续每月输血,输血量可略微减少。

6. 铁超载者可耐受放血疗法,每 2～4 周放血 10mL/kg,并保持血红蛋白浓度高于 8g/dL。

7. 骨髓移植可能可以治愈 SCD 患者,是预防脑卒中的潜在方法。

(1) 存活率已达 90%,无事件存活率约 85%,不过有少数病例报道移植后出血和/或癫痫发作。

(2) SCD 患者骨髓移植的适应证尚无达成明确共识,但它可成为部分患者的治疗选择,特别是具较多并发症(如脑卒中)的患者。

Moyamoya 病的治疗

由于药物治疗不能阻止病情进展,手术治疗也是 Moyamoya 病最佳治疗方法。血管重建手术增加血流量、减轻缺血症状,且改善神经功能预后。可用的不同的手术方式如下:

1. 直接血管重建,如颞浅动脉—大脑中动脉搭桥。

2. 间接血管重建,如脑—硬脑膜动脉血管吻合术(encephaloduroarterio-synangiosis,EDAS)、软脑膜血管吻合术和网膜移植术。儿童更倾向于这些间接手术方法。

儿童脑卒中是一种少见病,然而其死亡率和发病率高,所以对于伴有不明原因的神经系统症状的急诊患儿,保持高度怀疑是十分重要的。影像学的发展使临床医生可快速诊断和了解儿童脑卒中的发病机制。虽然如此,仍需进行更多的研究以明确这些疾病的不同治疗方法和可行的预防手段。

参考文献

Adams RJ, Ohene-Frempong K, Wang W. Sickle cell and the brain. Hematology 2001; 31-46.

Adams RJ. Stroke prevention and treatment in sickle cell disease. Arch Neurol 2001;58: 565-8.

Calder K, Kokorowski P, Tran T, Henderson S. Emergency department presentation of pediatric stroke. Pediatr Emerg Care 2003;19: 320-8.

Carlin TM, Chanmugan A. Stroke in children. Emerg Med Clin N Am 2002;20: 671-85.

Carlson MD, Leber S, Deveikis J, Silverstein FS. Successful use of rt-PA in pediatric stroke. Neurology 2001;57: 157-8.

Gebreyohanns M, Adams RJ. Sickle cell disease: Primary stroke prevention. CNS Spectrums 2004;9: 445-9.

Gosalakkal JA. Moyamoya disease: A review. Neurol India 2002;50: 6-10.

Gruber A, Nasel C, Lang W, Kitzmuller E, Bavinzski G, Czech T. Intra-arterial thrombolysis for the treatment of perioperative childhood cardioembolic stroke. Neurology 2000;54: 1684-6.

Hartfield DS, Lowry NJ, Keene DL, Yager JY. Iron deficiency: A cause of stroke in infants and children. Pediatr Neurol 1997;16: 50-3.

Husson B, Rodesch G, Lasjaunias P, Tardieu M, Se´bire G. Magnetic resonance angiography in childhood arterial brain infarcts. A comparative study with contrast angiography. Stroke 2002;33: 1280-5.

Kirkham FJ. Is there a genetic basis for pediatric stroke? Curr Opin Pediatr 2003;15: 547-58.

Kirkham FJ. Stroke in childhood. Arch Dis Child 1999;81: 85-9.

Kirton A, Wong JH, Mah J, Ross BC, Kennedy J, Bell K, Hill MD. Successful endovascular therapy for acute basilar thrombosis in an adolescent. Pediatrics 2003;112(3 Pt 1): 248-51.

Lanthier S, Carmant L, David M, Larbrisseau A, de Veber G. Stroke in children: The coexistence of multiple risk factors predicts poor outcome. Neurology 2000;54: 371-8.

Lynch JK, Hirtz DG, DeVeber G, Nelson KB. Report of the National Institute of Neurological Disorders and Stroke workshop on perinatal and childhood stroke. Pediatrics 2002;109: 116-23.

Lynch JK. Cerebrovascular disorders in children. Curr Neurol Neurosci Rep 2004;4: 129-38.

Miller ST, Marcklin EA, Pegelow CH, et al. Silent infarction as a risk factor for overt stroke in children with sickle cell anemia: A report from the cooperative study of sickle cell disease. J Pediatr 2001;139: 385-90.

Nestoridi E, Buonanno FS, Jones RM, et al. Arterial ischemic stroke in childhood: The role of plasma-phase risk factors. Curr Opin Neurol 2002;15: 139-44.

Nowak-Gottl U, Gunther G, Kurnik K, Strater R, Kirkham F. Arterial ischemic stroke in neonates, infants, and children: An overview of underlying conditions, imaging methods, and treatment modalities. Semin Thromb Hemost 2003;29: 405-14.

Pegelow CH, Wang W, Granger S, et al. Silent infarcts in children with sickle cell anemia and abnormal cerebral artery velocity. Arch Neurol 2001;58: 2017-21.

Prengler M, Pavlakis SG, Prohovnik I, Adams RJ. Sickle cell disease: The neurological complications. Ann Neurol 2002;51: 543-52.

Riebel TKebelmann-Betzing C, Gotze R Overberg US. Transcranial Doppler ultrasound in neurologically asymptomatic children and young adults with sickle cell disease. Eur Radiol 2003;13: 563-70.

Scothorn DJ, Price C, Schwartz D, et al. Risk of recurrent stroke in children with sickle cell disease receiving blood transfusion therapy for at least five years after initial stroke. J Pediatr 2002;140: 348-54.

Seibert JJ, Glasier CM, Kirby RS, et al. Transcranial Doppler, MRA, and MRI as a screening examination for cerebrovascular disease in patients with sickle cell anemia: An 8-year study. Pediatr Radiol 1998;28: 138-42.

Strater R, Kurnik K, Heller C, Schobess R, Luigs P, Nowak-Gottl U. Aspirin versus low-dose low-molecular-weight heparin: Antithrombotic therapy in pediatric ischemic stroke patients: A prospective follow-up study. Stroke 2002;33: 1947-8.

Venkataraman A, Kingsley PB, Kalina P, et al. Newborn brain infarction: Clinical aspects and magnetic resonance imaging. CNS Spectr 2004;9: 436-44.

Ware RE, Zimmerman SA, Schultz WH. Hydroxyurea as an alternative to blood transfusions for the prevention of recurrent stroke in children with sickle cell disease. Blood 1999;94: 3022-6.

Ware RE, Zimmerman SA, Sylvestre PB, et al. Prevention of secondary stroke and resolution of transfusional iron overload in children with sickle cell anemia using hydroxyurea and phlebotomy. J Pediatr 2004;145: 346-52.

Yoshida Y, Yoshimoto T, Shirane R, Sakurai Y. Clinical course, surgical management, and long-term outcome of moyamoya patients with rebleeding after an episode of intracerebral hemorrhage. An extensive follow-up study. Stroke 1999;30: 2272-6.

第六章　首发及复发性卒中的预防

第十八节　抗血栓治疗

Mark Alberts

20 世纪 70 年代,加拿大的一项研究首次报道了大剂量阿司匹林对短暂性脑缺血发作后的卒中预防安全有效。此后,抗血小板治疗成为缺血性卒中预防的主要部分,出现了很多关于不同剂量阿司匹林疗效研究的信息,也开发了抑制或影响血小板凝集过程中各环节的新制剂。

本节综述以下几个方面:① 血小板在血栓形成中的生理过程;② 常用抗血小板药的药理学;③ 抗血小板药对脑血管疾病临床疗效的研究;④ 阿司匹林抵抗;⑤ 近期和正在进行的可能影响抗血小板药应用的临床研究。

血小板的生理功能

血小板来源于骨髓中巨核细胞的细胞浆,随血流循环,一旦发现内皮损伤区,即和纤维蛋白原结合,将之转变为纤维蛋白,形成血栓,从而抑制损伤部位的出血。这个过程分为以下几步(图 6.18.1):黏附;激活;分泌;聚集。

在这个过程中涉及很多蛋白和受体,包括 von Willebrand 因子(缺失时机体易出血)等,其中每一个成分都可以成为抗血小板药抑制的对象,特别重要的是血栓素 A_2、ADP 和糖蛋白 IIb/IIIa 受体。

1. 血栓素 A_2 是花生四烯酸的环氧合酶代谢终产物,可促进血小板与局部刺激物结合。

2. 血栓形成过程涉及两个环氧酶系统。

(1) 环氧合酶-1(cyclooxygenase 1, COX - 1)位于血小板内,涉及前述血栓过程,低剂量和高剂量阿司匹林均可抑制其活性。

(2) 环氧合酶-2(cyclooxygenase 2, COX - 2)在血小板中合成,具有天然抗血小板特性,亦可扩张血管,受高剂量阿司匹林抑制。环氧合酶系统将在后面章节详细阐述。

3. ADP 是血小板激活的强有力激动剂,它释放后结合 ADP 受体引起血小板的二次激活。

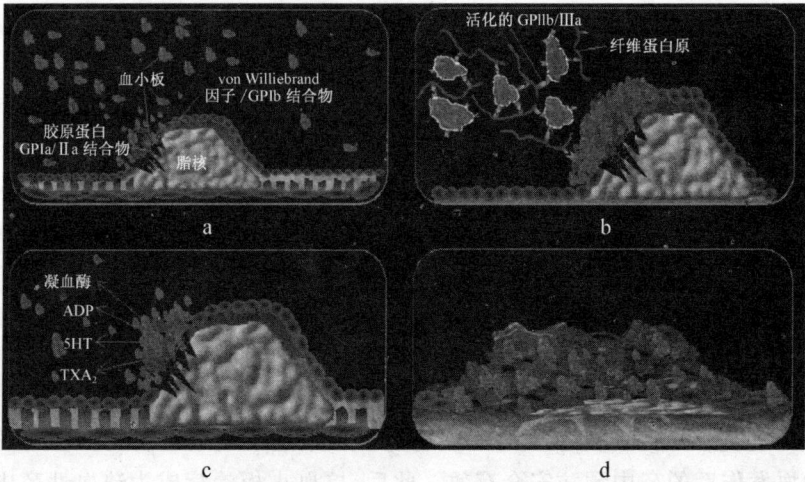

图 6.18.1　血小板介导的血栓形成的四个主要过程的图示：(a) 黏附；(b) 激活；(c) 聚集；(d) 血栓形成(Schafer,1996)。

4. 糖蛋白Ⅱb/Ⅲa受体是血小板血栓形成过程的最后通路，一旦被激活，即发生构象变化，和纤维蛋白原结合，使之转变为不可溶性的纤维蛋白，从而形成血小板血栓，在多数情况下可预防进一步的局部出血。

在动脉粥样硬化斑块或异物如血管内介入装置（导管、支架）的刺激下，发生病理反应——血栓形成。

1. 动脉粥样硬化时，不规则的斑块表面作为刺激物，促进血小板黏附、激活以及相继的血栓形成。

2. 动脉血栓可梗阻血管或作为动脉到动脉的栓子，阻塞下游血管，从而导致缺血性卒中或短暂性脑缺血发作。

动脉粥样硬化斑块在血小板黏附过程中起重要作用，特别是受到剪切率和炎症的影响。

1. 正常血管的剪切率在470～4700，但是严重狭窄血管的剪切率是50000或以上。如此高的剪切率可激活von Willebrand因子/糖蛋白Ⅰb通路，引起血小板黏附。

2. 动脉粥样硬化斑块内的炎症配体如CD40，对血小板的聚集和激活也可能具较强的刺激作用。

抗血小板药的作用机制

如前所述，通过抑制血小板激活级联反应中的几个重要过程，可达到抗血小板作用，其中包括环氧合酶、ADP受体、糖蛋白Ⅱb/Ⅲa受体等。

阿司匹林是最常用的抗血小板药，长期使用证明，其疗效好，安全性高，易获得，且价格低廉。

1. 阿司匹林不可逆结合血小板内 COX‐1 的丝氨酸残基,使其失活。

2. 阿司匹林减少血栓素 A_2 的形成,抑制血小板激活,同时在一定程度上抑制血管收缩(此过程部分由血栓素 A_2 介导)。

3. 摄入阿司匹林几分钟后即产生抗血小板作用,几小时后达高峰。

4. 肠溶包衣型阿司匹林,由于延迟吸收,在某些人群中可出现抗血小板功效峰值的滞后。

5. 在大多数人中,低剂量阿司匹林即可抑制 COX‐1。

6. 大剂量阿司匹林可以抑制血管内皮细胞中的 COX‐2。COX‐2 代谢产生前列环素,该物质可以抑制血小板聚集,舒张血管。

7. 因此,加大剂量阿司匹林并不增强抗血小板功效,因为它抑制前列环素的形成。

8. COX‐2 由血管内皮细胞持续地产生,因此其抑制作用不是永久的,而 COX‐1 的抑制则是永久的(COX‐1 是在血小板中生成的)。大剂量 ASA 通过抑制 COX‐2 可抑制或削弱炎症反应,这在不稳定动脉粥样硬化斑块中可能较重要。

9. 针对不同个体,阿司匹林抑制(或不能抑制)COX‐1 和/或 COX‐2 的所需剂量不同,这可能是产生阿司匹林耐受的一个原因(后面章节讨论)。

常用的 ADP 受体阻滞剂为噻吩吡啶类,如氯吡格雷和噻氯匹定(此药现已很少用)。

1. 这些制剂通过不可逆地阻断血小板表面上的 P2Y12 ADP 受体来发挥作用。

2. 氯吡格雷经肝脏迅速转化为活性代谢物,此代谢物的确切属性尚不明确。

3. 氯吡格雷也抑制其他血小板成分,如血小板配体 PD40,还可能对一些动脉硬化斑块有抗炎作用。

4. 氯吡格雷的血小板抑制作用起效比阿司匹林慢;若未使用负荷剂量,通常 5~7d 后达最高抑制(FDA 尚未批准在脑血管疾病中使用氯吡格雷的负荷剂量)。

潘生丁是一种独特的抗血小板药,现在以一种缓释剂型与低剂量的 ASA (25mg)联合使用,即 Aggrenox。

1. 潘生丁的抗血小板作用机制尚不明确。

2. 可能的抗血小板作用机制包括,增加细胞内的 c‐AMP,增加前列环素水平,增强一氧化氮(NO)的作用,此作用可能通过 NO 合酶。

3. 也可能通过降低血黏度来改善血小板的流变性。

4. 也有血管舒张,有轻度降血压作用。

临床疗效研究

阿司匹林

很多临床试验研究，阿司匹林作为抗血小板药对缺血性粥样硬化血管病的预防作用，我们回顾了几个重要研究，对比阿司匹林与其他药物在脑卒中二级预防中的作用。

1. 加拿大的一项重要研究：阿司匹林应用于脑血管疾病的预防，表明了大剂量阿司匹林（1300 mg/d）对预防近期 TIA 后的卒中是有效的，且对男性的疗效比女性好，这可能是由于此研究中女性患者人数偏少造成的偏差。

2. 加拿大研究之后出现了一些小剂量阿司匹林的研究，多数是脑卒中或 TIA 后的二级预防。许多研究是在欧洲进行的，如荷兰的 TIA 研究和瑞士的阿司匹林小剂量研究（SALT）。

（1）所有研究表明小剂量阿司匹林有效，即使剂量降到 30 mg/d。

（2）研究发现，缺血性脑卒中复发的相对风险通常可减少 15%～20%。

3. 两个大样本的国际临床试验：中国阿司匹林脑卒中试验（Chinese Aspirin Stroke Trial，CAST）和国际脑卒中试验（International Stroke Trial，IST）研究了小剂量阿司匹林对脑卒中的急性期治疗作用。

研究发现，缺血性脑卒中 48h 内应用 81～325 mg/d 阿司匹林，并持续应用至少 2 周，每 1000 例经治患者中可减少 9～10 例发生复发性脑卒中或血管性死亡的风险。

4. 大样本的荟萃分析表明在高风险人群中（图 6.18.2），各种剂量阿司匹林在血管事件预防中都有一致的疗效（特别是脑卒中、心肌梗死或血管性死亡），这些人群包括急性冠状动脉综合征、心肌梗死、脑卒中、TIA 病史者以及其他高危人群。

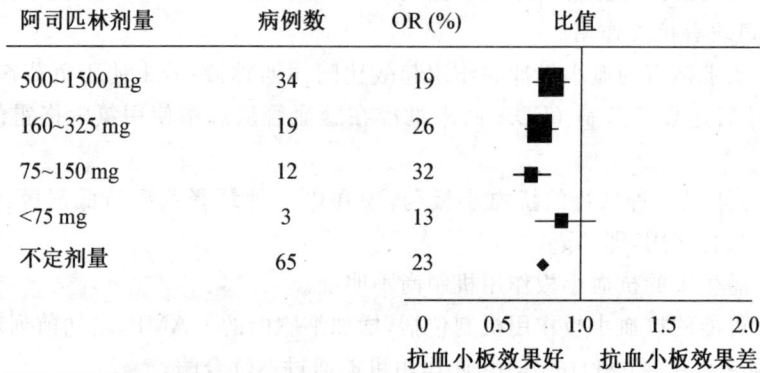

阿司匹林剂量	病例数	OR (%)	比值
500～1500 mg	34	19	
160～325 mg	19	26	
75～150 mg	12	32	
<75 mg	3	13	
不定剂量	65	23	

0   0.5   1.0   1.5   2.0
抗血小板效果好   抗血小板效果差

图 6.18.2　不同剂量阿司匹林预防血管事件的荟萃分析。

大多数试验将阿司匹林与安慰剂对比，而非阿司匹林不同剂量间的对比。

5. 抗血小板药可降低脑卒中或 TIA 后的复发性脑卒中风险，相对风险减少

15%～20%，比值比降低 23%～25%，绝对风险每 1000 例经治患者降低 24～27 例。

6. 单独使用阿司匹林对卒中患者有良好效果，再次卒中的风险可降低 15%～20%。

医师健康研究（Physicians Health Study，PHS）和妇女健康研究（Women's Health Study，WHS）主要研究脑卒中的一级预防，两项研究中分别给健康男性（在 PHS 研究中）和健康女性（在 WHS 研究中）隔天服用小剂量阿司匹林（75～100mg），研究结果虽然明确，但较难解释。

1. PHS 发现，阿司匹林可有效预防心肌梗死，但对脑卒中预防无效，且少数增加了出血性脑卒中的风险。

2. WHS 研究结果正好相反，阿司匹林可预防女性患者的缺血性脑卒中，但不能预防心肌梗死（表 6.18.1）。

表 6.18.1　阿司匹林对脑卒中及血管事件的一级预防

研究名称	脑卒中终点事件	心梗的终点事件	所有血管性事件
WHS	0.84(0.70～1.01)	1.03(0.84～1.25)	0.91(0.80～1.03)
所有女性	0.83(0.70～0.97)	1.01(0.84～1.21)	0.88(0.79～0.99)
PHS	1.22(0.93～1.59)	0.58(0.47～0.71)	0.86(0.71～0.96)
所有男性	1.13(0.96～1.59)	0.68(0.54～0.86)	0.86(0.78～0.94)

注：结果是以比值比及其 95% 可信区间表示的。WHS：女性健康研究；PHS：医师健康研究。脑卒中的终点事件包括所有的脑卒中。
（摘自：Berger et al. 2006.）

氯吡格雷

针对氯吡格雷预防脑卒中进行了大量研究。最早的 CAPRIE 试验研究了 19000 例患有症状性缺血性血管病的患者，比较氯吡格雷（75mg/d）与阿司匹林（325mg/d）的疗效。

1. 与阿司匹林相比，氯吡格雷在预防脑卒中、心肌梗死和血管性死亡上相对风险（relative risk reduction，RRR）降低 8.7%（0.5% 的绝对疗效），此疗效对糖尿病患者，以及有脑卒中或心肌梗死病史的患者更明显（绝对风险降低 3%，相对风险降低 14%）。

2. 与阿司匹林相比，氯吡格雷更易耐受，其大出血和胃肠道并发症的发生率更低。

➤ 为加强氯吡格雷对阿司匹林的作用优势，进行了很多氯吡格雷和阿司匹林联合应用于脑卒中患者的研究。

1. 第一个大型的 MATCH 试验，入选了近期发生脑卒中或 TIA，并有其他血管危险因素（如糖尿病等）的患者。

（1）MATCH 研究中,患者随机应用氯吡格雷 75mg/d 单药治疗或氯吡格雷加阿司匹林 75mg/d 联合治疗。

（2）终点事件包括脑卒中、心肌梗死、血管性痴呆或因血管事件再入院,结果发现,联合治疗较单药治疗降低 6.4% 的相对风险,但没有统计学差异。

（3）与氯吡格雷单药治疗相比,联合治疗引起危及生命的大出血或中等量出血的发生率更高。

2. 最近的 CHARISMA 试验,比较了氯吡格雷加阿司匹林联合治疗与阿司匹林单药治疗,入选人群是患有症状性动脉粥样硬化血管疾病(大约 12000 人)和仅有较多血管危险因素的患者(大约 3000 人)。

（1）正如其所设计的,CHARISMA 试验是项混合研究,多数患者为症状性(既往患有脑卒中、冠脉综合征、肢体缺血等),小部分人为无症状性但合并有血管危险因素。因此该试验为一项兼具部分脑卒中一级预防和二级预防的研究。

（2）CHARISMA 试验中,阿司匹林剂量范围为 75～325mg/d。

（3）原发终点事件包括脑卒中、心肌梗死和血管性死亡,联合治疗降低 7.1% 的相对风险($P=0.22$),没有显著性差异。

（4）对二级预防的患者有明显益处,相对风险降低 12%($P=0.046$),有显著性差异。

（5）对一级预防的患者,联合治疗使结局恶化,这主要是由于有症状组和无症状组患者的事件发生率明显不同,且两组的治疗效果亦不同。

（6）联合治疗比单用阿司匹林出现更多严重或中等的出血(根据 GUSTO 标准定义)。

基于现有数据,目前不推荐阿司匹林加氯吡格雷联合治疗作为缺血性脑卒中的一线治疗。尚有很多关于联合治疗的研究在进行中,结果会在今后 2～4 年内揭晓。

氯吡格雷负荷剂量被广泛应用于有急性冠脉综合征、冠脉支架和颈动脉支架的患者。尚未证实负荷剂量的氯吡格雷在缺血性脑卒中中的安全性和疗效。

阿司匹林加缓释潘生丁

小剂量阿司匹林(25mg)加缓释潘生丁(200mg)的联合制剂已上市,即 aggrenox,为胶囊制型,每天服用 2 次。FDA 批准用于脑卒中和 TIA 患者的二级预防,两个大样本的 ESPS-2 试验和 ESPIRIT 试验对此曾有研究。

1. ESPS-2 发现,联合制剂与安慰剂相比,减少 37% 的脑卒中风险,与小剂量阿司匹林对照,减少 23% 的脑卒中风险。值得注意的是,联合治疗中有 25% 的患者因为头痛和胃肠道反应而不能继续用药。

2. ESRIRIT 试验入选的是近期发生缺血性脑卒中的患者。

（1）患者随机分到小剂量阿司匹林组、华法林组或阿司匹林加潘生丁联合治疗组。

（2）在 ESRIRIT 试验中，临床医师可以决定阿司匹林的剂量和潘生丁的剂量和剂型。

（3）最终大约 83％的患者服用类似或等同于 Aggrenox 的药。

（4）终点事件包括脑卒中、心肌梗死和血管性死亡，结果发现，联合治疗优于小剂量 ASA 治疗，其相对风险减少 12％（$P=0.046$）。

（5）有趣的是，与意向性分析（intention-to-treat，ITT）相比，实际处理分析（on-treatment）的结果提示联合治疗的获益更少。由于大约 20％的患者退出联合治疗，且未有信息提示他们更换为哪种治疗，这两者的区别值得注意。

（6）联合治疗未见大出血的问题。目前为止，ESRIRIT 试验中华法林组的结果尚未报道。

尚未确定单用氯吡格雷治疗，还是阿司匹林与缓释潘生丁联合治疗对脑卒中二级预防更有效，对此的答案有希望在 PROFESS 试验中被揭晓，该试验将患者随机分配到氯吡格雷 75mg/d 和 Aggrenox 组，这是一项事件驱动性试验，结果可能在本书出版后不久即被揭晓。

阿司匹林抵抗

阿司匹林抵抗是血管医学中很具争议性的问题之一。许多研究明确表明，少数患者在服用阿司匹林后并未出现预期的抗血小板效应，将此定义为"阿司匹林抵抗"，而阿司匹林治疗失败是指服用阿司匹林期间仍有缺血性血管事件发生。

1. 因此，并不是所有阿司匹林抵抗的患者都会出现阿司匹林治疗的失败，而且仅有部分阿司匹林治疗失败的患者发现有阿司匹林抵抗。

2. 研究报道，阿司匹林抵抗的发生率在 5％以上，也可高达 50％，这个比例取决于研究对象的总数、阿司匹林剂量以及阿司匹林抵抗的定义。

在过去的 5 年里，随着床边检验技术（POCT）的发展，FDA 批准了很多应用于检测阿司匹林抗血小板效应的设备。血清和尿血栓素 B2（thromboxane B_2，TXB2）水平已被用于阿司匹林抵抗的指标。根据现有测试方法和结果，尚未完全确定阿司匹林抵抗的金标准，但多数大样本的研究报道阿司匹林抵抗的发生率约为 15％～25％。

阿司匹林抵抗预示着缺血性血管事件风险增加吗？如脑卒中、心肌梗死或血管性死亡等。以下数据结果是相当一致。

1. 研究表明，阿司匹林抵抗患者有更高的血管事件发生率。

2. HOPE 研究的部分数据表明，尿 TXB2 与血管性事件的危险相关。

3. 对心血管患者的研究发现，阿司匹林抵抗患者发生血管性事件的风险是 24％而对阿司匹林有反应的患者是 10％。

4. 我们的研究发现，急性脑卒中或 TIA 患者中有 47％是阿司匹林抵抗者。

➤ 是什么引起了阿司匹林耐受？有很多假说，但我推测针对不同患者有不同的原因。

1. 有些病例仅是因为阿司匹林剂量不够,抗血小板效应不足。ATC 分析发现,阿司匹林的剂量与临床疗效之间存在量效关系,增加剂量后疗效改善,因而支持这一观点。

2. 在另外一些病例中,阿司匹林的剂型很重要。研究表明,肠溶阿司匹林的吸收不如非肠溶阿司匹林,因此导致其抗血小板效果不是最佳。

3. 其他如代谢变化、基因,以及饮食因素都很重要(表 6.18.2)。包括我们在内的许多研究表明,老年女性更易产生阿司匹林抵抗。

目前为止,尚未有研究表明,变换阿司匹林剂量或剂型(以确保有效的抗血小板作用)可以减少缺血性事件的发生率。对于阿司匹林的应用,可能应该针对不同的个体应用不同剂量,以此来获得有效的抗血小板作用,这还需要多方面的研究来证实。

表 6.18.2 阿司匹林抵抗的潜在原因

低生物利用度
吸收不充分
剂量过低
阿司匹林代谢途径改变
不同作用位点
血小板激活通路改变
ADP 受体,纤维蛋白原受体
血小板产物增多或转化
见于各种疾病状态
对阿司匹林的快速抗药反应
可发生在 6~12 个月后
遗传因素
受体的各种基因多态性

结 论

抗血小板治疗的目的是预防脑卒中,特别是脑卒中二级预防的主要手段。不同的抗血小板药有不同的作用机制,有些机制在某些状况下可增强其疗效。大量研究证实这些制剂有益处,但疗效甚微。尽管联合治疗的得益取决于不同的患者群体,但其仍是有前景的治疗方案。在一些病例中,联合治疗会增加出血风险。阿司匹林抵抗受到了越来越多的关注。是否调节阿司匹林剂量可有效地减轻阿司匹林抵抗,仍有待验证。

表 6.18.3 列出了我个人应用抗血小板药进行脑卒中或 TIA 二级预防的方案。显然这是一个粗略的选择,我总是会根据患者特征、临床表现、社会经济因素,以及总体情况来进行个体化治疗。

表 6.18.3 以下是不同情况下抗血小板药物的选择方案。其他方案也是可取的，其选择取决于临床表现、患者个人因素和医生的用药习惯。

> **抗血小板治疗**
>
> 　阿司匹林，或氯吡格雷，或 Aggrenox 均可
>
> **参见近期指南**
>
> **何时用氯吡格雷**
>
> 　阿司匹林失败，阿司匹林过敏，头痛，周围动脉病变
>
> 　高风险如：糖尿病，老年冠心病，近期支架术（颈内动脉或冠状动脉）
>
> **何时用 Aggrenox**
>
> 　无头痛，无冠心病，年轻，胃功能好
>
> **何时用 ASA＋氯吡格雷**
>
> 近期冠心病，急性冠脉综合征，支架术后（颈动脉或冠状动脉）
>
> 　所有的单一治疗均失败？
>
> 　CHARISMA 研究中的类似人群？

参考文献

Berger JS，Roncaglioni MC，Avanzini F，et al. Aspirin for the primary prevention of cardiovascular，events in women and men：a six-specific metaanalysis of randomized controlled trials. JAMA 2006；295(3)：306-13. Diener HC，Ringleb P. Antithrombotic secondary prevention after stroke. Curr Treat Options Neurol 2001；3：451-62.

Diener HC. Antiplatelet drugs in secondary prevention of stroke：Lessons from recent trials. Neurology 1997；49：S75-81.

Halkes PH，van Gijn J，Kappelle LJ，Koudstaal PJ，Algra A. Aspirin plus dipyridamole versus aspirin alone after cerebral ischaemia of arterial origin（ESPRIT）：Randomised controlled trial. Lancet 2006；367：1665-73.

Helgason CM，Bolin KM，Hoff JA，et al. Development of aspirin resistance in persons with previous ischemic stroke. Stroke 1994；25：2331-6.

Sacco RL，Adams R，Albers G，et al. Guidelines for prevention of stroke in patients with ischemic stroke or transient ischemic attack：A statement for healthcare professionals from the American Heart Association/American Stroke Association Council on Stroke：Co-sponsored by the Council on Cardiovascular Radiology and Intervention：The American Academy of Neurology affirms the value of this guideline. Stroke 2006；37：577-617.

Sandercock P. Antiplatelet therapy with aspirin in acute ischaemic stroke. Thromb Haemost 1997；78：180-2.

Sandercock PA，van den Belt AG，Lindley RI，Slattery J. Antithrombotic therapy in acute ischaemic stroke：An overview of the completed randomised trials. J Neurol Neurosurg Psychiatry 1993；56：17-25.

Schafer AI，Antiplatelets therapy. Am J Med. 1996；101(2)：199-209.

Teal PA. Recent clinical trial results with antiplatelet therapy: Implications in stroke prevention. Cerebrovasc Dis 2004;17(Suppl 3):6-10.

van Gijn J, Algra A. Aspirin and stroke prevention. Thromb Res 2003;110:349-53.

第十九节　外科和介入治疗

Nazli Janjua, Ammar Alkawi,

Jawad F. Kirmani and Adnan Qureshi

卒中的外科和血管内介入治疗按不同的方式可分为：原发卒中和继发卒中的预防、急性卒中的治疗，颅外和颅内血管的治疗，标准治疗和缺乏Ⅰ级证据的实验性治疗。我们将根据颅内外疾病、急性期治疗的特点和需外科干预的心源性栓塞的预防来决定联合治疗方案。

颅外颈动脉疾病

颈部颈内动脉(ICA)狭窄

手术治疗严重症状性颈部颈内动脉狭窄具有Ⅰ级证据支持，优秀的外科医生和选择准备充足的患者对手术至关重要，以下是入选标准：

1. 无创影像学检查(MRA、CTA、颈部血管多普勒或超声)显示中—重度狭窄且有临床症状。

2. 进行其他无创影像学检查，确证原来的发现。若检查均提示上述结果，则考虑进行传统血管造影(DSA)，并请神经外科或血管外科医生会诊讨论是否需颈动脉内膜剥除术(CEA)。

很多外科医生习惯在无创影像学检查的基础上直接进行手术，但是北美症状性颈动脉内膜剥除研究(NASCET)和欧洲颈动脉手术研究(European Carotid Surgery Trial，ECST)是基于选择性的血管造影来判定颈动脉的狭窄程度。

1. 狭窄为症状性，且

(1) 中度狭窄(50%～69%)，外科治疗较内科治疗的5年绝对风险率可减少6.5%。如有外科手术经验的话，可推荐行外科治疗。

(2) 重度狭窄(70%～99%)，患者可从CEA中获益最多，2～3年内或以后绝对风险率可降低11%～17%。

2. 狭窄为无症状性，且血管造影提示59%以上的狭窄，可考虑CEA，特别是对男性患者。

3. 若患者有明显的内科合并症(如：年龄大于80岁、严重的心肺疾病、对侧颈动脉阻塞、对侧喉神经瘫痪、颈部曾行放疗或手术、CEA术后再发狭窄)，则考虑颈动脉支架血管成形术(carotid stent supported angioplasty，CAS)。CAS 和 CEA 伴发围手术期心肌梗死、脑卒中或死亡的风险分别是 12.2%和 20%。

4. CAS 和 CEA 的疗效评估尚在进一步分析中，许多临床试验中心正在积极招募患者，以评估各种支架手术的疗效(表 6.19.1)。

表 6.19.1　颈动脉支架登记

试验名称	装置类型/赞助者	评价/入组病例
ARCHeR	AccuLink 支架：带或不带远端保护装置(distal protection device，DPD) AccuNet/Guidant	3 个试验：① 不带 DPD；② 带 DPD；③ 第二代装置的等效研究 581 例患者
BEACH	Wallstent，带 FilterWire EX DPD/Boston Scientific	症状性颈内动脉狭窄≥50%或无症状性>80% 747 例患者
CABERNET	NexStent，EPI Filter DPD/Boston Scientific/EndoTex	症状性狭窄≥50%；无症状性狭窄超声检测≥80%或血管造影>60% 454 例患者
CARESS[a]	非特异性装置/ISIS	症状性狭窄≥50%；无症状性狭窄≥75%，CEA 与 CAS 术 30d 内卒中或死亡率相等 439 例患者
CREATE[b]	Protégé，带 Spider DPD/ev3	症状性狭窄≥50%；无症状性狭窄≥70%，高风险患者(年龄>75 岁，LVEF<35%，或既往 CEA 术)。装置试验可行。 30 例患者
GCASR[c]	任何支架装置	自愿的国际登记者 11243 例患者(12392 例次)
MAVErlC	Exponent 支架或 Medtronic	支架装置试验有效 计划入选 350 例患者
PASCAL	Exponent 的任何支架装置/Medtronic	支架装置安全有效 计划入选 100 例患者
SECuRITY	Xact stent/Abbot	支架装置安全有效
SHELTER	Wallstent 或 Boston Scientific	支架装置安全有效 计划入选 400 例患者

注：ARCHeR，AccuLink：高风险患者的颈动脉血管重建；BEACH：针对外科高风险患者的 Boston Scientific EPI-A 颈动脉支架试验；CABERNET：用 Boston Scientific 的 FilterWire 和 EndoTex NexStent 支架的颈动脉血管重建；CARESS：动脉内膜切除术或支架系统进行的颈动脉血管重建；CREATE：用 ev3 动脉技术的颈动脉血管重建；LVEF：左心室射血分数；GCASR：全球颈动脉支架注册；MAVErlC：用 Medtronic AVE 带远端保护装置的自

膨胀颈动脉支架系统治疗颈动脉狭窄；PASCAL：Medtronic AVE 带远端保护装置的自膨胀颈动脉支架系统治疗颈动脉病变的疗效和安全性；SECuRITY：颈动脉内膜剥脱术高风险人群使用 Neuroshield Bare-Wire 脑保护装置和 X-Act 支架的注册研究；SHELTER：颅外病变高风险患者的支架植入及栓子清除试验。

    a. 结果发表在 J Endovasc Ther 2003；10：1021-30

    b. Catheter Cardiovasc Interv 2004；63：1-6

    c. Catheter Cardiovasc Interv 2003；60：259-266

颈动脉闭塞

以往症状性颈动脉闭塞多行颈部颈内外动脉（external-internal carotid，EC-IC）搭桥手术，但是 Cooperative 研究发现 EC-IC 搭桥手术疗效较差，因而该手术没有继续开展。但有学者认为 Cooperative 研究中接受 EC-IC 搭桥手术的患者并非是最适宜手术治疗的，因此颈动脉闭塞手术研究（carotid occlusion surgery study，COSS）又对该项手术开展了相关研究，将患者随机分为药物治疗组和颞浅动脉（superficial temporal artery，STA）——大脑中动脉（MCA）搭桥手术组。入选 COSS 研究的患者是：

1. ICA 闭塞，且在以往 120d 内有同侧脑卒中或 TIA 史，且有 PET 证据支持同侧半球的氧摄取分数（oxygen extraction fraction，OEF）提高。

2. 患者知情同意。表 6.19.2 归纳了完整的入选或筛除标准。

表 6.19.2　关于颈动脉闭塞手术研究的入选或筛除标准

入 选 标 准	筛 除 标 准
年龄 18~85 岁	非动脉粥样硬化性颈部血管病变
血管造影示 ICA 闭塞	血液病（真红细胞增多症，特发血小板增多症，镰状细胞病）a
对侧狭窄≤50%	已知可引起脑缺血的心脏疾病（感染性心内膜炎，左房/室血栓，病态窦房结综合征，黏液瘤，射血分数<25%的心肌病）b
近 120d 内有 TIA 或其他卒中史，且 Barthel 指数在 10~20 分	其他可引起局部脑缺血的非动脉粥样硬化疾病
PET 示闭塞 ICA 以远大脑半球的摄氧分数（OEF）提高，大脑中动脉供血区的同侧与对侧 OEF 之比>1.130	拟可能改变大脑血流动力学或卒中风险的后继手术（对侧 ICA 或 CCA CEA 或 CAS，同侧的 ECA 的 CEA 或 CAS，颈动脉残端阻断，椎动脉或基底动脉血管成形术，任何与颈动脉或椎动脉的搭桥手术）
知情同意	其他可混淆随访评估的神经疾病
随访便利、可靠	妊娠
	任何可导致两年内死亡的疾病
	外科评估认为有不适合手术的疾病
	同时参与其他实验性治疗的患者

续　表

入 选 标 准	筛 除 标 准
	患者在过去 12 个月内参与过含离子辐射的研究
	具急性、进行性或不稳定神经系统缺失症状的患者(PET 检查前 72h 症状已稳定)
	若须加做血管造影,但有碘油或 X-线造影剂过敏,血清肌酐>3.0mg/dL 或其他动脉造影禁忌
	阿司匹林过敏或禁忌
	有用抗凝药、噻氯匹啶、氯吡格雷或其他抗栓药的指征,且 COSS 外科医生评估认为在围手术期该类药物不能由阿司匹林所替代
	控制不佳的糖尿病患者（FBS＞300mg/dL 或 16.7mmol/L）,除非在脑卒中/TIA 后 120d 内血糖控制
	控制不佳的高血压(收缩压＞180mmHg,舒张压＞110mmHg),除非在脑卒中/TIA 后 120d 内血压控制
	控制不佳的低血压(舒张压＜65mmHg),除非在脑卒中/TIA 后 120d 内控制

注：a. 以下情况不在排除标准之列：抗心磷脂抗体、狼疮抗凝物、蛋白 S、蛋白 C 或抗凝血酶Ⅲ缺陷,LeidenⅤ因子或其他致活化的蛋白 C 耐受的病因,凝血酶原基因突变等。
b. 以下情况不在排除标准之列：房颤,卵圆孔未闭,房间隔瘤。
（摘自：http://www.cosstrial.org/coss/inEx.asp,06 09 2005）

手术前后的管理

大多数手术前要对患者进行抗血小板治疗,比如在 CEA 之前服用阿司匹林。CEA 术后的并发症包括再灌注性出血、切口裂开和出血、其他手术和麻醉相关的并发症、ICA 再狭窄或闭塞。CAS 也可并发再灌注性出血。

1. 再灌注性出血发生在慢性缺血半球的正常血流重建过程中,并可能会引起颅内出血,可通过如下方法来避免。

（1）在重症监护室,密切监测神经系统表现,评估并及早发现提示 ICH 或再狭窄的临床病情变化,患者可表现为局灶神经功能缺失或癫痫发作(伴随再灌注损伤/ICH 时)。

（2）术后血压监测,避免血压极度升高。

2. CAS 术后患者通常需要进行 3～6 周的双重抗血小板治疗,之后应该维持至少一种抗血小板药,如阿司匹林。

3. 切口出血可能导致气管阻塞,如果出现这种情况,可以采取如下措施。

（1）紧急气管插管,保持气道通畅;

（2）立即手术、止血;

3. 麻醉并发症可能包括对麻醉药的过敏和神经肌肉反应以及心肺副作用，这些不是神经科专科事件，故不在本章讨论范围内。

颅内动脉粥样硬化

颅内段颈动脉闭塞

进展性血管病变可引起颅内 ICA 和 MCA 闭塞，如 Moyamoya 病，也能通过搭桥手术来治疗。

1. 颞浅动脉—大脑中动脉搭桥术（见上文"颈动脉闭塞"）。

2. 脑—硬膜动脉吻合术（encephaloduroarteriosynangiosis，EDAS）：分离出一根几英寸的头皮动脉，然后在该动脉下方的颅骨上做个小切口，将此动脉缝合于脑表面。

3. 帽状腱膜—硬膜—脑吻合术：在颅骨上钻多个小孔，引导头皮的新生血管长入脑内。

4. 脑—颞肌吻合术：将分离的颞肌通过颅骨的开口置入脑表面。

颅内动脉粥样硬化

颅内动脉粥样硬化的自然病史研究尚在进行中，目前并不认为介入（或外科手术）治疗比药物治疗更有效。但是在一些特殊情况下介入（或外科手术）治疗还是可以考虑的，如伴有严重症状的动脉硬化、最大化药物治疗仍难以控制的复发性卒中以及急性卒中时。经皮腔内血管成形术（PTA）是治疗动脉瘤性蛛网膜下腔出血后重症、难治性脑血管痉挛的主要手段，尽管缺乏随机临床试验的证据，但是已有数据表明该治疗具可行性。

小型球囊扩张冠状支架植入术已经安全应用于颅内血管治疗中，并取得技术上的成功。尽管有报道，血管成形术可成功用于远端血管，如大脑中动脉的分支和 A2 段，目前的支架装置多应用在 Willis 环的近端血管（如颈内动脉终段、M1 段），与颅外颈动脉（extracranial carotid，ECA）和椎动脉（VA）治疗一样，严格的病例选择和完善的操作技术是必需的。

患者的选择应符合以下标准：

1. 近端颅内血管（如颈内动脉终段、M1 段）高度狭窄，和

2. CT、MRI 或 SPECT 等证实脑血流灌注降低，和/或

3. 应用 CO_2 或乙酰唑胺的 TCD 研究证实无脑血管贮备功能，和/或

4. 尽管已用最大化药物治疗，仍出现病变血管相关的复发性脑卒中。

术中处理

术中并发症包括血栓栓塞事件。通常立即用静脉内糖蛋白（glycoprotein，GP）Ⅱb/Ⅲa 抑制剂或纤溶药治疗原位或支架内再狭窄或梗阻，针对大脑中动脉远端血管，有报道曾用带圈套装置的机械性取栓术。

术后处理

1. 再灌注出血是 EC-IC 搭桥术或其他动脉吻合术后的一项潜在并发症，该并发症的监测和处理与颅外颈动脉血管成形术后的处理相同。

2. 术后处理应该包括积极的重症监护观察、密切的神经系统检查，评估提示动脉再狭窄或闭塞的任何神经系统变化。

3. 对神经系统状况出现变化的患者需要早期行 CT 检查以排除出血。出血多发生在接受抗血小板、抗凝、溶栓治疗或急性进展性脑卒中患者。

4. 在心脏 PTA/支架植入术后，若患者出现急性脑卒中症状，且神经系统症状恶化，可能需立即进行血管造影术，需考虑急性脑卒中的血管内介入治疗(见下文)。

颅外椎动脉(VA)起始段病变

VA 的血管成形术

目前没有标准化的证据支持症状性颅外 VA 狭窄的血管成形术，但由于大量证据支持该治疗在颈动脉系统疾病中的应用，故在椎动脉粥样硬化中的应用也引起关注。VA 起始段病变的手术治疗具很大技术难度，也很少开展。血管内介入治疗较易到达 VA 起始处，其风险比手术及其他颅内血管介入治疗要低，治疗成功的个例报道已有发表。虽然 VA 血管成形术的疗效还有待确定，但是 Cochrane 数据库的一篇综述证据支持 VA 血管成形术(经皮穿孔血管再形成术和支架植入)的可行性。若出现以下情况，并在药物最大化后症状仍复发，可以考虑治疗症状性 VA 起始段病变。

1. 狭窄的 VA 是维持功能的血管。

2. 小脑后下动脉(PICA)卒中，且源于同侧 VA 起始处狭窄。

术后管理

与 CAS 一样，患者应接受两种抗血小板药治疗。与前循环相比，再灌注损伤在后循环的发生较少提及，可能不常见。

图 6.19.1 列出了亚急性脑卒中和 TIA 患者的处理流程。

急性脑卒中的血管内治疗

对于超过 3h 的急性缺血脑卒中患者，尚未有认可的治疗措施，如果医疗中心具有神经介入治疗的能力，可考虑实施动脉内溶栓或机械取栓术治疗。

动脉溶栓

若患者符合以下情况，可以考虑用尿激酶、重组阿替普酶(rt-PA)或瑞替普酶进行动脉溶栓。

1. 急性缺血性脑卒中 6h 内，且脑影像学(如 CT)排除颅内出血。

2. 根据个人具体情况评估其他相对禁忌证，包括肾脏功能不全、造影剂过敏,其他严重并发症如恶性高血压(会增加选择性溶栓治疗后的颅内出血风险)。

3. 如果患者的 NIHSS≥10,可以考虑"联合治疗",即在小剂量静脉 rt-PA 溶栓后,进行动脉溶栓治疗。

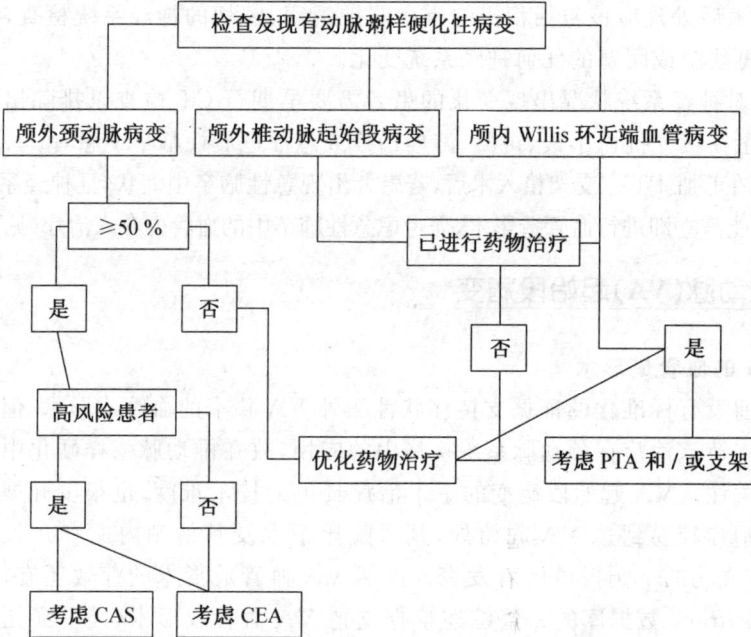

图 6.19.1　亚急性脑卒中/TIA 患者的处理流程

机械取栓术

急性脑卒中发病 8h 内可以考虑用 FDA 批准的 Merci™装置(图 6.19.2)。进行机械取栓治疗,纳入标准有:

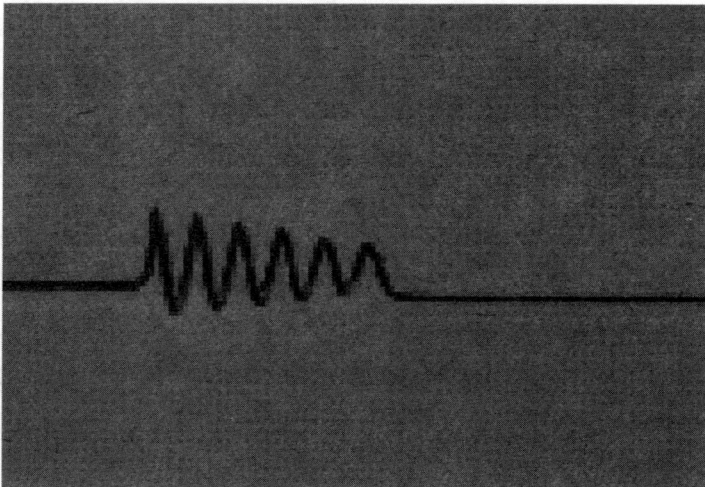

图 6.19.2　Merci ™装置:用于急性脑卒中机械取栓。

1. 急性缺血性脑卒中发病 8h 内,且不适合静脉 rt-PA 溶栓,或

2. 静脉 rt-PA 治疗后症状未改善,且仍在 8h 的时间窗内。

3. 和动脉溶栓一样,根据个人具体情况评估其他相对禁忌证,包括肾脏功能不全、造影剂过敏,其他严重并发症如恶性高血压(会增加选择性溶栓治疗后的颅内出血风险)。

4. 对于脑卒中超过 8h 的患者,治疗方案需个体化,可根据脑影像学上是否存在缺血改变、缺血部位及程度(如后循环区域)和神经功能缺损程度来确定。若患者的 NIHSS≥8,且磁共振弥散加权像上损伤容量≤25mL,则提示神经功能继续恶化的风险高,值得再进行血管成形术。

急性脑卒中的处理方案如图 6.19.3 所示。

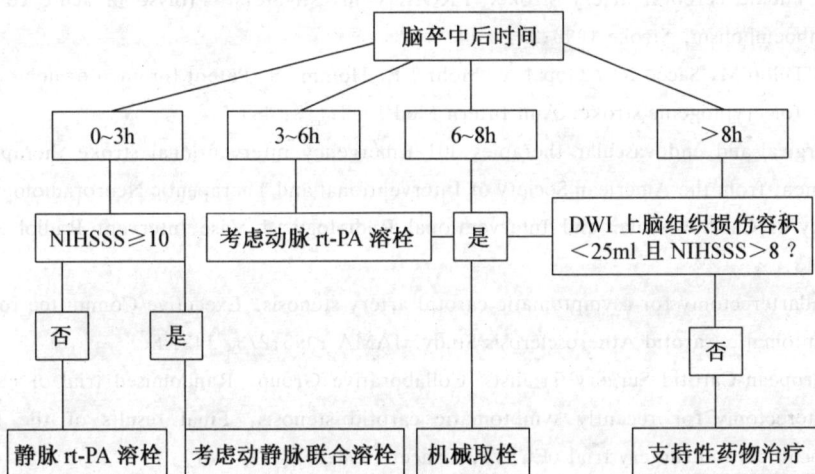

图 6.19.3　急性脑卒中患者的处理流程图

心源性卒中的二级预防

年轻患者(通常 40 岁以下)的隐源性脑卒中与动脉导管卵圆孔未闭(PFO)及右向左心脏内分流明显相关,目前尚没有证据表明抗凝治疗或手术封闭 PFO 对该类患者有益。

参考文献

Adams HP Jr, Brott TG, Furlan AJ, et al. Guidelines for thrombolytic therapy for acute stroke: A supplement to the guidelines for the management of patients with acute ischemic stroke. A statement for healthcare professionals from a special writing group of the stroke council, American Heart Association. Circulation 1996;94: 1167-74.

American Society of Interventional and Therapeutic Neuroradiology. Mechanical and pharmacologic treatment of vasospasm. AJNR Am J Neuroradiol 2001;22(8Suppl): S26-7.

Barnett HJ, Taylor DW, Eliasziw M, et al. Benefit of carotid endarterectomy in patients with symptomatic moderate or severe stenosis. North American Symptomatic Carotid Endarterectomy Trial Collaborators. N Engl J Med 1998;339: 1415-25.

Carotid Occlusion Surgery Study. Proceedings of the 28th International Stroke Conference. Phoenix, AZ, February 2003.

Crawley F, Brown MM. Percutaneous transluminal angioplasty and stenting for vertebral artery stenosis. Cochrane Database Syst Rev 2000;(2): CD000516.

Davalos A, Blanco M, Pedraza S, et al. The clinical-DWI mismatch: A new diagnostic approach to the brain tissue at risk of infarction. Neurology 2004;62: 2187-92.

del Zoppo GJ, Higashida RT, Furlan AJ, Pessin MS, Rowley HA, Gent M. PROACT: A phase Ⅱ randomized trial of recombinant pro-urokinase by direct arterial delivery in acute middle cerebral artery stroke. PROACT investigators. Prolyse in acute cerebral thromboembolism. Stroke 1998;29: 4-11.

Di Tullio M, Sacco RL, Gopal A, Mohr J P, Homma S. Patent foramen ovale as a risk factor for cryptogenic stroke. Ann Intern Med 1992;117: 461-5.

Surgical and endovascular therapies 301 Emergency interventional stroke therapy: A statement from the American Society of Interventional and Therapeutic Neuroradiology and Society of Cardiovascular and Interventional Radiology. J Vasc Intervent Radiol 2001; 12: 143.

Endarterectomy for asymptomatic carotid artery stenosis. Executive Committee for the Asymptomatic Carotid Atherosclerosis Study. JAMA 1995;273: 1421-8.

European Carotid Surgery Trialists' Collaborative Group. Randomised trial of carotid endarterectomy for recently symptomatic carotid stenosis: Final results of the MRC European carotid surgery trial (ECST). Lancet 1998;351: 1379-87.

Failure of extracranial-intracranial arterial bypass to reduce the risk of ischemic stroke. Results of an international randomized trial. The EC/IC Bypass Study Group. N Engl J Med 1985;313: 1191-200.

Feldmann E, Wilterdink J, Kosinski A, Sarafin J, Thovmasian N. Stroke Outcomes and Neuroimaging of Intracranial Atherosclerosis (SONIA). Proceedings of the 28th International Stroke Conference. American Stroke Association, Phoenix, AZ, February, 2003.

Furlan A, Higashida R, Wechsler L, et al. Intra-arterial prourokinase for acute ischemic stroke. The PROACT Ⅱ study: A randomized controlled trial. Prolyse in acute cerebral thromboembolism. JAMA 1999;282: 2003-11.

Gobin YP, Starkman S, Duckwiler GR, et al. MERCI 1: A phase 1 study of mechanical embolus removal in cerebral ischemia. Stroke 2004;35: 2848-54.

Hobson RW. CREST (Carotid Revascularization Endarterectomy versus Stent Trial): Background, design, and current status. Semin Vasc Surg 2000;13: 139-43.

http: //cpmcnet. columbia. edu/dept/nsg/PNS/moyamoya. html, accessed September 2,2005.

IMS study investigators. Combined intravenous and intra-arterial recanalization for acute ischemic stroke: The Interventional Management of Stroke Study. Stroke 2004;35: 904-11.

Karapanayiotides T, Meuli R, Devuyst G, et al. Postcarotid endarterectomy hyperperfusion or reperfusion syndrome. Stroke 2005;36: 21-6.

Kawaguchi T, Fujita S, Hosoda K, et al. Multiple burr-hole operation for adult moyamoya disease. J Neurosurg 1996;84: 468-76.

Lechat P, Mas J L, Lascault G, et al. Prevalence of patent foramen ovale in patients with stroke. N Engl J Med 1988;318: 1148-52.

Lin YH, Juang JM, Jeng J S, Yip PK, Kao HL. Symptomatic ostial vertebral artery stenosis treated with tubular coronary stents: Clinical results and restenosis analysis. J Endovasc Ther 2004;11: 719-26.

Polin RS, Coenen VA, Hansen CA, et al. Efficacy of transluminal angioplasty for the management of symptomatic cerebral vasospasm following aneurismal subarachnoid hemorrhage. J Neurosurg 2000;92: 284-90.

Qureshi AI, Suri MF, Siddiqui AM, et al. Clinical and angiographic results of dilatation procedures for symptomatic intracranial atherosclerotic disease. J Neuroimaging 2005;15: 240-9.

Ross IB, Shevell MI, Montes JL, et al. Encephaloduroarteriosynangiosis (EDAS) for the treatment of childhood moyamoya disease. Pediatr Neurol 1994;10: 199-204.

SmithWS, Sung G, Starkman S, et al., MERCI trial investigators. Safety and efficacy of mechanical embolectomy in acute ischemic stroke: Results of the MERCI trial. Stroke 2005;36: 1432-8.

SSYLVIA study investigators. Stenting of Symptomatic Atherosclerotic Lesions in the Vertebral or Intracranial Arteries (SSYLVIA): Study results. Stroke 2004;35: 1388-92.

Straube T, Stingele R, Jansen O. Primary stenting of intracranial atherosclerotic stenoses. Cardiovasc Intervent Radiol 2005;28: 289-95.

Webster MW, Chancellor AM, Smith HJ, et al. Patent foramen ovale in young stroke patients. Lancet 1988;2: 11-12.

Yadav J S, WholeyMH, Kuntz RE, et al., Stenting and angioplasty with protection in patients at high risk for endarterectomy investigators. Protected carotid-artery stenting versus endarterectomy in high-risk patients. N Engl J Med 2004;351: 1493-501.

第二十节 卒中的危险因素和处理

Laura Pedelty and Philip B. Gorelick

脑卒中是世界范围内人类致死和致残的主要原因。据美国心脏协会 2005 年统计,在美国每年有 70 万新发或复发脑卒中,每年 27.5 万人死于脑卒中。虽然脑卒中常称为"脑血管意外"(cerebrovascular accident, CVA),但脑卒中并不是"意外的",有很多可改变和不可改变的危险因素引起脑卒中。脑卒中的发病率高,相应的社会经济负担重,同时存在一些可改变的危险因素,因此是一个特别适合预防的疾病。在美国,有效控制可改变的危险因素可潜在地降低约130亿美元的心血管病和脑卒中负担。表6.20.1列出了一些重要的脑卒中危险因素。不可改变的脑卒中危险因素包括年龄、种族/人种(黑人或西班牙人)、性别(男)和家族史,虽然这些因素不能被干预或改变,但是识别它们可发现高风险个体,进而可严密监测和处理其他潜在的可改变危险因素。本章重点介绍脑卒中主要的可改变危险因素,包括高血压、高血脂、房颤、糖尿病、吸烟、高同型半胱氨酸血症和饮酒等七个因素,并概述了它们的预防方法。颈动脉狭窄和心脏疾病在其他章节已介绍,在此不再赘述。

表 6.20.1 不可改变和可改变的脑卒中危险因素

不可改变的危险因素
年龄
种族/人种(黑人或西班牙人)
性别(男)
卒中/TIA 家族史
可改变的危险因素
高血压
吸烟
糖尿病
无症状性颈动脉狭窄
镰状细胞病
高血脂
房颤
尚未完全证实或潜在的可改变的危险因素
肥胖
缺乏体育锻炼
饮酒≥5 杯/d
高同型半胱氨酸血症
药物滥用
高凝状态
口服避孕药
炎症反应

摘自:(Goldstein et al. 2001)

高血压

高血压是脑卒中最重要的可改变危险因素。因为高血压相对风险较高,人群中患病率也高,所以它的人群归因风险度(population attributable risk,

PAR,表示归因于某种危险因素的病例占该病全部病例的比例)很高,高血压对脑卒中的 PAR 约 25%,最高可达 50%。以下是高血压与脑卒中流行病学关系的其他几个要点:

1. 各种类型的高血压均增加脑卒中的风险,包括高收缩压、高舒张压或两者同时都高。

2. 高血压患者脑卒中的风险是非高血压者的 3～4 倍。

3. 临界性高血压患者脑卒中的风险是非高血压者的 1.5 倍。

4. 所有的研究显示,在各地区、各种族,高血压都是脑卒中的危险因素。

5. 收缩压升高比舒张压升高更预示脑卒中风险。

6. 多数脑卒中发生在轻度高血压、高血压前期或甚至正常血压患者。

7. 脑卒中风险和血压相关。研究证实,血压 115/75mmHg 以上即与卒中风险相关。

8. 由于血压的程度与脑卒中的风险存在相关性,我们现在将重点转向绝对血压水平,而不是某一特定的血压风险阈值(如≥140/90mmHg)。

9. 临床试验表明,降低血压可明显降低脑卒中风险。有些降压药物(如血管紧张素转化酶抑制剂即 ACE-Ⅰ类、血管紧张素受体阻滞剂即 ARB 类),还具有降血压之外的其他作用。

10. 在脑卒中预防中,血压降到目标水平很重要。因此,对脑卒中高危人群,推荐改善生活习惯及药物治疗;对低危人群,首选的治疗方法是改善生活习惯。非高血压个体也可以通过降低血压来降低脑卒中风险。

11. 还需要更多的流行病学研究来阐明血压与脑卒中之间的关系。

通过降血压预防卒中

我们推荐用 JNC 7 指南处理血压以降低脑卒中风险。目标是将多数人血压降到 140/90mmHg 以下;糖尿病患者、慢性肾病患者血压降到 130/80mmHg 以下;心衰患者或其他需要强烈降压的患者则目标血压更低。图 6.20.1 是通过改善生活习惯和药物治疗来控制血压的简单流程,与 JNC 7 指南推荐意见相一致。表 6.20.2 总结了关于脑卒中后血压长期控制的五个要点。

表 6.20.2　脑卒中后血压长期处理的五个要点

1. 急性缺血性脑卒中后何时降压是安全的?

至今尚无明确的数据可循。专家建议:可在脑卒中后 7d 到 1 个月内开始降血压。该时间段内更早治疗可能有利于增加患者依从性,因为治疗离发病时间越近,则越能让患者接受治疗,而延迟治疗有可能丧失及时随访患者的时机,从而增加复发作性脑卒中的风险。理论上,降压前确保稳定的侧支血流是有益的,但大多数临床情况下,很难判断侧支血流是否稳定,因此目前继续以临床经验和专家意见而定。有关急性脑卒中急性期内降压或升压是否有利的研究尚在进行中。

续　表

---

2. 目标血压是多少？需在多长时间内达到目标血压？

至今尚无明确的证据确定缺血性脑卒中后目标血压的精确值,也无证据表明到达目标血压的时间。我们建议参照 JNC7 指南,即：大多数患者血压控制在 140/90mmHg 以下；糖尿病、慢性肾病患者血压控制在 130/80mmHg 以下。JNC 7 指南建议无并发症的患者每月随访血压,达目标值后则每 3~6 个月随访监测血压。

3. 哪个或哪些制剂最有效？

总体分析表明,所有类别的降压药物均能够降低首次脑卒中的风险。因此,降压药的选择并不是很重要,除非某种药或某类药有令人信服的适应证。JNC7 指南回顾了不同药物种类的适应证。目前提示,ACE-I 和利尿剂联用可降低复发性脑卒中的风险。ARB 类也可降低复发性脑卒中的风险。

4. 血压降低会加剧脑卒中吗？

降血压可减少多数患者首发或复发性脑卒中的风险。有人担心降压可导致脑内低灌注和脑卒中的发生,尤其是老年人,但此观点尚未证实。一些研究表明,对无高血压的高风险人群行降压治疗,也可减少首发或复发性脑卒中的风险。

5. 认知损害或痴呆患者应该降压吗？

尚无明确答案。流行病学数据提示,一旦出现认知损害,轻度升压可能更好。关于这一点,需要大样本临床试验进一步研究。但是,对于没有认知损害的患者,降压是有保护作用的,可减少阿尔茨海默病和血管性痴呆的发生。

（摘自：Pedelty and Gorelick. 2004.）

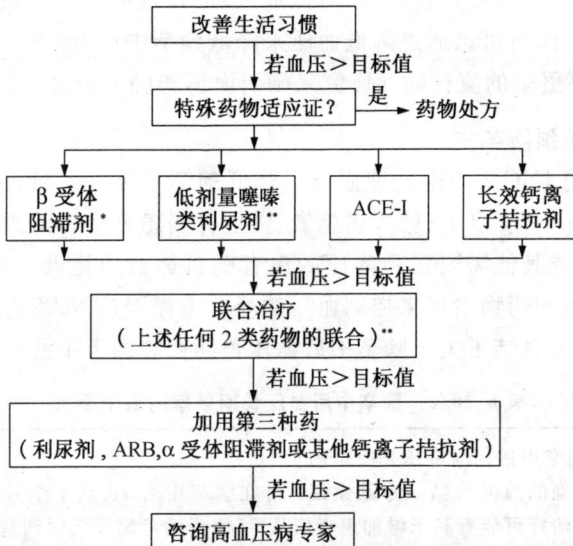

图 6.20.1　脑卒中一级预防中降压药的选择流程（Elliot WJ et al. 2002）。

* 60 岁以上的高血压患者不建议首选 β 受体阻滞剂,可考虑首选 ARB 类。* *《JNC7 指南》推荐大多数患者用噻嗪类利尿剂（Chobanian et al. 2003）。

高脂血症

脑卒中研究中脂类和脂蛋白紊乱包括总胆固醇、低密度脂蛋白（low density lipoproteins，LDLs）、高密度脂蛋白（high density lipoproteins，HDLs）、脂蛋白 a（lipoprotein a，Lpa）和甘油三酯的异常。关于脂类和脂蛋白与脑卒中风险关系的流行病学研究不完全一致。以下总结了脑卒中中各种脂类和脂蛋白紊乱间的主要流行病学关系。

1. 总胆固醇水平升高与缺血性脑卒中的风险增加有关。

2. 低水平的 HDL 胆固醇可能是缺血性脑卒中的危险因素，但高水平的 LDL 胆固醇与脑卒中的关系尚不明确。

3. Lpa 可能是缺血性脑卒中的危险因素。

4. 高水平的甘油三酯可能是缺血性脑卒中的危险因素；但两者的关系可能会因甘油三酯和代谢综合征（肥胖、高血糖、血脂异常）之间的关系而混淆。

5. 他汀类药物可降低脑卒中风险，特别是对冠心病患者。

6. 冠心病患者的总胆固醇水平与脑卒中风险可能有相关性。不论胆固醇的具体水平如何，降低胆固醇水平即可降低脑卒中风险。

7. 他汀类能降低全身炎症标志物高敏 C 反应蛋白（high-sensitivity C-reactive protein，hs-CRP）和血管炎症标志物脂蛋白相关磷酸酶 A2（lipoprotein-associated phospholipase A2，Lp-PLA2），降低这些炎症指标是否可预防心血管事件尚需要证实。

8. 尚需更多的流行病学研究来阐明脑卒中与高脂血症之间的关系。

治疗推荐意见

成人高胆固醇血症识别、评估和治疗的专家共识为减少脑卒中风险提供了专门的推荐意见，针对脑血管病危险因素的特别推荐意见也适用于症状性颈动脉病。对于基础 LDL≥130mg/dL 者，推荐其强化改善生活习惯，包括：

(1) 减少摄入饱和脂肪酸（少于总热卡的 7%）和胆固醇（<200mg/dL）；

(2) 摄入植物胆固醇，增加黏性纤维素（10～25g/d）以降低 LDL；

(3) 减少体重，增加体育锻炼，并最大限度地控制其他危险因素（如高血压）。

多数患者同时具有冠心病的危险因素，如症状性颈动脉病，需用降 LDL 药，其 LDL-胆固醇目标水平为 <100mg/dL。

对于 LDL-胆固醇水平在 100～129mg/dL 的患者，推荐如下：

(1) 启动或强化改善生活方式，和/或药物治疗以降低 LDL-胆固醇；

(2) 患代谢综合征的患者重点需降低体重和加强体育锻炼；

(3) 强化降低 LDL，并治疗其他脂类和非脂类危险因素；

(4) 治疗高甘油三酯和低 HDL-胆固醇血症（比如烟酸或贝特类降脂药）。

更新的 NCEP 2001 报告基于风险评估,将目标 LDL -胆固醇水平设得更低(如,极高危人群的目标水平为<70mg/dL,而非<100mg/dL),应用他汀类药物达到这样的强降脂效果已成为心血管疾病预防的新趋势。

心脏保护研究表明,无论基线胆固醇水平如何,他汀类治疗均可减少冠脉事件,促进脑血管病患者的血管重建。但是没有证据表明,他汀类治疗可降低脑血管病患者的脑卒中发生率。那么,我们是否应该对所有不伴冠心病或其他需使用他汀类指征(如糖尿病)的脑卒中患者启动他汀类治疗呢?SPARCL 试验正是研究了这一问题,该试验是一个预防复发性脑卒中的随机临床试验,在 2006 年 5 月欧洲脑卒中大会上公布的结果表明,80mg/d 的阿托伐他汀治疗组较对照组降低了脑卒中和冠脉事件的风险,减少了血管介入治疗的应用。

房　颤

房颤是脑卒中的一个重要危险因素,尤其是对老年人。以下概括了有关房颤和脑卒中之间的主要流行病学关系:

1. 非瓣膜病性房颤(nonvalvular atrial fibrillation,NVAF)增加约 6 倍的脑卒中风险。

2. 非瓣膜病性房颤是心源性栓塞性脑卒中的最常见原因。

3. 瓣膜病性房颤增加约 17 倍的脑卒中风险。

4. 据估计,约 200 万美国人患有房颤;约 6 万脑卒中患者是由房颤引起;在 80 岁以上的老年人中,约 25% 脑卒中是由房颤所致。

5. 房颤相关的脑卒中可能梗死范围更大,死亡率和致残率更高。

6. 抗血栓治疗仍是减少脑卒中的主要方法,心律控制可能并不降低脑卒中风险。

7. 华法林治疗降低 60%～70% 的脑卒中风险,而阿司匹林降低 20% 的脑卒中风险。

8. 在临床试验中,华法林治疗患者的大出血风险通常较低(约 1.0%～1.5%/年)。

治疗推荐意见

决定哪些患者需要治疗、选用哪种抗血栓药治疗房颤患者,是基于危险分层的方案。SPAF Ⅲ 小组将非瓣膜病性房颤患者分为:低脑卒中风险者(约 1%/年),可选用阿司匹林治疗;高脑卒中风险者(8%/年),需考虑华法林治疗。根据此方案,低风险的非瓣膜病性房颤患者是指年龄 75 岁以下,且不伴以下任一病史:① 高血压;② 近期充血性心力衰竭;③ 左心室射血分数减少≤25%;④ 血栓栓塞病史;⑤ 收缩压>160mmHg。表 6.20.3 列出了两个常用的风险分层设计和推荐意见。近来,CHADS₂ 方案更被大家所接受。

表 6.20.3　卒中预防中房颤治疗的危险分层设计

CHADS₂ 评分要点：	
充血性心力衰竭、高血压、年龄＞75 岁、糖尿病各 1 分，脑卒中或 TIA 各 2 分	
CHADS₂ 评分	治疗推荐意见
0(低度风险或脑卒中发生率 1%/年)	阿司匹林 75～325mg/d
1(低度风险或脑卒中发生率 1.5%/年)	阿司匹林 75～325mg/d
2(中度风险或脑卒中发生率 2.5%/年)	华法林或阿司匹林
3(高度风险或脑卒中发生率 5%/年)	华法林
≥4(极高风险或脑卒中发生率＞7%/年)	华法林
应用华法林的目标 INR 在 2.0～3.0；75 岁以上的患者 INR 可在 1.6～2.5。房颤且有脑卒中或 TIA 病史的患者均是高风险人群，须用华法林。	
ACCP 2004 推荐意见：	
风险水平	
高风险：年龄＞75 岁或既往有以下病史　　华法林，INR 2.5(2～3 范围内)	
缺血性脑卒中	
TIA	
全身血管栓塞	
中重度左室功能障碍和/或充血性心力衰竭	
高血压病史	
糖尿病	
中度风险：年龄 65～75 岁，无其他危险因素　　华法林，INR 2.5(2～3)或阿司匹林 325mg/d	
低风险：年龄＜65 岁，无其他危险因素　　阿司匹林 325mg/d	

　　基于个体风险评估，华法林仍然是大多数房颤患者脑卒中预防的选择。在非瓣膜病性房颤患者的脑卒中和其他心血管并发症的预防中，心率控制联合抗凝治疗并不次于心律控制。然而，适宜抗凝用药的房颤患者仅半数接受了抗凝治疗，而其中又仅有半数患者保持 INR 值在理想治疗范围。更好的医疗和患者教育，使其理解华法林对房颤治疗的利与弊，并建立诸如抗凝药门诊之类的医疗支持体系，可能会优化华法林的使用。

糖尿病

　　估计有 1390 万美国人确诊患有糖尿病，另有 590 万人可能未确诊。糖尿病患者更易合并其他脑卒中风险因素，如高血压、血脂异常等，但即使这些合并的危险因素被纠正后，糖尿病的脑卒中风险仍高。另外：

　　1. 1 型和 2 型糖尿病均可增加脑卒中风险。

　　2. 在糖尿病患者中，粥样硬化性血栓性梗死更常见、更严重，高血糖和糖尿病增加了脑卒中的患病率和卒中后的死亡率。

3. 糖尿病对卒中的影响在年轻糖尿病患者中尤其明显,35~44 岁年龄组的卒中患者中,大约 76％患有糖尿病。

4. 糖尿病在非裔美国人和拉美裔美国人等少数种族中的患病率更高(约占22％或是全部人口比例的 5 倍),这些人群的脑卒中风险也特别高。

5. 糖尿病合并高血压患者的脑卒中风险特别高,糖尿病患者积极降压可减少脑卒中风险,甚至比非糖尿病患者效果更显著。

6. 非糖尿病患者出现高血糖与血栓形成前状态和脂质代谢紊乱有关(代谢综合征)。

7. 糖尿病强化治疗可减少微血管并发症(包括视网膜病变,周围神经病变和肾病),但没有肯定证据表明可以降低脑卒中等大血管并发症。

治疗推荐意见

糖尿病患者群体的脑卒中风险很高,且积极处理合并的风险因素其疗效明显,因此美国糖尿病协会推荐严格控制血糖、血压和胆固醇水平,目标是糖化血红蛋白 Hgb A1C<7％、收缩压<130mmHg、舒张压<80mmHg、LDL 胆固醇<100mg/dL、甘油三酯<150mg/dL 和 HDL>40mg/dL。应用 ACEI 可能减少颈动脉内膜中层厚度(IMT)。2006 年美国心脏病协会/美国卒中协会发布的缺血性脑卒中预防指南,推荐糖尿病成人患者,特别是合并其他危险因素时,除目标血压≤130/80mmHg 外,应该用他汀类预防首次脑卒中,并建议用 ACEI 或 ARB 降血压。

吸 烟

尽管开展了广泛的公共卫生运动,仍有很大比例的人群继续吸烟。吸烟会增加脑卒中和其他血管性疾病的风险,其机制包括提高血黏度和纤维蛋白原水平、血管内皮损伤、促进血小板聚集和血管收缩。当前流行病学显示:

1. 吸烟者占美国人口的 25％。这个比例在少数民族如非裔美国人中更高。

2. 吸烟增加脑卒中的风险 1.5~2 倍,包括蛛网膜下腔出血、缺血性脑卒中。有些研究中报道也可增加颅内出血风险。

3. 吸烟增加缺血性脑卒中风险是剂量依赖性的,脑卒中风险随着吸烟量的增加而增加,重度吸烟者的脑卒中风险是轻度吸烟者的 2 倍。

4. 被动吸烟,即非吸烟者暴露在吸烟的环境中,也会增加动脉粥样硬化进展和脑卒中的风险。

5. 吸烟的女性比吸烟男性有更高的卒中风险。

6. 戒烟有益于脑卒中预防,戒烟后 5 年内脑卒中的风险降至非吸烟者水平,但重度吸烟者不可能完全降到基线风险水平。

治疗推荐意见

所有吸烟患者均应该被告知风险,并敦促其和家庭成员一起戒烟。不应该鼓励患者去吸其他形式的烟草(烟管、雪茄、鼻烟和咀嚼类烟草),因为这些同样会有不利健康的风险。尼古丁替代品(口嚼锭、经皮贴剂、吸入剂、鼻喷剂等剂型)有助于戒烟,安非他酮也可用。其他辅助疗法,包括针灸和催眠尚缺乏很好的证据支持其疗效。

高同型半胱氨酸血症

同型半胱氨酸是饮食蛋白中的甲硫氨酸代谢产生的含硫氨基酸,其代谢需要叶酸、维生素 B_6、维生素 B_{12} 和甜菜碱。半胱氨酸尿症是一种常染色体隐性遗传病,伴胱硫醚 β-合酶异常,以早期严重的中央和周围动静脉血栓形成为特征,其同型半胱氨酸($>100\mu mol/L$) 明显增高。轻度增高($>13\mu mol/L$)也可增加包括脑卒中在内的血管事件风险,机制尚不明确,可能通过氧化应激、血小板和凝血因子激活、内皮功能紊乱和血管平滑肌增生等加剧动脉硬化。其他有关脑卒中中同型半胱氨酸的流行病学如下:

1. 轻度高同型半胱氨酸血症患者占美国总人口的 5%～10%。半胱氨酸水平随年龄增长而增高,30%～40%的老年人口有轻中度的同型半胱氨酸水平增高($15～100\mu mol/L$)。

2. 不到 15%的人口存在着亚甲基四氢叶酸还原酶(MTHFR 677 C→T)多态性,与同型半胱氨酸水平增高和脑卒中风险增加有关。

3. 同型半胱氨酸升高与脑静脉闭塞、小血管病、微血管病性脑卒中和大动脉粥样硬化性脑卒中均有关。

4. 同型半胱氨酸升高与颈动脉粥样硬化和内膜增厚有关,呈水平依赖性。

5. 低同型半胱氨酸水平降低脑卒中风险(比值比 0.81)。

6. 多达 2/3 的高同型半胱氨酸血症患者伴维生素 B_{12}、维生素 B_6 和/或叶酸水平降低。

7. 补充 B 族复合维生素可降低血清同型半胱氨酸水平,同时还可抑制动脉粥样硬化斑块的进展(据一项研究报道)。

8. 一个大样本随机对照研究表明,补充 B 族复合维生素可有效降低血浆同型半胱氨酸水平,但并不减少复发性脑卒中。其他研究尚在进行中。

治疗推荐意见

同型半胱氨酸现已成为脑血管病的风险标志物,但它与动脉粥样硬化进展和脑卒中的关系复杂。B 族复合维生素的治疗可有效降低血浆同型半胱氨酸水平,降低卒中风险。以下是降低高同型半胱氨酸的合理方法。

需筛查高同型半胱氨酸血症的高危患者,包括老年人、在服用干预叶酸代谢的药物(甲氨喋呤、卡马西平和苯妥英钠)的患者、饮食不足者,以及有心血管或脑血管病史或家族史的年轻人。有两项检测同型半胱氨酸的方法:空腹和甲硫氨酸负荷 4～8h 后测定总同型半胱氨酸量,两者增高均可增加脑卒中风险,后者在检测轻中度甲硫氨酸代谢异常方面更加敏感。

筛查同型半胱氨酸增高的患者需要进一步检查是否有维生素 B_6、维生素 B_{12} 和叶酸的缺陷，维生素 B_{12} 低水平需适宜治疗。

预防原发脑卒中应该加强饮食控制，包括强化营养麦片、谷物和麦芽、绿叶蔬菜、豆类、水果、奶制品、肉类、禽类和鱼。成年人膳食营养供给量（RDA）的目标是叶酸 $200\mu g$（男）、$180\mu g$（女），维生素 B_{12} 2.4μg，维生素 B_6 1.6μg。AHA 营养协会推荐同型半胱氨酸目标水平$<10\mu mol/L$。轻中度的高同型半胱氨酸可用 B 族复合维生素（包括叶酸 $1\sim5mg$、维生素 B_6 $2\sim25mg$ 和维生素 B_{12} $6\mu g\sim0.5mg$）治疗。若同型半胱氨酸显著升高（$>100~\mu mol/L$），应及时进行高半胱氨酸尿症的基因评估。

饮 酒

虽然饮酒与脑卒中风险相关，但其作用效果不是线性的。对于缺血性脑卒中，风险曲线是 J 形的，即低中度量饮酒有明显保护，而饮酒量增加则可增加脑卒中风险。适量饮酒可以改善脂质构成（提高 HDL 比例）和抗血栓形成，从而减少缺血性脑卒中的风险。大量饮酒与高血压、肝病、心律失常、凝血病和癫痫等相关。其他饮酒和脑卒中关系的要点如下：

1. 适量饮酒（每天 $1\sim2$ 杯）比完全不饮酒更能降低缺血性脑卒中风险。

2. 不同种类酒的作用机制尚不清楚，有些研究表明，红酒比啤酒、烈性酒更有益。

3. 饮酒越多（如每天$\geqslant5$ 杯），脑卒中风险更高。

4. 饮酒引起的出血性脑卒中风险高于缺血性脑卒中。

5. 出血性脑卒中风险可能与酒量之间呈线性关系。

治疗推荐意见

对于适量饮酒者（非孕期妇女 1 杯/d，男性 2 杯/d），若他们想继续适度饮酒，没有必要建议其戒酒。大量饮酒的人，应建议其减量或戒酒。考虑到酒精滥用的可能及酒精相关并发症，不应该建议不饮酒的人去选择饮酒。

结 论

脑卒中是一灾难性疾病，识别和处理一些可改变的危险因素，包括高血压、房颤、血脂异常、糖尿病和生活方式，在个体和社会水平都能明显降低脑卒中负担。临床医生应该常规筛查不可改变危险因素和可改变危险因素，识别首发和复发性脑卒中的高危人群，建立一套配合生活方式改善的教育方案，需要时并给予相应的药物治疗。现已有识别和处理主要危险因素的国家指南，将随着临床试验研究的结果而不断完善。

参考文献

American Diabetes Association. Standards of Medical Care in Diabetes. Diabetes Care 2005;28(s1): s4-36.

American Heart Association. Heart disease and stroke statistics - 2005 update. Dallas, TX: American Heart Association, 2005.

Chobanian A, Bakris G, Black H, et al. The Seventh Report of the Joint National Committee on Prevention, Detection, Evaluation, and Treatment of High Blood Pressure. Hypertension 2003;42(6): 1206-52.

Elliot WJ, Garg J, Izahar M. Hypertension treatment. In P Gorelick, M Alter (eds), The prevention of stroke. New York: Parthenon,2002: 163-8.

The Expert Committee on Diabetes. Report of the Expert Committee on Diabetes. Diabetes Care 1997;20: 1183-97.

Expert Panel on Detection Evaluation and Treatment of High Blood Cholesterol in Adults. Executive Summary of the Third Report of the National Cholesterol Education Program (NCEP) Expert Panel on Detection, Evaluation, and Treatment of High Blood Cholesterol in Adults (Adult Treatment Panel Ⅲ). JAMA 2001;285: 2486-497.

Ezekowitz MD, Falk RH. The increasing need for anticoagulation therapy to prevent stroke in patients with atrial fibrillation. Mayo Clinic Proc 2004;79: 903-4.

Gage BF, van Walraven C, Pearce L, et al. Selecting patients with atrial fibrillation for anticoagulation: Stroke risk stratification in patients taking aspirin. Circulation 2004;110 (16): 2287-92.

Gage BF, Waterman AD, Shannon W, Boechler M, Rich MW, Radford MJ. Validation of clinical classification schemes for predicting stroke: Results from the National Registry of Atrial Fibrillation. JAMA 2001;285(22): 2864-70.

Goldstein LB, Adams R, Laberts MJ, et al. Primary prevention of ischemic stroke: A guideline n from the American Heart Association/American Stroke Association Stroke Council: Cosponsored by the Atherosclerotic Peripheral Vascular Disease Interdisciplinary Working Group; Cardiovascular Nursing Council; Clinical Cardiology Council; Nutrition, Physical Activity, and Metabolism Council; and the Quality of Care and Outcomes Research Interdisciplinary Working Group: The American Academy of Neurology affirms the value of this guideline. Stroke 2006 37: 1583-633.

Gorelick PB. New horizons for stroke prevention: PROGRESS and HOPE. Lancet Neurol 2002a;1: 149-56.

Gorelick PB. Stroke prevention therapy beyond antithrombotics: Unifying mechanisms in ischemic stroke pathogenesis and implications for therapy. An invited review. Stroke 2002b;33: 862-75.

Gorelick PB, Sacco RL, Smith DB, et al. Prevention of a first stroke. A review of guidelines and a multidisciplinary consensus statement from the National Stroke Association. JAMA 1999;281(12): 1112-20.

Graham IM, Daly LE, Refsum HM, et al. Plasma homocysteine as a risk factor for vascular disease: The European concerted action project. JAMA 1997;277 (22): 1775-81.

Grundy S, Cleeman J, Merz C, et al. Implications of recent clinical trials for the National Cholesterol Education Program Adult Treatment Panel Ⅲ guidelines. An update statement to the 2001 NCEP guideline based on new clinical trial information since the publication of the 2001 NCEP guideline.

Heart Protection Study Collaborative Group. Effects of cholesterol-lowering with simvastatin on stroke and other major vascular events in 20,356 people with cerebrovascular disease or other high risk conditions. Lancet 2004;363: 757-67.

Homocysteine Lowering Trialists' Collaboration. Lowering blood homocysteine with folic acid based supplements: Meta-analysis of randomised trials. BMJ 1998;316 (7135): 894-8.

The Homocysteine Studies Collaborators. Homocysteine and the risk of ischemic heart disease and stroke: A meta-analysis. JAMA 2002;288: 2015-22.

Lancaster T, Stead L, Silagy C, Sowden A. Effectiveness of interventions to help people stop smoking: Findings from the Cochrane Library. BMJ 2000;321: 355-8.

Malinow MR, Bostom AG, Krayss RM. Homocyst (e) ine, diet, and cardiovascular disease. A statement for healthcare professionals from the Nutrition Committee, American Heart Association. Circulation 1999;99: 178-82.

Pandey D, Gorelick PB. Should statin agents be administered to all patients with ischemic stroke? Arch Neurol 2005;62: 23-4.

Pedelty LL, Gorelick PB. Chronic management of blood pressure after stroke. Hypertension 2004;44: 1-5.

Qureshi AI, Suri MF, Kirmani JF, Divani AA. The relative impact of inadequate primary and secondary prevention on cardiovascular mortality in the United States. Stroke 2004;35: 2346-50.

Reynolds K, Lewis BL, Nolen JD, Kinney GL, Sathya B, He J. Alcohol consumption and the risk of stroke: A meta-analysis. JAMA 2003;289: 579-88.

Sacco RL, Adams R, Albers G, et al. Guidelines for prevention of stroke in patients with ischemic stroke or transient ischemic attack: A statement for health care professionals from the American Heart Association/American Stroke Association Council on Stroke. Stroke 2006;37(2): 577-616.

Singer DE, Albers GW, Dalen JE, Go AS, Halperin JL, Manning WJ. Antithrombotic therapy in atrial fibrillation: The seventh AACCP conference on antithrombotic and thrombolytic therapy. Chest 2004;126: 429-56.

Sloan MA. Primary prevention of stroke by modification of selected risk factors. In S Kasner, P Gorelick (eds). Prevention and Treatment of ischemic stroke. Philadelphia: Butterworth Heinemann, 2004: 5-54.

The SPAF Ⅲ Writing Committee for the Stroke Prevention in Atrial Fibrillation Investigators. Patients with nonvalvular atrial fibrillation at low risk of stroke during treatment with aspirin. Stroke Prevention in Atrial Fibrillation Ⅲ Study. JAMA 1998;279: 1273-7.

The Tobacco Use and Dependence Clinical Practice Guideline Panel Staff and Consortium Representatives. A clinical practice guideline for treating tobacco use and dependence: A US Public Health Service Report. JAMA 2000;283: 3244-54.

Toole J, Malinow M, Chambless L, et al. Lowering homocysteine in patients with ischemic stroke to prevent recurrent stroke, myocardial infarction, and death: The Vitamin Intervention for Stroke Prevention (VISP) randomized controlled trial. JAMA 2004;291(5): 565-75.

UK Prospective Diabetes Study Group. Tight blood pressure control and risk of macrovascular and microvascular complications in type 2 diabetes: UKPDS 38. BMJ 1998; 317: 703-13.

索 引

图书在版编目(CIP)数据

临床脑卒中手册/(美)托比,(美)塞利姆著;丁美萍,楼
敏译.—杭州:浙江大学出版社,2010.5
ISBN 978-7-308-07575-6

Ⅰ.①临… Ⅱ.①托…②塞…③丁…④楼… Ⅲ.①中
风—诊疗—手册 Ⅳ.R743.3-62

中国版本图书馆 CIP 数据核字(2010)第 080826 号

临床脑卒中手册

Michel T. Torbey,Magdy H. Selim 著

丁美萍 楼 敏 译

责任编辑 严少洁
封面设计 姚燕鸣
出版发行 浙江大学出版社
  (杭州市天目山路 148 号 邮政编码 310007)
  (网址:http://www.zjupress.com)
排 版 杭州大漠照排印刷有限公司
印 刷 临安市曙光印务有限公司
开 本 710mm×1000mm 1/16
印 张 17.25
字 数 330 千
版 印 次 2010 年 6 月第 1 版 2010 年 6 月第 1 次印刷
书 号 ISBN 978-7-308-07575-6
定 价 49.00 元

版权所有 翻印必究 印装差错 负责调换
浙江大学出版社发行部邮购电话 (0571) 88925591